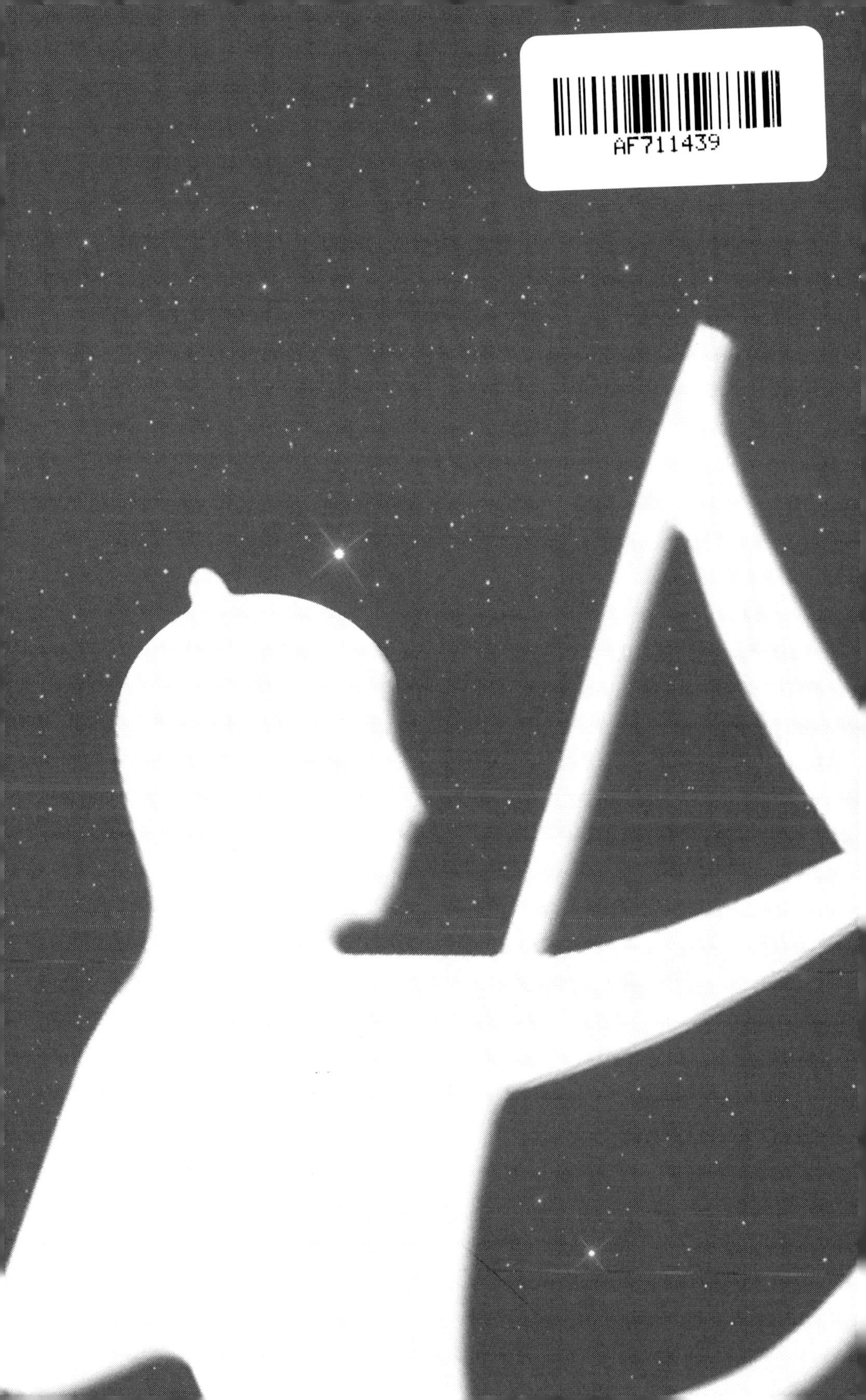

LOS VASOS SANGUÍNEOS

Iano Fariña

LOS VASOS SANGUÍNEOS

Primera edición: febrero 2024

ISBN: 978-84-10082-86-1
ISBN digital: 978-84-10082-87-8
Depósito legal: M-5610-2024

Editorial Adarve
C/ Luis Vives, 9
28002 Madrid
editorial@editorial-adarve.com
www.editorial-adarve.com

Impreso en España

Para Camille Bouziat

No necesito disfraz
Aqui esta mi cara
Hablo por mi diferencia
Defiendo lo que soy
Y no soy tan raro
Me apesta la injusticia.
P. Lemebel

El orden es apenas un anhelo de confort
el desorden oxigena ese anhelo
que revolotea se aleja
fuera de alcance
Es mejor aprender a vivir
en el desorden y la ebullicion
Aceptar el desatino
P.J. Guitierrez

PRIMERA PARTE

La mujer abre la puerta y me juna de arriba abajo sin ningún tipo de disimulo. Acostumbrado a ese tipo de escaneos, me empilché bien, aunque el pantalón está salpicado de pintura en la botamanga, o quizás justamente por eso la mujer me mira raro, porque me vestí bien. No lo sé.

Enseguida me dice que ella es la encargada de la pensión. Y que todo está completo. Sé que hay un cuarto libre y que es una pensión de mierda, como hay cientos en este barrio. Por eso insisto. Le explico por qué estoy ahí y quién me mandó, lo cual tampoco es del todo cierto, pero la verdad sería muy larga de explicar en este momento.

Abre un poco más la puerta y, si bien ella sigue en lo alto, ahora veo que se entreabre una posibilidad. Me explica que el único cuarto que está libre aún no está listo. Le pregunto si igual puedo visitarlo. Entonces duda y, a regañadientes, me hace pasar y me dice que la siga.

La sigo. Es la primera pensión que visito desde que decidí mudarme, y es la primera vez que lo hago solo. Acabo de cumplir veinte años. La mujer va subiendo la escalera, haciéndome preguntas, si soy solo, si trabajo; y yo voy tras ella, tras su culo, sus talones callosos (lleva ojotas), raspando los peldaños hundidos, las paredes descascaradas.

Hacía tiempo que venía postergando este momento. Un poco por desidia, por pereza, por comodidad, y por el consejo que me había chiflado mi amigo el Pelado (diez años mayor): «Aguantá hasta que pase el invierno».

Y ya estábamos en agosto. En un pasillo donde van apareciendo puertas de un lado y al otro una reja con dos o tres macetas que cuelgan entre la ropa tendida y que veo da al patio de abajo.

—Acá está la cocina —me indica cuando pasamos junto a un espacio lúgubre, con una mesada grasienta y una pileta. Y, ahí nomás, habíamos llegado al fondo del pasillo, nos dispusimos a subir otra escalera, empinada y angosta, esta vez sin baranda, hasta la terraza.

—Acá vas a estar tranquilo si te quedás —me dijo al llegar a lo alto, recuperando el aliento—. Solo vive un hombre mayor en la de al lado.

La habitación que me indica es minúscula, con el espacio justo para una cama y un ropero. Apenas metí la cabeza y divisé que en lo alto tenía una ventana. Le pregunté el precio.

Me dijo que antes del fin de semana su marido iba a subir a poner la puerta. Recién ahí me rescaté de que era eso lo que le faltaba. Le dije que eso no me molestaba y le pregunté cuándo podía mudarme.

Pero los primeros días fueron, por lo menos, inquietantes.

Yo opté por la vía del aturdimiento. Salía del laburo a la tardecita y le daba a la birra, solo o en dudosa compañía, hasta que me cansaba de la meadera constante (tengo vejiga exigua) y me pasaba a la ginebra, cuestión de llegar a la catretra en un estado de semiinconsciencia. Subía las escaleras titubeando, ya de noche, poniendo huevos. Y el *nock-out*, apenas apoyaba la cabeza y me arrebujaba en la frazada, no tardaba en llegar.

Eso del equilibrio y la vida sana es para los que se entretienen con el decorado. Porque el verdadero deporte está en la vida misma, en saltar los muros sin hacerte demasiado mierda. En encajar los golpes y andar ligero.

Yo no había llevado casi nada, un bolso con mi ropa y el equipito de música con un par de cedés.

La vieja Gladys le había pasado el dato a la Pepa y ella me lo tiró a mí. Primero tranqui y después corte de apurada. Y es verdad que yo venía pateando el asunto y que la Pepa, novia del Pelado, también estaba buscando un lugar para mudarse.

La vieja Gladys es una gorda chiquita que labura en la Cooperativa embolsando sanguches y bizcochitos. Yo la tengo vista de un par de asambleas y de la época en la que laburaba en el bar.

Digo la época como si hubiese sido hace diez años. Y es que en realidad las cosas están pasando bastante al trote, como tiene que ser. Porque yo al principio entré en el bar, antes de que me trasladaran al puesto de la facultad.

Ahora sé que la vieja vive en una habitación que da al patio de abajo, con una nena de unos diez o doce años, medio retrasada. No sé bien si es su hija o su nieta o qué, pero a la que deja sola casi todo el día mientras ella embolsa palmeritas en la cuadra.

Atrás está la cuadra, su contingente zoológico y su arsenal, y adelante el bar, con sus estudiantes y doctores, con la luz entrando por espigados ventanales.

La hija de la Gladys, entonces, se queda en la pensión y, según se cuenta, los muchachos, sobre todo los vejetes, se la pasan por las armas en el ñoba, que también da al patio. Y toman como única precaución anticonceptiva el método de entrarle solo por el culo. Como dicen las malas lenguas que ocurrió con María, la de la Biblia. Pero ya se sabe que se dicen muchas cosas. Y al parecer ella no se queja, como tampoco parece haberlo hecho María según cuentan.

Se dice que hay dos tipos de obsesiones que te llevan derechito al infierno y sin escalas: una es el sexo y la otra es la muerte. Yo padezco las dos. Aunque ambas me circundan a cierta distancia si tomamos en cuenta los hechos concretitos, yo las tengo bastante presentes y las acecho y las persigo o viceversa, no sé muy bien.

No logro entender hasta qué punto es uno el que lleva las riendas de su destino y hasta dónde funcionan los mecanismos del azar, las circunstancias, toda esa amalgama de cosas que ocurren sin que uno tenga ni tan siquiera un remoto control sobre las mismas.

Vivimos escuchando y, sobre todo, leyendo en los eslóganes de las publicidades algo así como que todo depende de ti, de vos, de mí; mucha autoayuda y libertad interior. Pero, la posta, o al menos lo que a mí más me flashea, es que no entendemos nada, o al menos yo no cazo una o no mucho; y, cuando veo las caripelas de la gente en la calle, en el super, en el subte, lo primero que me viene a la cabeza no es: «Uy, qué clara que la tienen». No, ni ahí.

Es así que logro dormir sin demasiados sobresaltos. A la excepción del despertador que chirría al otro lado de la pared durante un buen rato, a eso del amanecer. Mi vecino debe también tener un sueño bastante espeso, porque el relojito suena y suena, tirititi, tirititti, y nada: me dan ganas de patearle la pared, pero lo entiendo y sigo durmiendo.

Aún no hemos intercambiado más que un saludo rápido en el descanso de la escalera, que es a lo máximo que he llegado con el resto de los inquilinos, aparte de un viejo flaco y loco que ya me agarró dos veces en el piso de abajo y me contó sus problemas, su dieta y su concepción del mundo.

Después está la portera, con la que he tenido la ocasión de chamuyar un toque más, y no sé si se interesa en mí, corte policía, calentona, mama o una mezcla de las tres, pero me da la impresión de que nos entendemos bien.

Por eso, cuando suena el despertador de este lado del muro, tampoco quiero saber nada, y recién atino a despegar un ojo cuando el sol se cuela por el ventanuco y me da de refilón en plena jeta. Ya sé que es tarde, pero la cabeza me pesa, y mucho. La luz se incrusta detrás, contra la pared. El vidrio está salpicado de pintura.

Estiro un brazo hasta el suelo y voy tanteando, entre puchos, carozos y pelusas, hasta dar con el relojito. Tengo que enfocar bien para descifrar la posición de las agujas. Con un solo ojo resulta imposible. OK, diez y diez, la sonrisa macabra. El puesto tiene que estar abierto para el recreo de las nueve y cinco. Ya que está, me digo, puedo reposarme unos minutos más. No tiene ningún sentido apurarse.

Se está muy bien en este colchón hundido.

Me levanto. Yo, con la fuerza de voluntad que me queda, que no tengo, y me restriego los ojos y me escarbo la nariz. Pongo los pies en el piso. ¡Mierda! Las baldosas están heladas. Tengo dos opciones: los famosos y dudosos cinco minutos más y que el mundo vaya prescindiendo de mí o sumarme a la pelea por la supervivencia y arrancar.

Recojo el pantalón del suelo y abro la puerta. Otra vez me dejé las llaves del lado de afuera. Tengo que estar un poco más pillo, porque sino, alguien se va a tentar con hacerme la jodita y me va a dejar encerrado. Sopla una brisa fresca. Subo los cuatro escalones que me separan de la terraza y veo la ropa agitándose en el dofón. Voy hasta la rejilla que está en el medio y me echo una meada espesa y contundente, de un color que resulta preocupante. Intento no salpicarme las zapatillas; son las únicas que tengo.

Constato una vez más lo agradable que es mear a cielo abierto, aun estando alerta por si alguien sube. Voy hasta el piletón y me echo agua en la cara. Pienso en las ventajas de no tener ningún espejo. Nadie se ha dejado un jabón, pero no me importa, el placer está en secarse con una toalla seca, y ahí hay una colgando.

Lleno la botella, me pego un par de tragos, me hago unos buches y con lo que queda vuelvo a la habitación, salto sobre la cama, paso la mano por el hueco de la ventana y riego la plantita. Tengo que trasplantarla. Es hembrita, y para que crezca la tengo que pasar a una maceta más grande. El inconveniente de que pegue el estirón es el riesgo que se corre con los vecinos de las otras azoteas, riesgo que es doble. Algunos podrían denunciarme y mandarme la yuta, mientras que los más piolas optarían por llevársela.

Me armo un finoli con las tucas (para arrancar tranqui); agarro el encendedor, las llaves y me calzo la campera. Zapateando los escalones de resbalón, bajo hasta el primer piso y doblo por el pasillo. De una de las habitaciones me llega la voz de una locutora de radio con tono de forra. Me sorprende que desde tan temprano puedan escucharse sonidos tan degradantes. Envuelto con olor a mandarina y torta frita, voy hasta la otra escalera y repiqueteando salto a la vereda. Aprieto el *play* y el casete se pone en marcha. La cinta se desliza y me acomodo los auriculares. Mecho. Vereda con sol y árboles, canta el Salmón: «... Te vi quemando el pasaporte con rabia»; ´toy yendo a laburar (tarde pero seguro), en paz con el universo. Hasta la parada. Nada malo puede pasar.

Llega el bondi, el 26, no hay asientos libres, me acomodo en el espacio reservado para los discapacitados, contra la ventanilla, entre los muertos que se resignan y los que, obligados a simular que existen, se siguen maquillando. Escucho casi todo el lado B y me bajo de un salto. Camino por Goyena hasta la facultad. Subo hasta el segundo piso, constato que, evidentemente, el puesto está cerrado y que no hay nadie. Todos están en clase. Si le meto pata, puede que haya café para el próximo recreo. En principio, con que haya para mí, estoy contento. Tengo que ir a llenar un bidón al baño. Echo el café en la máquina, a ojo. Aprieto el botón y la cafetera se enciende.

Del carro, cerrado con candado, saco las bandejas con facturas que me deja mi tocayo bien temprano a la mañana. Un pibe medio raro, bien laburante, tartamudo, que cumple. Me separo dos de manteca y dos con pastelera. Las otras van sobre la mesa. Descorro la tela, donde aparecen los sanguches de ayer y de anteayer.

Las mujeres de la limpieza pasan saludando y me preguntan si el café ya está listo. Enseguida se acerca una estudiante con un monedero en la mano. El viejo del puesto de enfrente me saluda con un gesto, medio buena onda, medio desprobador. Es un peronista que vende libros de sociología. El otro día me contó el único consejo que siempre le daba su padre, otro peronista: «En la vida podés ser lo que vos quieras, pibe; pero hay dos cosas que no podés ser bajo ningún punto de vista: ni boludo ni policía».

Apago el *walkman* y enciendo la radio. Suena Fito. «Fumando el humo mientras todo pasa». Un temón.

Casi es mediodía, tengo todo listo, se viene una hora y media de locura. Las hordas de estudiantes están por caer. Mi trabajo consiste en servirles rápido, sin tiempo que perder. Salen todos al mismo tiempo y van formando una cola que abarca casi todo el segundo piso. El griterío se hace insoportable. Muchos empiezan a observarme con desaprobación. Las preguntas que nunca faltan. Tengo que estar atento a la guita y esperar, a mi vez, a que se decidan. Hacen fila durante media hora y, una vez que llegan, dudan. Se plantan delante de la mesa y reflexionan.

Y todo con el tono que los caracteriza. El de buenos clientes, hijos de papá, que en su vida han laburado, exigen convencidos de lo que les es debido. Y los peores son los gentiles, que se la dan de buena onda y conciencia social. Siempre rozando la lástima, ese desprecio solapado que es la piedad, careteando empatía.

Hoy me toca otra vez arreglármelas solo. Está bien, me la banco, de alguna manera me motiva. Saco pecho. Sobre todo teniendo en cuenta las circunstancias. Porque el Charly está de baja, real, depresiva a *full.* O sea, que puede que esté en el bar del Kiko, al otro lado de Goyena, chupándose una caña en la barra junto a los otros *habitués* o bien se decidió y se pegó un tiro en la boca. Según él, la mejor forma de suicidio. Aunque, pensándolo bien, creo que ese no es su estilo. Lo suyo es más bien lo de colgarse, algo más discreto y acorde con su temperamento.

Mientras tanto, siguen pasando; si hay productos sin gluten, para veganos, si el jamón es fresco, porque la última vez... ¡¿Si hay café descafeinado?! Cosas que uno nunca había escuchado, propias de los estudiantes de la Literatura, la Filosofía, el Arte, la Antropología. Los anhelantes del saber.

Pero voy por partes.

Yo mismo estaba ahí hasta hace unos meses. Ahora sigo yendo a alguna clase, pero como oyente nomás. La brecha se fue haciendo muy evidente. Y entre tomarme una birra en el patio o en la calle, e intentar cursar Teoría Literaria, la decisión no se hizo complicada, cuestión de experiencia, nomás.

Además, andá a entender Literatura Medieval Española cuando venís de donde yo vengo. Tan raro me resultaba lo que oía que en la clase de Gramática I llegué a dudar de si estaban chamuyando en castellano o en algún otro idioma, estilo latín o japonés, qué sé yo, cuestión que no me quedó otra que desertar.

Las primeras semanas la remé un toque intentando convencerme de la importancia del conocimiento, del saber, pero fue al pedo. Hasta solicité una beca para los apuntes —me la dieron—, pero ya venía muy quemado desde el vamos: las lagunas en mi educación eran mares. Acá llegaban pibes y pibas que se habían curtido algo más que fútbol de primera los domingos y porrito tras el desayuno.

Tenía que elegir un bando. No la podía jugar de gato toda la vida. Y la universidad es un lugar para chetos, serios, que quieren subirse al bondi del progreso, y recibirse y agarrar un diploma. Por eso el apuro que les agarra entre dos clases, porque van del punto A al punto B y no se pueden distraer. Por eso me relojean con desprecio. Porque yo soy un prolo que en los ratos libres se amarra a su lata de Quilmes y al churro como únicas tablas para flotar en este lío.

Y además soy un boludo (ya es hora de admitirlo) que no para de cagarla, incapaz de realizar cualquier tarea sin encontrarla absurda.

Ahora me empilcho como los muchachos de la Coope (¡todo el día bailando cumbia!); todos laburantes, del interior, del conurbano; drogadictos, alcohólicos, enfierrados: zapatillas deportivas y gorrita alta.

Me agarro entre quince y veinte pesos por día. Nunca más, nunca menos. Esa es mi cuota. Me agacho debajo del mostrador y encanuto los billetes en el bolsillo y acá no ha pasado nada.

Al principio yo arranqué en el bar, donde está la sede de la Cooperativa, atendiendo las mesas a la mañana. Con otra piba de mi edad, Karen, bastante discreta por cierto, que ya tenía un gurí de dos años con uno de los pioneros de la Coope, que ahora estaba en cana. El Muñe, que un día le pintó la del secuestro exprés con una 32 y terminó en el penal de Ezeiza, pero eso es otra historia.

Yo servía los cafecitos y Karen me los despachaba detrás de la barra. Yo estaba contento, llevaba tés a las enfermeras, cortados a las estudiantes; estaba en una Cooperativa que, cuando bajaron al maestro Fuentealba con una granada lacrimógena en la nuca, cerró sus puertas y nos fuimos en banda para la plaza con bandera y todo.

Vicente caía a eso de las diez, con su metro noventa, su campera de *jean*, cancherísimo con su bigotón, y me explicaba cómo le gustaba el café con leche y por qué las medialunas las prefería de grasa y no de manteca; y yo cada mañana se lo llevaba hasta la mesa, siempre cerca de la puerta de entrada, donde leía el *Gran Diario Argentino.*

Una vez le pregunté por qué lo leía, y me respondió que porque traía el deportivo:

—Por los burros, en realidad, porque el fútbol ni lo entiendo, y eso que soy de Peñarol…

Y ahí capaz que se largaba a contar. Aunque el mejor momento era a la tardecita, cuando ya los dos habíamos terminado y él ya estaba con la curda justa como para hablarme de Montevideo, de su compañera embarazada.

—Y eso que yo no andaba en ninguna, eh, en mi puta vida toqué un fierro, pero, te digo, cuando te están torturando, le entregás hasta a tu vieja.

Tengo que decirlo y es un constato que hago: soy bueno para escuchar a la gente. Pongo cara de serio (de dolobu) y el otro como que entra en confianza, se siente escuchado. Por eso el Vicente me contó a mí. Por eso y porque lo necesitaba. Por eso y porque estaba en pedo. Qué mierda se iba a guardar las confidencias. Y, además, ya había pasado mucho tiempo.

Había llegado a secretario del Partido Socialista, allá en Montevideo. Trasca un debate larguísimo, se había dado una escisión entre ellos y los Tupamaros. Cuestión, que el PS se inclina por la vía democrática, dicha vía pacífica. Todo piola, cada uno por su lado.

Pero hete aquí que la cosa se pone muy picante y se decide que hay un par que se tienen que rajar. Después de lo de Punta Carretas, todo se va al carajo y se vive con el culo en la mano. Vicente y Claudia son de los que tienen que cruzar el charco. Está todo arreglado, los pasajes, la pensión en Buenos Aires, todo. Ella está casi de siete meses, y lo mejor es que se vayan un tiempo, esperando hasta que escampe.

Quedaron en encontrarse cerca del muelle, en Pocitos. Y Vicente esperó durante esa tarde y pasó la noche apostado junto a uno de los pilotes, desde donde podía ver sin ser visto. Hasta que recién por la mañana advirtió la llegada de otro cumpa que venía a informarle, que se tenía que ir solo, que Claudia había caído en uno de los cientos de retenes que asediaban Montevideo y que ni aun embarazada había podido sortear, pero que no se preocupara, que era más útil estando del otro lado, que de todos modos a ella la iban a soltar enseguida y en un par de días ya se iban a encontrar en Buenos Aires.

Esto fue para la Navidad del 75. Las primeras semanas las pasó encerrado en su habitación, leyendo a Galeano, con una lámpara, envuelto en una frazada, cortando en pedacitos las páginas que iba leyendo. En abril se lo llevaron a él.

Primero a la comisaría, donde lo registraron, le hicieron el pianito, lo metieron en una celda. Todo lo cual, y aunque no parezca a primera vista, era un buen indicio. Después de un par de días, lo trasladaron encapuchado no sabe dónde. Ahí también perdió la noción de los días y de las noches.

Los tenían en una especie de galpón o hangar, vendados los ojos, de pie todo el tiempo, y al que se movía o hablaba lo molían a palos o a patadas, y ni a cagar ni a mear ni a comer, nada.

—De la locura me salvaron los faraones —decía Vicente ahora con su bigote blanco—. Me repetía las dinastías y sus descendientes. No en vano había sido Egipto el tema de mi tesis cuando me recibí en Historia.

Al final lo largaron, casi un año después, en un descampado, cerca de Berazateguí.

Me colgué craneando en eso y en María, la vieja del tal Jesús. No todos los días te pasa que te llenan el culo de leche, y después, ¡oh, milagro!, te quedás embarazada, y encima, y, por si fuera poco, el que te lo hizo te dice que es Dios y que lo tenés que criar.

Y ni siquiera es que viene él mismo y da la cara. No. Más bien corte mafia. Te envía a uno de sus sicarios. Me lo imagino empilchado a lo siciliano, con un palillo entre los labios, el Gabi, haciéndole los mandados al jefe.

Sí, estuve piturreando, tranquilo, y me pusé reflexivo. No me cuesta mucho entrar en modo divague. Primero dejé el puesto y, bajando las escaleras, me crucé con los del PO repartiendo prensa. La flaca que me lo alcanza me dice que puedo colaborar con lo que pueda. Me palpo los bolsillos y le digo que ahora no tengo, que mañana, y salgo disparado hasta al patio y me senté a mechar.

Ahora sí…

Me voy pateando para la pensión. Las luces de los coches y del alumbrado ya están encendidas. Voy parando, una lata, dos latas, en cómodos umbrales fríos (detecto el mejor; ancho y largo, altura suficiente, limpio, donde no haya muchos timbres, cuestión de que nadie me joda), hasta la botella de litro ya en el barrio.

Me acomodo por Humahuaca y veo a la gente que pasa. Y bebo, y hasta entono y me río solo. Hay veces en que me lleva un rato saber en qué año estamos o cuántos años tengo. Si lo pienso puede que llegue a la conclusión de poder tener veinte o sesenta o cuarenta o catorce. Me siento gastado, con ganas de tirarme acá, en plena calle o en cualquier lado, y dejarme estar…

Alguna vez este barrio debió de ser otra cosa, con los laburantes que venían al abasto. Ahora es un *shopping* y el rioba está cambiando. Torres con rejas y guardias armados. Mucha seguridad. Bares para gente *cool*; grandes *boutiques* con vidrieras a la moda.

Para adentro se da como un equilibrio; y en la pensión las familias se amasijan de hasta diez por pieza. Alquilar algo es difícil, te la ponen complicada; por la guita y por los papeles que hacen falta.

La pensión es como un conventillo de los de antes y está hecha mierda. Las paredes y el techo se caen a pedazos, pero el precio está bien. Y a mí, por ahora, no me queda otra. Después de todo, no puedo quejarme.

***

Salgo a la calle con la excusa de que quiero fumar. Es sábado y el barrio está en calma. Me gusta arrancar tranqui, sin apuro, como esa vieja que pasa con su changuito y su chiguagua.

Rumbeo hacia el abasto, cosa de ver gente, un poco de movimiento. Las bolitas venden verdurita acuclilladas en la vereda, en la esquina de Sánchez un viejo hace girar la piedra de afilar pedaleando en el lugar.

Encuentro medio pucho en el suelo y lo enciendo. En eso veo un chino cirujeando en la basura, la imagen me sorprende (es la primera vez que veo una cosa así), una cultura milenaria revolviendo los tachos de basura en el culo del mundo, me digo, y atino a reírme, pero es como si una espada me entrara por las orejas. Tengo una resaca que me parte al medio.

Apenas doblo por Mario Bravo, que no doy ni cuatro pasos, que veo aparecer una minita corriendo despavorida, primero para un lado, y luego para el otro, pegando alaridos como si la hubieran apuñalado.

Pero es evidente que no es eso (es muy temprano además). Es solo que le acaban de chorear (probablemente la cartera, o el celular, o las dos cosas) y la piba no para de gritar —en gringo; puede ser inglés o ruso o alemán—, y yo tardo un rato en reaccionar (la resaca me deja corto de reflejos), dudando de si la situación realmente está ocurriendo o si es otro fruto de mi demencia.

Recién me muevo (para quedar medio oculto detrás de un coche estacionado) cuando veo aparecer a uno de los gorilas que custodian el *shopping*, esprinteando las escalinatas como si fuera Rocky (pero al revés). De toque se le suman una piba vestida de Mac Donals y un tipo que paseaba al perro.

Acostumbrados a este tipo de situaciones (lo mismo ocurre todos los días), los tres aparentan apiadarse de la gringa mientras miran con furia (con odio) hacia donde pudiera esconderse el malandra.

La gringa ha empezado a llorar. Uno de los hombres, el gorila, señala una de las cámaras apostadas en lo alto. «*Don't worry* —le dice—. *Don't worry*».

Volví a la pensión, porque no tenía un mango y porque los dos puchos que pude rescatar acabaron por obstruir el poco oxígeno que podía llegarme al cerebro.

Me encontré con el Oski, el viejo de la pieza contigua a la mía, sentado en la puerta de su habitación.

—Qué hacés, Quebrachito —me dice, y nos estrechamos la mano.

Desde que en la semana le di largas a su propuesta de entrar en la Unidad, se le metió en la cabeza que soy de Quebracho. Y todo porque había guita en el medio. A mí me pareció sospechoso (aunque la posta es que cuando me lo dijo yo estaba en otra) y a él le pareció sospechoso que yo le dijera que no.

—¿Pongo algo de música? —le pregunto.

—Poné lo que quieras, Quebrachito, a mí no me molesta.

Lo dice con negligencia, como si en verdad no le importara. Acerco el equipito y miro lo que hay dentro. El que está puesto está bien, pienso, linda metáfora para esta hora de resaca: «Un baión para el ojo idiota».

También es porque uso la misma chilaba con que los de Quebracho se tapan la jeta cada vez que hacen quilombo.

Del fondo de su habitación (tan minúscula como la mía) se oye el murmullo de un telévisor; el mismo que resuena cada madrugada con el eco de las risas, los sorteos y sus pastores evangélicos prometiendo el paraíso en tierra.

El Oski se agarra la cabeza, escupe. Frunce la jeta como si el reflejo del sol le jodiera la existencia.

Estamos en la misma, padeciendo la espera de ese primer trago; nos hacemos compañía. La vista perdida en los techos de las casas vecinas; «los ojos de durax lastimados».

Nos quedamos un rato así, en silencio, hasta que me doy cuenta de que el Oski ha empezado a llorar. Por suerte no tengo que preguntarle qué le pasa. Él mismo me lo explica.

—Haceme una gauchada, Quebrachito —me dice, sorbiéndose los mocos y restregándose la manga de la camisa por la cara (una cara curtida, surcada por los años)—. Andate hasta el chinoca que está acá a la vuelta y te traés una cajita de Zumuva; blanquito, eh..., no, esperá, mejor traete dos, ya vi que vos también le entrás; y otra cosita, Quebrachito, oíme que es importante: los escondés cuando volvés acá. Sabés que abajo me tienen castigado —guiño de ojos—, y no quieren que tome más, ¿te das cuenta?, a mi edad...

Y, tras esto, se metió la mano en el bolsillo del pantalón, sacó un billete arrugado de cinco pesos y me lo dio al tiempo que me sujetaba la mano para decirme que esperara, mientras que con la otra sacaba cincuenta centavos del bolsillo de la camisa diciéndome: «Esto para un sobrecito de Tang de ananá».

Le dije que no había problema, claro, que yo también estaba pensando en lo mismo. Manoteé la mochila negra y me disponía a bajar las escaleras cuando oí al Oski que me decía:

—Gracias, Quebrachito, gracias.

Abajo en la pensión son varios los que se dicen parientes del Oski (aunque no entiendo bien si es en sentido literal o figurado): hijas, nietos, exmujeres, sobrinos, sobrinas, cuñadas, de todo.

Ya en la calle me pregunté a cuál de los dos le pegaba peor la resaca. Porque yo soy flojo, lo admito, pero este viejo es un sentimental, con esos ojos de huevo que se le salen para afuera.

Por lo demás, esa era la consecuencia de la borrachera, el precio del choborra. Y, al mismo tiempo, su resurrección. Aunque en este momento el sol en la cabeza ya me estaba haciendo un efecto atroz. «Tal vez necesito una aspirina», me dije. O dos. O al menos desayunar.

Entré al chino como si entrara al paraíso. «Con una birra bien fría —me digo—, voy a estar mejor. No sé si agarrar una bolsita de pan o no. Observo la botella de ginebra durante un instante: la grande y la chiquita; pero sigo de largo hasta la parte de los vinos.

Me agacho para agarrar las cajitas de Zumuva (porque los hijos de puta te la ponen a ras del suelo) cuando oigo que un chino me pasa por atrás, con medias y pantuflas, diciendo: «Hay olor a pito». Entendí clarito, aunque no puede ser.

Pagué y metí todo en la mochila. Casi me olvido del Tang.

Una vez en la vereda me hice el sermón: tengo que parar el porro, aunque sea un par de días. Siempre me pasa con la resaca, justo antes de escabiar: me doy consejos, recomendaciones, cláusulas para llevar una vida mejor, pero después se me pasa.

A la segunda cajita ya estamos como queremos, las abrimos con los dientes y lanzamos las colillas con un gesto preciso (un chasquido entre la uña del anular y la yema del pulgar). A veces las embocamos, a veces no.

Somos nosotros mismos. La tarde va cayendo lenta y del piso de abajo sube un ritmo de chamamé. Estamos en la cresta de la ola, ese momento de gloria donde el Zumuva blanco te baila en la cabeza y todo resulta posible.

El Oski va hilvanando historias de mujeres que amó, viajes rarísimos por el Chaco, hasta que llega a la historia del tanque, plenos años setenta. A veces puede ser un poco entreverado, pero acá lo anoto.

Historia del Oski

Los milicos les rodean la manzana. El Oski está escondido desde hace diez días en una tapera, un departamentito de una pieza, al fondo de una casa, por Villa Pueyrredón. Eran cinco ahí adentro; dos legales que entraban y salían, y tres clandestinos.

—Estábamos hasta las pelotas —me dice el Oski—. Teníamos papeles, comunicados, y teníamos los fierros, por eso siempre estaba presente la posibilidad de resistir. Rendirse no era una posibilidad, ya sabés, si te agarraban te amasijaban (picana, submarino, esas cosas). Había que rajar, y teníamos dos opciones: o la pastilla de cianuro o los techos.

»Y los milicos nos tenían la manzana rodeada. Yo ni en pedo resistía. Capaz que eran treinta o cuarenta milicos, con sus camiones y todo, pero para mí era como el desembarco de Normandía. Nosotros teníamos una capacidad de réplica muy limitada; una Uzi, dos Ballester-Molina, una Halcón, un par de granadas que nadie sabía bien cómo usar; nada serio.

»Y la otra era que ni en pedo me tomaba la pastilla. Si me querían agarrar, primero me iban a tener que encontrar. Así que me escabullí con lo puesto por una escalerita que subía al techo.

»Y te digo que tuve el cagazo de mi vida, Quebrachito; al punto que ni sé lo que hicieron los otros; va..., lo supé después, pero de ese momento solo me acuerdo del miedo, de la necesidad de esconderme, de correr agachado y de arrastrarme hasta un tanque de agua que fue como un oasis en el desierto; solo que estabámos en pleno invierno y yo lo único que escuchaba eran los gritos de los milicos, los ladridos de los perros, las botas cerrando el cerco y el tableteo metálico de las ametralladoras.

»Pero ni me lo pensé. En esos momentos ni pensás, actuás. Y ahí te das cuenta de que tu vida, que la vida, pende de un hilo. Pensá que yo me había metido en esto no por convicción ni por heroísmo, fue más bien que no nos dejaban vivir, una época muy jodida para rebelarse, muy muy jodida.

»Cuestión es que me metí en el tanque y me zambullí dejando solo la cabeza afuera; qué te digo, los huevos me quedaron como canicas, tan helada que estaba, y empecé a temblar y a taparme la boca para que no se oyera el tembleque de mis dientes, y hasta el bombeo del corazón en el agua me parecía que me podía delatar.

»Hasta que alguien abrió la tapia y lo que vi fue un soldado; el casco contra el cielo gris y el cañón de la metra apuntándome. Ese agujero negro que aún hoy recuerdo perfectamente. Ahí me dije: "Ya está". Y no te miento, Quebrachito, si te digo que nos miramos en los ojos un segundo, un segundo nada más, pero que alcanzó para que él me hablara, una pregunta, me hizo una pregunta, entendés: "¿Vos por qué hacés esto?". Y yo, ¿qué le iba a decir?, lo primero que me vino a la mente, la verdad: "Por Perón", le dije. Eso nada más. Y ahí, ¿sabés que me respondió? Era un pibe de mi edad, capaz que hasta más chico, capaz que esa mañana se había afeitado con un espejo manchado, igual que yo; "Por eso no te mato —me dijo—, porque mi viejo también era peronista". Y ahí bajó la tapia y se fue. Llegué a escuchar lo que decía: "¡Acá no hay nadie!". Y por eso estoy acá, Quebrachito, por ese muchacho.

»Después me quedé ahí hasta la noche; temblando y recagado de miedo. Se escucharon tiros, corridas, gritos. Pero yo no me moví. Me cagué de frío, pero no me moví. Esperé a que los camiones se fueran y también un par de horas más. Porque yo no me quería morir, Quebrachito. Nunca más volví a agarrar un fierro. Bueno, sí, pero unos cuantos años después, aunque eso es otra historia.

Volvimos a quedarnos en silencio. El Oski vuelve a llenar los vasos (tazas, en realidad, sin asas; la del Oski con un poco de jugo Tang) y yo voy hasta la pila de CD y agarro uno de Silvio. Lo pongo pensando que puede ser acorde a la situación, pero al tercer tú me doy cuenta de que es insoportable y lo saco. Lo tiro sobre la cama y pongo uno de La Renga; bajito.

A partir de ahí comienza una especie de divague, con otras anécdotas entreveradas de llantos y a veces balbuceadas, como si siguiera hablando en sueños, un descenso hacia la nada, hasta que yo me decida por fin a dejarlo, volver al chino a buscar una botella de ginebra.

Pero antes, cuando me estoy calzando la mochila para salir, el Oski me agarra del brazo y me dice:

—Escuchame, Quebrachito, tengo que pedirte una cosa más antes de que te vayas; si algún día, yo sé que vos volvés tarde, me encontrás tirado en la calle o en el medio de la vereda, seguro es que estoy muy en pedo y que no puedo levantarme, no me dejés, Quebrachito, por favor te lo pido. ¡No me dejés tirado!, traeme hasta acá.

Macerando toda la tarde en Zumuva blanco, salgo de la pensión hecho un avión, una avioneta mejor dicho, o un barrilete; *alegretto* como solo el vino blanco sabe ponerte.

Medio tambaleando y haciendo el equilibrista, historia de no zigzagear e ir rebotando contra las paredes de las casas; necesitando a gritos un remontante —«¡dame más gasolina!»—, algo más concreto y contundente para arrancar la noche con un poco de *rock and roll*.

«Hasta acá hemos llegado», me digo cuando salgo del chino, clavándome dos tragos de ginebra Bols (de litro), acompasaditos, ásperos como la vida, cuando veo que del otro lado de Billinghurst viene cruzando Javi, con ese paso suyo de quien sabe a dónde va, y no te me cruces en el medio.

—Acompañame ya que estás al pedo.

Me dice que tiene que hacer unas compras y, mientras avanzamos hacia las vías, me va explicando cómo encontró nuevo tranza; que el tipo es medio bardo, hiperpersecuta, pero que labura buena merca. Ni sé cómo sabe tantas cosas del chabón: que tiene dos hijas, que está separado, que tuvo que cambiar de laburo porque la guita no le rendía.

Aún no es del todo de noche, y corre una brisa fresca, los árboles a lo largo de la vereda, se siente el movimiento del sábado, Corrientes embotellada.

Llegamos a la plaza Fumarola, y el Javi saca un buen troncho como para ir entrando entre las luces y las sombras donde se adivinan otras personas sentadas en las bancas, o de pie; pibes con gorras, pibas encapuchadas; la horda de los que saben que esta es la plaza más canuta de todo Almagro y que, aun si llegara a caer la trulla, siempre estará la vía para salir zafando.

Por ahora todo tranqui, en familia. Va, mucho mejor que en familia. Acá nadie te jode haciéndose el bueno, y el que te jode es porque sabe que te quiere joder. Si no, está todo liso.

Javier me está diciendo que el lunes arranca en la Cooperativa (la noticia me sorprende), que ya arregló todo con Vicente, y que lo van a poner atrás, en la cuadra, de limpieza.

Me aclara (como si fuera necesario) que lo hace por la guita. Tiene la mitad de los dientes podridos, catorce caries, y el dentista te rompe el orto: le pasaron un presupuesto para el arreglo y, tras haber hecho las cuentas, comprobó que eran como seis meses de trabajo en la Cooperativa, si no más.

—Más o menos el tiempo que pasaste sin tocar un cepillo de dientes —le digo, sin mirarlo, medio en joda, aunque de todos modos solo veo una silueta oscura sentada sobre el respaldo, un caño, del banco, inclinado hacia delante, los codos sobre las rodillas.

Tiene esas cosas el Javi. Hubo una época en la que no se lavaba el pelo o en que ni se bañaba durante semanas; hubo otra en que, tras leer *Sidharta*, cualquiera lo podía estrangular sin que él hiciera nada.

Y, como ahora son los dientes y la manija con el laburo y el *rock*, mañana será otra cosa (el yoga, la quiromancia o las anfetas) de la que va a seguir una verborrea implacable, un defecto de carácter que muchas veces le impide escuchar, pero que no deja de ser una fuerza que en no pocas ocasiones me ha ahorrado el gasto de tener que hablar.

Y en ese trance (me puse sentimental, craneando que lo más difícil es bancar los errores de los otros, tanto o más que aceptar los propios, ¡esas cagadas que uno nunca deja de mandarse!, aunque vivir no sea más que eso: errar, vivir errando, errar errando), de esos mambos marihuanos, me sacó el mensajito de texto que llegó al celular y que le iluminó el rostro al Javi.

—Moreno y Falcón —dijo.

—Es en Caballito, cerca del Rivadavia —dije yo.

—Vamos; es en quince.

Pegamos un salto y nos fuimos ligero bajo el puente; y al salir del otro lado escuchamos un chistido que venía desde lo alto:

—Eh, ¡chis, chis!

Pero no nos damos vuelta, nos hacemos los otarios (yo todavía tengo la tuca en la mano); atinamos a seguir, pero el tipo insiste:

—¡Eh, loco, bancá!

Y nos damos vuelta, y vemos un pibe que se asoma desde arriba del puente con una caja bastante grande entre las manos, amagando con que va a lanzarla. La situación ocurre tan rápido que apenas tengo tiempo de reaccionar (en general soy lento, pero cuando fumo soy peor). Javier se adelanta y le hace un «dale» moviendo la cabeza de arriba abajo, y el otro, efectivamente, la suelta; y, sin demorarse, salta él, tomando la caja de las manos de Javi, agradeciendo por la manito, y salió corriendo para el otro lado.

Todo el camino por Rivadavia y después por Yrygoyen, y después por Rosario, Javier me fue hablando de sus dientes, su nueva canción, sus proyectos con la guita que iba a ganar laburando; de Irina, una piba del conservatorio que lo tiene loco, superloca punk, bajista de una banda, con la que quiere armar algo; así, sin parar, salvo para prenderse un pucho, que yo aprovecho para hidratarme; y me digo que capaz nos conocemos demasiado, desde antes de hacer estos personajes que ahora hacemos; rol o personaje, lo que sea que uno cumple cuando está con los otros; lo cual no sería nada si no fuera que el personaje que nos hemos construido es casi idéntico para los dos.

Mas al llegar al lugar nos rescatamos de que o el tipo estaba completamente loco, o era idiota, o los idiotas éramos nosotros, y acá debía de haber un error, porque enfrente se erguía el Instituto Universitario de la Policía Federal con su poli enfierrado en la esquina y otro en lo alto supervisándolo todo a punta de metralleta.

Primero constatamos que la calle fuera Falcón (ajusticiado por el anarquista Simón Radowitzki en respuesta a la represión ordenada por este días antes contra una manifestación obrera en plaza Lorea) —del otro lado cambia de nombre—; después volvimos a leer el mensajito; y a punto estábamos de irnos a la mierda cuando vimos un auto que se arrimaba a la vereda, un Renault 11 bordó, del año del pedo, y Javier dijo:

—Acá, o nos besamos o salimos corriendo.

Pero no nos dio tiempo ni para uno ni para lo otro porque en eso la ventanilla fue bajando a duras penas dejando al descubierto un rostro moreno, peinado con gomina, de traje y corbata, que, al reconocer a Javier, dijo:

—Dale, suban, ¿qué esperan?

Y nosotros intercambiando una mirada rápida, como dudando, y coincidiendo en que la situación era bizarrísima, y al mismo tiempo como persuadiéndonos de que, ya que estábamos en el baile, bailábamos; Javier bordeó el coche por adelante mientras yo montaba detrás.

—Disculpen que los apure así —nos dijo una vez que cerramos las puertas—, lo que pasa es que no puedo estacionar a la izquierda.

—No, no hay problema —le dijo Javier, como si fuera eso lo más extraño de la secuencia.

Y durante un rato ninguno dijo más nada. Recién cuando pasamos el parque, el tipo se puso a explicar cuál era su propuesta. Dijo que había tenido mucho laburo, y de ahí se fue explayando con comentarios sobre las dificultades del oficio, que yo escuchaba a medias siguiendo el recorrido del coche, ahora doblábamos por La Plata rumbo al sur; todo para acabar diciendo que solo le quedaba una tiza grande; que era más cara, obvio; pero que era 100 % pura; «puranga, puranga», dijo; recién llegada de Bolivia, y que nos hacía precio dejándonosla a solo cien mangos, y así él terminaba y empezaba el fin de semana; «Yo no tengo esa guita», pensé, pero no dije nada. Y al final resultó que el Javi le había manoteado la cartera a su vieja, pensando entre otros gastos en morfarnos unas Uggi´s a la vuelta.

Ahí, el tipo dobló a la derecha y a mitad de cuadra dobló otra vez —esta a la izquierda—, metiéndose por una callecita angosta para acabar frente a un edificio de medio pelo, como si estuviéramos esperando a alguien, metiendo el freno de mano, y pispeando por el retrovisor sacó del maletín un tubito envuelto en papel metálico que intercambió por el billete que Javier ya tenía en la mano.

—Van a ver qué buena es —dijo—, después me cuentan, cuídense.

Y, antes de agregar nada más, ya estábamos otra vez en la vereda viendo cómo el auto se alejaba y desaparecía al doblar la esquina.

—Menos mal que la tengo chiquita —dijo Javier, acomodándose la tiza en el calzón.

Y, acto seguido, emprendimos la marcha de vuelta rumbo a Rivadavia. Javier, sin dejar de caminar, le tipeó un mensaje al Pela diciéndole que se viniera para la pensión, que celebrábamos Navidad anticipada.

Y, cosa rara, unos segundos después, sonó el bip con la respuesta: «¡Listo!».

Pateamos por Acoyte hasta Díaz Vélez; ahí cruzamos y nos metimos por el parque; Javier me va diciendo que me apure, y medio que se me adelanta, pero yo no puedo seguirle el paso (se me despegó la suela de la zapatilla) y, además, no entiendo.

—¿Tan manija estás? —medio que le grito.

Ninguna de las farolas funcionan, y andar rengo la verdad que se me complica.

Entonces, pegando zancadas cada vez más largas, y yo saltando como un caguro (o un pinguino, no sé bien; en todo caso, rengo), me pregunta si no sé lo que le pasó a Dieguito la semana pasada.

Le digo que no, porque no tengo ni idea ni de quién me está hablando.

—¡Pero vos no te enterás de nada! —exclama—. Dieguito, el de la murga, ¿te acordás?

Le hago que sí, aunque no estoy seguro de si es el gordo con barba y cara de boludo o el chiquito dientudo con cara de rata.

—Bueno, ese —me dice, ya agitado, cuando estamos bordeando el *skate park*—; está internado en el Durán.

Entonces pasa a contarme la historia del tal Dieguito. Resulta que el loco se entretuvo en el parque la semana pasada hasta las tantas, y de golpe se le aparecieron tres loquitos que lo quisieron zarpar. Y Dieguito, loco como estaba, se les amotinó. Entonces pintó un fierro. El Dieguito, sea por lo pirado, sea por la oscuridad, y digno jugador avezado, no tuvo mejor idea que retrucarles que el arma era de juguete («eso es una pistola de agua»; al parecer les dijo). Y los chabones, corte que se sintieron tan zarpados, que el que tenía el fierro le dijo que iba a contar hasta tres, que lo dejaba correr. Lo cual, visto con perspectiva y tomando en cuenta la escasa luminosidad del parque, podía ser un changuí enorme. Todo dependía de cuán rápido contara el tipo.

El tipo dijo «uno» y destrabó el seguro. Parece que recién en ese momento el Dieguito escuchó una voz en su conciencia que le indicó que la cosa podía ir en serio, y, ante la duda, salió cagando aceite. No tan rápido como después de escuchar el primer tiro, aunque superveloz si se lo compara con el segundo disparo que le perforó la rodilla y lo obligó a seguir rengueando hasta salir a la avenida.

Así llegamos a la pensión: cansados y ya mambeados. Y, como desde hace tiempo entre Javier y yo, hay como una onda oscura y pesada que se instala de a momentos, sumado a que venimos planeando en bajada; sin comer y fumando como unos condenados.

En el equipito suena otra vez *Llegando los monos*, igual que a la tarde. Por suerte está al caer el Pela, como para cambiarle un poco la frecuencia al asunto.

Bueno, eso y la vitamina C. Javi ya empezó la picadera con una moneda de un peso sobre uno de los Espasa Calpe, tomo II, Cas-Fer, cuando suena el mensajito: el Pela está abajo.

—La olió el hijo de puta —dice el Javi, sin levantar la vista, hiperconcentrado.

Bajo, y en el pasillo huele a guiso y a churrasco; desde los televisores trona algún *show*.

Abro, cuidando que no haya nadie (después de las diez no se permiten las visitas) y el Pelado sonríe, como siempre últimamente, y, como yo tengo una marcada propensión a la paranoia, lo primero que pienso es que se está burlando de mí, o algo no me dice, o que me dice a medias y yo no logro descifrar.

Tiene un morral azul colgando de un hombro y unas zapatillas Topper —pero de las truchas—, y una campera violeta chillón de vieja, de esas que fueron furor en los noventa. Lo empujo un toque, para corrernos de la entrada y explicarle un poco el delirio de mi vecino el Oski sobre lo de mi participación en Quebracho, y, si bien se lo digo como tratándose de una broma (y el Pelado se ríe), lo hago esperando lo contrario de lo que va a ocurrir —como suele ocurrir con el Pelado, que las cosas operan al revés de como uno espera; como con el faso, que con él no es para nada sedante, sino más bien expansivo—.

Y ni empezamos a subir la escalera que ya se pone a vociferar. Y yo primero pienso que está en pedo o que no me entendió, pero enseguida recuerdo que el escabio no es lo suyo (su viejo es alcohólico zarpado) y que prefiere la marihuana y que fuma todo el tiempo, y si lo está haciendo es para romper las pelotas y porque le resulta divertido.

—¡Pelado, la puta que te parió! —le grito entre susurros.

Pero es en vano, y, apenas entramos en la zapie, sigue con lo mismo: que la Orga, que la acción directa, que la insurrección; mientras se saca las zapatillas (que apestan) y solo para un toque cuando Javier le explica de dónde sacamos terrible cohete; y a la segunda línea (cada uno enrolló su canuto; mambos de Javier, que puede no lavarse los dientes durante un año, pero que nos obliga a no compartir el cañito; lo mismo cuando me caga a pedos las veces que le he dicho que nunca uso forro) el Pelado ya está siguiendo con lo de que no podemos quedarnos sin hacer nada, que el pacifismo y la democracia a la larga no son más que carne de cañón, y excitado como está le va dando con el pie a una Singer imaginaria, tiene medias desparejas, hasta que se acaba el CD y pongo otro,

Goad head soup (lo sé porque está escrito con marcador indeleble), y el Pela no deja pasar la ocasión para esgrimir su experiencia (tiene casi diez años más que nosotros) y va tirando que mucho no le caben los Stones; que, claro, los escuchó una banda, más o menos a nuestra edad, pero que ahora ya no.

Y ahí yo no tengo mejor idea que interrumpirlo (los Stones acaban de dar una serie de conciertos en River) para decir que qué cagada toda la gente a la que le afanaron las entradas en la calle y que se quedaron sin entrar, y lo digo para ver si con eso se calma, pero es peor.

—¡Que se jodan! —me dice.

—Pará, boludo —intento atajarlo—, es gente que iba a ver un concierto en paz, que hacía meses y hasta años que esperaba ese momento.

—Ah, ¿sí? Y decime una cosa, vos que los defendés tanto, ¿sabés cuánto habían pagado por la entrada? —pregunta mientras deja caer la ceniza en el suelo.

Javier no dice nada, sentado en la cabecera de la cama, con la almohada de respaldo, nos mira y se ríe y fuma.

Yo espero que el Oski ya se haya desmayado y, si está escuchando, al menos que diferencie quién dice qué.

—¿Qué tiene que ver eso? —le pregunto, inclinándome para alcanzarle un envase de birra vacío.

—¿Vos sabés cuánto costaban las entradas? —pregunta ahora dirigiéndose a Javier.

—¿Al campo?

—Al campo, sí.

—Y… —calcula el Javi— entre trescientos y trescientos cincuenta mangos, creo.

—Y, vos Rubia, ¿cuánto pagás por esta pieza de mierda?

Ahora me vuelve a hablar a mí. La Rubia soy yo, que estoy sentado en el medio de la cama justo enfrente del equipito y del póster de Luca acostado en el escenario.

—Trescientos treinta —miento (es un poco más, pero ya veo por dónde viene la mano).

—Lo mismo que vale la entrada.

—...

—¿Vos podés pagarte esa entrada?

—Digamos que no.

—Y entonces, qué, ¿vas a defender a los que sí pueden pagársela?

—No los defiendo, boludo, solo digo que se quedaron sin concierto porque les chorearon...

—Gente que seguramente no podía pagarse la entrada.

—O sí, no lo sabés...

—¿La música es un derecho?

—¿En qué sentido?

El Pela me calibra, y mete lo que queda del pucho en la botella y la sacude.

—¿La música es necesaria para vivir? —insiste.

—De cierta forma, sí —le digo.

—¿De cierta forma?... —hace un gesto, mordiéndose los labios como diciendo pobre idiota o qué diletante, careta ambiguo—. ¿Es o no es?

—Sí, es.

—Entonces el robo es legítimo.

—Ni siquiera es robo —aventuró Javier.

—¿Qué dice la Rubia altruista, es robo o no?

—Que le vayan a robar a los bancos, no a los que están en la misma. Eso no es lucha de clases, eso es corte mafia.

—No te gusta el desorden, Rubia. Eso es lo que pasa. Anarquista de salón sos vos.

—Vos mismo me decías el otro día —volvió a intervenir el Javi— que lo primero que hacían los anarquistas al entrar en un pueblo era quemar los títulos de propiedad y abrir las cárceles...

—Era otra época —dije yo.

—Sí, la misma época en que tu abuelo peleaba por Franco, ¿no? —arremetió el Javi por el flanco débil.

—Sí, pero también dejaba salir a los presos para que fueran a visitar a sus familias —le dije yo, entrando en su juego como un chorlito.

—Eso es lo que te contaron a vos para que te creyeras que era un buen tipo.

—Yo no creo que haya sido un buen tipo; al menos, no es el recuerdo que tengo —dije y prendí un pucho.

—Yo, el único recuerdo que tengo de mi abuelo —dijo Javier— es una frase que me quedó regrabada: «El que no es socialista a los veinte años es un insensible, y el que es socialista a los cincuenta es un imbécil».

—Yo no estoy de acuerdo con eso —sentenció el Pela.

—Ya sé, boludo, yo tampoco, pero es de la única frase que me acuerdo.

—¡Por lo menos no era franquista como el abuelo de este pelotudo! —dijo el Pelado y los dos largaron la carcajada.

Muy cómplices los boludos. Yo estuve a punto de gritarles que yo también era franquista. O ni siquiera gritarles, mejor decirles: «Soy franquista», o falangista mejor, aunque no hubieran entendido esa frase, pero que se dejaran de joder. Ya estaba bien; tenían razón, pero ya empezaban otra vez a verduguearme.

—Ahora se queda callada la Rubia, ¿no? —dijo el Pelado.

—Se hace el boludo —dijo Javier.

—Y eso que a mí también me gustaban los Stones a su época —dijo el Pelado.

—Educación musical que le dicen —dijo Javier.

Y yo, que ya todo me sonaba a sorna, dije:

—Eso ya lo dijiste, boludo… Y qué, ¿¡ahora ya sabés lo que te gusta!?

—Eh… —se rio el Pelado—, guarda que se cabreó la Rubia…, a mí lo que más me gusta, Rubia, es cuando te enojás; pero lo que más me gusta, ¿querés saber qué es?

—…

—Ay, ahora te ofendiste y hacés la mudita, ¿no? Pero igual no es con vos esta vez, no sos el centro del mundo, Rubia, y además ya sé que te intriga. Lo que de verdad me gusta es la vieja de este —dijo, desviándose hacia Javier—…, aunque no es solamente que me gusta. Es más bien que… cómo decirlo…, que me calienta.

—¡Con mi vieja no te metás, Pelado hijo de puta! —le dijo Javier.

—No me meto, boludo, solo te estoy diciendo que me gusta, nada más. Y lo digo con todo respeto, sabés. De hecho, estoy pensando en regalarle algo ahora que se viene el día de las madres. Algo discreto, viste, corte que su viejo no se alerte…, ¿qué puede ser?… Una planta, ponele. Eso, eso está bien. Una plantita, ¿no?

Y así siguió un par de horas más, meta ladrar y tirar mierda, hasta que al fin se fueron, dizque con la excusa de ir a buscar porro a Ciudadela.

No hay nada peor que un domingo con resaca, y a la resaca de hoy sumar la de ayer, y a eso el hecho de no poder dormir; y al total, si querés, a esa espesa maraña que te atora como un rencor, agregale un breve repaso de la noche y ya sabés que el día va a ser un infierno.

Tener amigos así es como ir derecho al infierno. Pero acaso no es para otra cosa que yo quiero gente cerca; para ponerme «incómodo», fuera de mí mismo, patearme el avispero. Un infierno lleno de buenas intenciones, como dice el dicho y como es el caso de esta fisura pertrechada de preguntas como lanzas; ¿por qué soy tan boludo? ¿Por qué escabio y fumo y esnifo hasta no poder ni caminar?

Me veo a cuatro patas trepando las escaleras, y después en la cama sin poder dormir; y temblando y más preguntas, que al verme payaso de mí mismo se resumen a una sola: ¿se puede vivir sin ir al extremo de cagarla, de tomar el riesgo, de errar al punto de sentirse un imbécil?

No sé, me taladro, no lo sé. Tengo que aprender a estar solo. En el equipito suena Janis, mi novia de esta noche, ¡qué mujer intensa!

Esta no puede ser la realidad. Es la madrugada. No me queda ginebra, ni vino, ni nada, excepto puchos. No es poco, me digo. Pero no alcanza.

Me agarra en un momento la pregunta de cuándo; de si en algún instante esto se detiene. Si algo al fin se aprende.

O si la deriva es continua, como en esos sueños que me atrapan y llegan puntuales cada noche, y donde hay corridas y caídas y pezones erectos en senos breves y pelos de concha donde no logro encontrar la grieta. Leo en un fanzine una frase que al menos me causa gracia: «No sé si cortarme las uñas o suicidarme»; algo así que me recuerda una frase, creo que de Felisberto: «Oscilo entre el infinito y el estornudo».

Tendría que salir, pero no se está tan mal acá, hundiéndome solo. Oyendo el ronquido del Oski al otro lado de la pared. En un rato, va a sonar ese ruidito espantoso del despertador. Y va a sonar, y sonar, hasta que el Oski deje de roncar.

Me la tengo que bancar; es lo que me repito una y mil veces. Tengo algunos libros, pero todos son muy viejos y hablan de cosas y de forma muy rara, muy lejos de acá.

O puede que estoy muy quemado y no los entienda. Escuché todo el CD de Paco Ibáñez, pero ni así logré dormirme. Lo escuché como nunca, pegado a la oreja.

En un rato yo también voy a tener que salir.

A la mañana, y como era de esperar, no fui a laburar. Y se debe de haber armado algo de quilombo, porque yo tengo las llaves del puesto, y la encargada subió cinco veces a golpearme la puerta. Llegué a pensar que la iban a abrir a la fuerza, pero en ninguna respondí y traté de seguir durmiendo.

Miré las manchas de humedad en el techo y descubrí tres rostros (uno de mujer parecido a Norah Lange), un animal que puede ser un ciervo y algunos objetos.

Escribí en mi cuaderno: «La vida es una mierda».

***

Javier entró en la Cooperativa y, como siempre, ya se dispone a jugar al superhéroe, un clásico de sí mismo, buscar ser *the best.* Y, como el puesto en que lo pusieron es el de «encargado» de limpieza, se dedica a limpiar hasta los recovecos más recónditos de las heladeras. Pasa el trapo rejilla cinco mil veces al día. No se sienta ni para tomarse un mate. Fuma, eso sí, pero barriendo. Limpia, enjuaga, repasa. Es su manera de hacerse querer. Y no es mala estrategia. Para nada. En un par de días se gana el respeto de todo el personal.

En todo este asunto de proletarizarse, el mejor método, y de lejos, es empezar por ponerse las pilas, y convertirse en un buen laburante. *Res non verba.*

Algo que yo no hago ni un poco. Pero hoy vine hasta acá medio arrastrado por el entusiasmo de Javi y porque, al fin y al cabo, yo también alguna vez curtí el mambo del trabajo voluntario. Hartas lecturas de Guevara, la revolución cubana, el desprecio por el dinero y toda la parafernalia adolescente que alguna vez nos hizo creer en algo.

Y así, enmarihuanados como estamos, meta viruta y detergente, con la radio sonando al dente, no se puede decir que esté tan mal como plan de sábado por la noche. «Tarde o temprano —me digo— tenía que pasar. Al menos, una vez».

Después llega el Pelado para sumarse como armador de porros. Los hace con pancita, un poco a la marchanta. Mientras, nosotros rasqueteamos bandejas que no se lavan desde andá a saber cuándo. De paso, y ya que está, aprovecha para pegarle un vistazo al contenido de las heladeras. Planeando va hasta la despensa y, cuando vuelve, trae cargando una caja con «artículos de primera necesidad», para la casa: bidones de aceite, piezas de jamón cocido y paquetes de harina.

Son las cuatro de la mañana cuando aparece Martín, uno de los capos de la cuadra, que llega para preparar las facturas y, obviamente, se sorprende de vernos ahí.

Y, aunque es un tipo bastante parco, capaz de hacer funcionar todo el mecanismo con una formidable economía de gestos, con solo mover un dedo, sin ninguna necesidad de hablar, se entusiasma con lo que venimos haciendo y se deja estar con nosotros ahí, sumándose a la tertulia, pegándole unos buenos tragos al vino, directo de la botella.

Al punto que termina por venirse con nosotros hasta el chiringuito que está al otro lado del parque. Habituado como está a que lo respeten por su fuerza, ahora no tarda en ocupar el lugar del contador de historias. De cuando era gurí allá en Corrientes. De su padre, de sus hermanos, de la selva. Habla pausado y, de a poco, se va transformando, hasta que se detiene. Nosotros lo rodeamos, pasándonos el faso, él con la botella de tinto por el cuello; empieza a hablarnos del lobizón, también conocido como hombre lobo, que en las noches de luna llena aparece por el monte (y lo cuenta como si fuera algo cierto, con expresiones del tipo: «Y de repente lo vi», no como una mera fábula o invención), y que él no solo que lo ha visto muchas veces, sino que tuvo ocasión de enfrentarlo ¡y de vencerlo! en combate sin igual.

Es cierto que Martín es gigante —mide como dos metros de alto y uno de ancho— y que para nosotros tres sería imposible hacerlo caer; pero igual nos miramos sin saber quién está más loco acá; si él, que solo le da al tinto, o nosotros, que venimos fumanchando desde hace horas.

Una vez en el chiringo, las cosas no cambian demasiado. Pedimos unas birras, y el Pelado, que no puede quedarse quieto ni un segundo, se la empieza a agitar a unos pibes que están ahí, con el asunto de Laferrere y Estudiantes de Remedios de Escalada, fútbol de ascenso, de la C o de la D, del que nadie tiene ni idea, salvo los que son fanáticos, y estos, para no ser menos, son de armas tomar. Pero el Pela, una vez que engrana, no le importa nada. Es filósofo, dice no temerle a la muerte y no hay tema, por superfluo que sea, que se le escape por la tangente. De modo que ahora parece más que divertido encarando él solo a una banda de pesados.

—¡La tienen adentro! —les grita en un momento.

Claro, atrás sabe que lo tiene a Martín (que venció él solo nada menos que al hombre lobo), por eso la puede cancherear. Javier y yo, mucho no contamos: acodados a la barra, con las birras en la mano, debemos de parecer muy tranquilos. Aunque en realidad estamos cansados, de un cansancio físico. Y demasiado fumados como para atinar a realizar el más mínimo movimiento.

Cuatro motos se detienen. Uno de los tipos se baja y encara directo hacia Martín, que hasta entonces había estado de espaldas a la calle, con los brazos cruzados y su vaso en la mano: se miran, frente a frente, sin decir palabra, a un ápice de distancia, se quedan un momento, escrutándose a los ojos, mucho suspenso, hasta que se estrechan las manos. Y así se quedan durante un rato, sin quitarse los ojos de encima. De una calma propia de las que preceden a las hecatombes. El Pela y los fanáticos han dejado de discutir y también los miran. Entre las nubes, sobre los árboles, cuelga una luna guadaña que nadie ve.

Despierto —es una manera de decir— sobresaltado por el ruido de un taladro, que me taladra como si el torno me estuviera entrando entre las sienes. Recapacito; lo más lejos —me esfuerzo por despegar los ojos—, en la pared o en el piso de abajo. Ahora un martillo.

¿Qué carajo pasa?

Me lleva un rato adivinar dónde estoy, qué día es. Entonces, sin transición —pero me voy aproximando—, recuerdo que hoy es lunes. Estiro el brazo y haciendo enfoque comprendo que todo esfuerzo resultará vano.

Primero creí que eran las once, pero en realidad son la una. Tarde, muy tarde. Y, sin embargo, estoy seguro de haber puesto el despertador.

Algo pasó y ya es olvido…

Sin más, me viene el recuerdo del sueño. Me asalta, mejor dicho, porque hasta ahora me había dejado distraer por el ruido y los quehaceres, pero estoy pegoteado.

Ya sé que hay que moverse, veloz; la acción, el acto: pum, pum. Dale, no te quedes en la cama, no pajees la mañana ni la semana. Pero ahora estoy mojado, y esa paja postergada me podría haber salvado. Y la imagen que me viene no es abismo, es patetismo.

¡Nunca jamás podré decírselo a nadie!

Me avergüenzo de mí mismo, como si viniera de cometer crimen o pecado.

Le prohibieron la manzana,
solo entonces la mordió.
La manzana no importaba,
nada más la prohibición…

Luz Belito y las sirenas, cantada una y otra vez, volviendo como esos temas que ya son parte de uno.

«Esa búsqueda de ser uno mismo», me digo apoyado en una almohada contra el muro, las piernas peludas en la canaleta que hace el colchón; perogrulladas de autoayuda. De muy mal gusto, además. ¿¡Quién mierda quiere saber quién uno es!?

¡Cuánta vanidad! Como si no hubiera cosas más piolas para aprender. Encima es como el cuento de la buena pipa. Se muerde la cola. ¿Quién soy? ¿Quién soy? Parece una joda. Imposible de saber. Meras suposiciones con nada de concreto. Masturbación intelectual y nada más. Porque hay una careta que se forma desde algún lado y después otra que le sucede desde un supuesto otro lado. Ese es todo el tongo. Y estamos entongados hasta las pelotas. Por eso todo el desastre en el que estamos metidos. Creemos poder saber algo y se nos hincha el pecho, pero no somos capaces de saber una mierda de nada.

Es la ginebra que me vuelve superlúcido, ¡ah! Otra asquerosa soberbia pura y dura. Estaría bueno que al menos todo esto se me ocurriera cuando estoy chamuyando con alguna mina. Seguro que se me acaba rápido la pseudo lúcida estupidez. Es fácil establecer certezas cuando estás solo, encerrado en tu habitación. Un par de buenas tetas y se acaba todo el pensamiento, y la duda, y las confrontaciones internas. Demasiado evidente es que, si cogiéramos más y mejor, se acaba toda la filosofía y el arte y, sin duda, la religión. Si supiéramos vivir no haría falta tanta pregunta...

En fin...

Estamos jodidos. Y no nos queda otra que pensar. Para creer en algo, o hacer canciones, o inventar mitos. Vaya angustia la de estar vivo. Por eso el pecado original es la manzana del saber.

Ahí picaste como un pescado, Adancito. Siendo un boludo, un buen salvaje, no había drama. Tenías las frutas; animales enormes que te obligaban a rajar; y cada tanto un hueco donde enterrar la batata.

Pero te dio por ponerte en dos patas y mirar más lejos. Tenías que inventar algo. Hiciste palabras y, con ellas, el amor, la propiedad y dios. Te cagabas de miedo porque no podías controlar nada y, como era lógico, te desesperaste. Te amenazaba la ira del cielo y la venganza de tus vecinos. Tenías tu dios, tu mujer y tu patria, pero no te alcanzaba. Necesitabas más. Tenías que olvidar que te ibas a morir. Que ese yo desde el que te pensabas, fuente de todo lo conocido, no era más que humo. No eras más que nadie. Y eso no tenía nada de especial, y vos, Adancito, eras especial. Tenías que ser único. Pero habías nacido para morir, esa era tu única certeza. Y estabas jodido. Estabas indignado ante semejante injusticia. Y empezaste a mentir.

Cuando apoyo los pies en el suelo, además de sentir que está frío, me doy cuenta de que estoy por demás encurdelado. Me paro y tambaleo. ¿Qué sería de nosotros sin todos estos brebajes que nos ayudan a olvidarnos y a salir de órbita?

«Yo estoy al derecho, dado vuelta estás vos», canturreo afónico, mientras salgo al cuadrado de baldosas salpicadas con cal. Voy hasta el piletón y a duras penas mis piernas me sostienen; bajo la bragueta procurando no agarrármela con el cierre; y, como un acróbata en pleno espectáculo, me acerco al borde y dejo escapar un sonoro chorro mientras contemplo las estrellas. Por el hueco de la puerta entreabierta veo una luz azulina que se proyecta intermitente; oigo unas voces como de telenovela mexicana, mixadas con el ronquido inefable de mi vecino. Me asomo y llego a ver al Oski arrebujado sobre un costado, vestido y con los zapatos puestos.

Es martes y abro el puesto casi puntual. Y puntuales aparecen las chiquitas rompepelotas, con sus vocecitas de *nerd* en pantuflas (germen de doña con anteojitos) para preguntarme si el café ya está listo; y otra (la maldigo en silencio) cuánto tiempo tiene que esperar; más otro (ni lo miro) que llega para preguntar a qué hora «exactamente» abre el puesto.

Le digo que no sé. Y pienso que probablemente hoy todos los pelotudos se pusieron de acuerdo en una suerte de complot y que tal vez este muchacho esté dudando si preguntarme si tenemos un servicio de queja al consumidor o algo así del estilo, hay gente que no quiere trabajar y después se queja. Porque seguro que se indignan, como me indigno yo al pensar que estos alcahuetes están en proceso de convertirse en los profetas de mañana; profesores, intelectuales, con toda esa soberbia para decidir el futuro de un montón de gente…

Y al rato cayó Vicente.

Con tanta mala leche que me agarró inclinado sobre el mostrador leyendo un libro del pelotudo de García Marquez, tan colgado que recién me rescaté de que el viejo estaba ahí cuando lo tuve al lado mirándome con esos ojos de perro lavado que tiene diciéndome qué bien instruirse, y al ver lo que leía me «aconsejó» que la literatura estaba muy bien, pero no en los horarios de trabajo, *cumpa*.

De ahí no le costó nada pasar a decirme lo que había venido a decirme, que era que había hablado con los *cumpas* (¿qué *cumpas*?) y que, teniendo en cuenta mi desempeño en estos últimos días, bla, bla, y que el puesto necesitaba, bla, bla, la importancia, bla, el compromiso, los *cumpas* (siempre esa palabrita), etc.

En fin; que me «propone» pasarme a la cuadra como ayudante de cocina.

Muy bien. No puedo decir que no. Tampoco sé hacerlo. Soy tímido y veleta. Incapaz de ir del punto A al punto B sin desviarme en el medio. Como una forma de compensar mi pereza, pienso, mi sedentarismo. El viernes será mi último día, y ya siento algo de nostalgia. Voy a extrañar a las chicas de la limpieza, que cada vez que pasan me sonríen, me hacen gestos, se acercan, me acarician; a las rolingas del Bachillerato Popular, que vienen a reírse a carcajadas o a llorar a mares, por sus jodas, sus quilombos, y a las que les regalo sanguchitos y cafecitos. Ellas, con sus sonrisas de haber vivido, de haber sufrido. Y a nadie más. Y a nada más.

Y hablando de Roma hoy me encuentro con Simona. «Tu otra Simona», como me escribió en la dedicatoria de *La historia del ojo* que me mandó por correo, desde México, en la época en la que nos escribíamos cincuenta *mails* por día.

Quedamos en vernos a la noche, en La Casona, un bar que está a la vuelta de la pensión, por Humahuaca. Y ya estoy pensando en cómo empilcharme. Corte obsesión ya. Porque quiero gustarle y al mismo tiempo hacer como que no me importa. Y lo mismo me pasa con lo que voy a decir. Llevo desde ayer haciéndome películas en mi cabeza de qué voy a decir y cómo. Quiero impresionarla, supongo, demostrarle que cambié, que no soy el mismo pelotudo de hace un año y medio que fue a buscarla al aeropuerto y no paró de decir una pelotudez atrás de la otra hasta la noche, en que ella me hizo entender que me fuera, que estaba muy cansada.

Y ahí más o menos quedó la cosa.

Ni siquiera tuvo que mandarme a la mierda.

Y eso es imperdonable. Pero en este tiempo algo he curtido, me digo; pasaron diez mil cosas: viví con una mina, viajé, curtí las drogas, el *rock*, el laburo; vivo en una pensión de mala muerte. No puede ser que siga siendo el mismo boludo.

Así que vuelvo a la pensión y, mientras sigo pensando cómo empilcharme y pispeó si me queda algo limpio, se cae el cielo, que ya desde temprano venía amenazando, y el Oski me llama desde su guarida, así que voy.

—Qué hacés, Quebrachito, sentate.

Y me sirve una taza llena hasta el tope de vinito blanco fresquito, y solo atino a preguntarle si podemos apagar el televisor.

—Sí, claro, Quebrachito, hacé como en tu casa.

Las gotas haciendo burbujas en los charcos ahí fuera, nosotros dos en silencio, pasando el tiempo; sirviéndonos «otro traguito», el universo metagirar y nosotros en él, echando los puchos a fritarse bajo el aguacero.

—Se está bien acá, Quebrachito.

—Ni que lo digas, Oski.

Toda la tarde llueve. Y la noche. Cuando le pregunto por la hora, me dice que no sabe, que el tiempo es una invención capitalista. Yo estoy lo suficientemente curda como para que no me importe lo más mínimo. En algún momento, voy a levantarme y me voy a ir.

Esa vez no fuimos a la escuela. Estábamos sentados con Javier en una de las esplanadas de plaza Francia, cuando se nos acercó Simona para preguntarnos si conocíamos un bar donde pasaran música *reggae*.

No sé qué chamuyo le largamos; debíamos tener quince o dieciséis o, mejor dicho, qué chamuyo le empezó a largar Javier, pero al rato nos fuimos subiendo por uno de los senderos donde se apostaban los artesanos, y yo me adelanté porque era evidente que habían pegado onda, y anduvimos un rato así, y solo intervine al final, cuando vi que se despedían sin más, como dos niños a la salida de un cumpleaños a los que los padres los arrastran cada uno para su lado; y los conminé a intercambiar números y así fue que acabaron por encontrarse esa misma noche (era viernes, creo) en la casa de Javier, en la época en la que todavía vivía en Díaz Vélez y compartía habitación con su hermano (cama marinera) y al que tuvo que rajar prometiéndole no sé qué cosa.

No sé muy bien qué carajo pasó. Solo sé que Javi le pasó mi *e-mail*, diciéndole, diciéndome, que teníamos más cosas en común entre nosotros dos que entre ellos. Raro, es cierto, pero a la semana ella regresó a México, y entre nosotros comenzó un intercambio —al principio tímido, y después cada vez más frenético— que se fue llenando de expectativas. En una época donde era muy raro tener internet en las casas y había que trasladarse obligatoriamente hasta el cyber del barrio (había miles; una plaga que se había propagado como antes los rapipollos o las canchas de *paddle*).

«Mariano metafísico», comenzaba ella sus *mails*, y yo, que no tenía ni idea de qué era eso, le escribía; «Simona hermosa». La lectura de *Rayuela* apuntalando ese diálogo a un extremo y el otro del continente como un clásico, imprescindible, como un anacronismo. Más de un año pasado en ese tándem hasta que ella volvió.

Yo, entretanto, acabé el secundario a duras penas y me puse a trabajar en un puesto de libros usados en el parque Rivadavia; y allí estaba una mañana de domingo cuando Simona me llamó desde Ezeiza (yo ya tenía un celular que me había dado el patrón —un gay reprimidísimo, excura, que no perdía ocasión de apretarme contra los anaqueles—) y quedamos en que yo pasaba por su hotel a la tarde, cuando saliera del laburo; así, además, ella tenía tiempo de acomodarse, porque había venido con un grupo de estudio o algo así, no sé bien, pero que dejaba en claro que veníamos de lugares diferentes. Yo no tenía ni idea de lo que era estudiar. De hecho, nunca aprendí nada en ninguna escuela, ni institución, ni mucho menos universidad.

Pero, cuando se abrió la puerta de ese ascensor, lo entendí todo. «El amor de mi vida», pensé, viéndola mirarme con esos ojos negros brillosos como el carbón, con su jeta de chola, sus tetazas, su pinta *hippie* y una sonrisa que te cagas.

Afuera —había estado lloviendo— brillaba el asfalto de Callao, era invierno, y no intercambiamos ni cuatro saludos que ya ocurrió la primera de las coincidencias de esa semana imposible que hizo que yo apareciera como alguien que no era o que no era del todo, pero las circunstancias jugaron a mi favor, para que no mostrara las cartas, para que disimulara todo lo boludo que era.

Unos colombianos nos salieron al cruce para preguntarme si sabía dónde podían encontrar algo de churro («de marihuanita», dijo el que habló), y yo, sacando chapa de localía, les dije que nos siguieran, que ahí cerca estaba un amigo que capaz que nos podía tirar algo.

Así fuimos en banda hasta el quiosco-fotocopias del Griego, en Córdoba y Azcuenaga, que al vernos casi nos baja la persiana en la cabeza porque pensó que me habían asaltado y que me tenían de rehén o algo así (a esa hora los niveles de paranoia sobrepasaban de lejos lo razonable), que yo no había tenido mejor idea que llevar a los asaltantes (a falta de cajero) hasta su local, donde el Griego se pasaba el día sacando fotocopias y fumando porros, con una panza y una barba que le hacían aparentar unos cincuenta años cuando apenas si llegaba a los dieciocho. Esas cosas que estrechan una amistad. Él fue el primero en mostrarme videos porno (hicimos toda la escuela juntos): a los once con animales, a los doce escatológicos (la imagen de la china cagando en la boca de un tipo y el Griego cagándose de risa a mi lado me marcó profundamente: creo que fuimos la última generación de tener una infancia sin internet).

El local huele a pis de gato, y tuve que insistirle un rato para que me pasara una astillita, porque no quería saber nada; él mismo salió a la vereda para despachar a los colombianos de la manera lo menos amable posible.

—No me podés traer acá a cada uno de los manijas que te cruzás por la calle —me advirtió cuando nos despedimos.

Puede ser un rata el Griego, y hasta se le puede escapar un poco de más el facho que todos tenemos dentro, pero hay que admitir que tenía razón; un sentido de la realidad que a mí muchas veces me escasea.

Con Simona acabamos sentándonos en la plaza que está ahí a la vuelta, tomando vino y fumando. Hablando —como siempre— de política; de cómo se había hecho esa plaza, con pocas salidas, en una suerte de hondonada; no por nada ahí estaban las universidades de Medicina y de Económicas, donde en el sesenta y seis los milicos rajaron a palazos a estudiantes y profesores, y un ministro (*de facto*) o capaz que era el presidente (también *de facto*) dijo que los científicos tenían que irse a lavar los platos. Que de hecho fue lo que ocurrió, porque esa fue una de las primeras fugas de cerebros de la Argentina con más de diez mil científicos exiliados; mayoritariamente en Suecia y Canadá. Porque acá enfrente el rector de la universidad se le plantó al comisario diciéndole: «Acá no pueden entrar», y el bigote le abolló de un palazo la cabeza al catedrático.

Yo ya sentía extraño eso de estar dándole al cuento de la tragedia como una forma de alarde, corte, «mirá lo que sé yo»: por un lado, esa historia que te toca re de cerca, que provoca indignación (probablemente a casi todo el mundo) y al unísono la complacencia de sentirse indignado, de estar del «buen lado de la historia». No sé, pero en esa época era casi una muletilla y todavía me sirve cada vez que le pregunto a una mina si conoce a Víctor Jara, y, si no, ahí nomás le despacho la secuencia de las manos cortadas y todo el resto. La reacción nunca falla.

Pero a Simona estaba claro que le cabía y me retrucó que algo muy parecido había ocurrido allá en México por aquellos años, cuando los granaderos violaron la autonomía universitaria. Y me llamó la atención esa expresión, sobre todo por el recuerdo que tuve de los actos escolares cuando a los niños nos disfrazaban, justamente, de granaderos.

Y como ella hablaba —ahora de una plaza de nombre extrañísimo— y yo me colgué con lo del adoctrinamiento desde la infancia (cantarle a la bandera cada mañana) ni me rescaté que cuatro guachines —salidos de ninguna parte— nos rodeaban:

—Eh, loco, dame todo, dale, eh, no te hagas el gato.

La estaba agitando el que parecía ser el más grande de la banda (debía de andar por los doce o trece años, no más), y que fue el mismo que atinó a empujarme cuando yo de toque empecé a levantarme (ya tenía bastante tinto encima como para achicarme; Michel Torino para colmo; vino peleón si los hay) y, embalado como venía, una vez en pie, les dije:

—¿Qué pasa acá con los guachos, eh? Me siento rezarpado, loco. Estoy acá tomándome un vino con mi novia y no se puede estar tranquilo. Rezarpado. Me siento loco…

Y los juné a los cuatro, que corte que se iban poniendo en guardia creyendo que yo me les iba a ir al humo. Pero nada más alejado de mi intención.

—¡Rezarpado, loco! —repetí, gritando, encantado con la fórmula que parecía hacer efecto.

—Bueno, loco, no te ortivés —volvió a hablar el mayor, el más gordito, metiendo una mano atrás—. ¿Qué querés?

—Que nos dejen tranquilos, loco. Que si quieren una moneda, no hay drama —dije, metiendo la mano en el bolsillo trasero del *jean*—, pero que las pidan con respeto, carajo, ¿quién se creen que soy yo?

Y extendí la mano mostrando las monedas que tenía, como para que se sirviera. El gordito las miró sorprendido y me dijo:

—Mató, loco, disculpá. —Y me tendió su mano, una mano de niño, regordeta, con precaución, para saludar.

—Disculpe, señora —dijo otro, al que apenas se le adivinaban los ojos bajo la visera.

Y así como vinieron se fueron.

—Parece como si acabaran de jugar un partido de fútbol —dije.

Después, y durante un buen rato, nos quedamos en silencio, asimilando lo que acababa de ocurrir. Simona me miraba cada tanto y yo sonreía. En ese momento me sentía un poco superhéroe. Lo que siempre había querido ser, ese extraño cruce que se da en la calle. Y Simona ahí, sacando un libro de su morral y poniéndose a leer poemas de Sabines, con ese tono suyo (el de ella), ese ritmo que hacía que las frases se llenaran de sí mismas, abarcando el espacio, pero sin llenarlo; dejando el vacío al final de cada verso.

—«Bien sabes que te digo que te quiero cuando te digo qué calor hace».

O también:

—«Digo tu nombre en el silencio…».

Yo estaba embelesado. Y, como se venía venir, se largó a llover con todo. Parece cuento, pero fue lo que realmente pasó. Primero nos refugiamos bajo un árbol, para luego salir corriendo, de la mano, hasta la guardia del Clínicas, donde dijimos que ella necesitaba pasar al baño y, empapados, subimos las escaleras; el primer piso, el segundo, el cuarto, recorriendo esos pasillos lúgubres con olor a formol y azulejos despintados; el sexto, el séptimo, buscando un lugar donde echarnos —una cama, una camilla— hasta que vimos inscrito sobre una puerta de madera «Sala de conferencias» y quiso la suerte que estuviera abierta. Hileras de butacas, el piso alfombrado, el resplandor de la ciudad entrando por un ventanal detrás del escenario.

Nos besamos con la respiración entrecortada; ahí le agarré las tetas y ella me agarró la pija.

—Vamos para el hotel —me dijo.

Salimos y otra vez llovía a mares. Meché el faso que me quedaba en el bolsillo, corrimos de la mano por las calles solitarias del Once, apretándonos contra las persianas; la basura flotando y los linyeras en el suelo.

Y en el hotel, sábanas blancas; sus pechos tersos, densos, que mis manos no abarcaban; morena, sus piernas, sus pies; su pelo, su olor; posiciones que yo nunca imaginé…

Así fue más o menos como pasaron esos diez días en que Simona estuvo acá: callejeando, emborrachándonos, metiéndonos en antros de música electrónica o tropical, ella y yo, habiendo mencionado a Javier solo una vez; cogiendo en telos de donde nos llevábamos todo lo que podiamos llevarnos.

Aún tengo una de esas toallas.

Después de eso pasó otro año de abuso de *mails* y de promesas, y Simona, al fin, aterrizó en Buenos Aires, pero esta vez para quedarse. Rentó un depa por Barrancas, se inscribió en Arquitectura y le metió una muy simbólica patada en el culo al noviecito porteño, que como ya se ha dicho, no estuvo a la altura y se las tuvo que rajar como un gil. El exotismo que había encontrado seductor en este pibe (la mezcolanza europea, la cultura, en una ciudad salvaje) ahora los podía encontrar de a cientos de miles ya que vivía acá.

Y desde ahí pasaron un montón de cosas, y allá voy, borracho y como puedo, a encontrarme con ella, que me espera bajo el toldo de La Casona, fumando con su chamarra verde olivo y su sonrisa de «¿cómo andas?, tanto tiempo».

Entramos y nos instalamos en ese primer salón donde está la barra, pero en una mesa, había tres o cuatro ocupadas, en este lugar que efectivamente es una casona vieja, con su techo a cuatro metros, y su zaguán, y las habitaciones a lo largo del patio. Pedimos vino de la casa, Vasco Viejo a la ocasión («vino noble», digo, citando al Pela), y ella me pregunta que qué contaba y al rato yo ya estaba embaladísimo hablándole de los laburos que había hecho, del año en que viví con Ariana, de la pensión donde vivo; y ella, que parece muy interesada, me pregunta y se ríe diciéndome:

—No se te puede dejar solo a ti mucho tiempo.

Y yo también me río; feliz de la vida me prendo un pucho ahí mismo, un toque provocador pero ni tanto; afuera está lloviendo a baldes y el techo es altísimo, ni en pedo me voy a mover. La estoy celebrando, che, estoy con Simona, es el amor de mi vida, nos acabamos de encontrar después de mucho tiempo, no pueden ser tan ortivas, pero…

Sí, de hecho, lo son. Se exaltan, me muestran los carteles prohibitivos. Yo me levanto de una empujando hacia atrás la silla de madera y mimbre que se va al suelo provocando un efecto inesperado y que acompaño del grito: «Chetos de mierda, no se puede más de tanta obediencia»; y ellos me responden ensimismados: «Pendejo, borracho, egoísta, irresponsable». Les digo que se vayan a la mierda, contentos con su verdad.

Por suerte, Simona me sigue. Primero a la calle, donde se ríe, y después a la pensión, donde nos quedamos fumando en la terraza y yo percibo como cierta nostalgia; hablamos bajito de ese tiempo de sueños sin complicaciones en perspectiva. Cuando los problemas no eran nuestros, sino del mundo que hacía todo mal... Y Simona me mira con brillo, con ganas, a mí que a esta altura del escabio y el porro puedo ponerme distante, orgulloso podría decirse, aunque la posta es que me chupa todo un huevo, y le digo:

—¿Te acordás cuando casi nos subimos a ese micro que salía para Brasil?

Sí, claro, que se acuerda.

—Estábamos muy locos —me dice.

—Nos hubiese cambiado la vida, capaz.

Ya no sé ni dónde tengo las manos. Demasiada fisura toda junta, demasiadas emociones.

Entramos a la pieza porque se había largado a llover otra vez.

Nos sentamos en la cama (¿dónde, si no?), sin encender la luz, las rodillas que se rozan, las manos que se buscan, las bocas que se juntan, las lenguas que viajan y no mucho más, lo que duró el chaparrón.

Porque ya no llueve y Simona me dice que se tiene que ir. Y, cuando se para, yo intento retenerla agarrándola del *jean* e insisto, pero ella dice que debe irse.

Y salimos a la calle y caminamos en silencio. Los adoquines que brillan, el viento en plena jeta, las gotas finitas. A la vuelta de la esquina, Simona paró un taxi. Yo intento retenerla, pero ella se zafa y sube al auto.

Yo me quedo, viendo las luces rojas alejarse otra vez.

***

Qué tristeza, *brother*. Como para pegarse un tiro en las pelotas. *Can i help you?* No, qué va. Si me quiero matar, nomás. Caminar, ir hasta el fin del mundo y no sentir más las piernas, ni la cabeza, ni nada.

Al menos tengo un tronchazo en el paquete de puchos. Cuando llego al parque le pego mecha. Deambulo, fumo, empino la Bols. No hay nadie en esta madrugada. Será porque estuvo lloviendo y todas las ratas encontraron refugio y no quieren salir. Miro los carteles, las luces, las vidrieras.

Prendido al porro, voy, como un náufrago a su rama, yendo por calles donde nunca estuve, sin miedo a morir, ¿qué más puede importarme?

De Villa Crespo a La Paternal; talleres mecánicos, repuestos, reparaciones; persianas bajas, graffitis, taxis vacíos; el Bicho, los Bohemios; la hoz y el martillo, La Cámpora; «el príncipe azul no existe, pero sí el macho cabrío».

Tambaleándome, tengo que parar. Cruzo la avenida, sigo por Hidalgo. «Me estoy por ahogar, me voy a pique; glu, glu». Paso por la puerta de la juguetería Tom, la de Pablo (compa en la escuela), de su familia; dentro de poco van a empezar a reclutar para las fiestas. Veo un viejo con barba durmiendo sobre cartones, cubierto con frazadas, a la entrada del depósito; y de toque veo aparecer la sirena de la trulla que se clava una frenada en la vereda y las puertas que se abren.

Dos ratis de la federal se apean de la lancha, y yo pienso: «Pobre tipo, ni dormir tranquilo te dejan estos hijos de puta», y en eso dudo si interponerme o intervenir, si dejarlos pasar y seguir con mi *trip*. Pero no hace falta; no van hacia el viejo, vienen a por mí.

—¡Documentos! —exclama el oficial, sujetándose el cinturón.

Yo pienso en el faso; que, si mal no recuerdo, ya lo fumé y no traía otro.

—No tengo —le digo, y veo como el otro, el que no había hablado, se me acerca, y corte que me increpa.

—¿¡De qué te reís!? —me dice—: ¿¡Me estás tomando de boludo vos!?

Y me pega la jeta. «Vaya sorpresita», pienso yo. No entiendo qué cable se le cruzó ni si se zarpó con la merca o qué, pero atino a responderle que no, que no me estoy riendo, y pienso; seguro que no me estoy riendo.

El tipo es bastante más bajo que yo, y para mirarme tiene que alzar la cabeza. Eso debe de ponerlo nervioso, pienso, aunque tiene que estar acostumbrado. Es rubito peinado al costado, rapado a los lados (como corresponde). Parece un guachito caprichoso al que le birlaron un juguete y quiere vengarse. «Debe haber pasado algo», me digo. Es cuestión de esperar a que aclare. Tranquilo.

Pero el petizo no es del mismo parecer, porque ahí nomás toma impulso y me empuja.

—¿¡De qué te reís, te crees que soy boludo!?

Listo; este está muy sacado y quiere pegarme. Se va a sacar la bronca conmigo.

—No me estoy riendo.

El otro nos mira un poco más atrás, y pienso que la situación le tiene que parecer graciosa. Si al menos hubiera alguien más, ya tendríamos un público y todo, pero no hay un alma en la calle. Solo yo y los policías, y el hombre de barba, que debe de seguir roncando arrebujado contra la persiana.

Un cartel enorme cubre la fachada de lo que debe ser un terreno baldío: «Llamadas ilimitadas a solo treinta centavos por día, ¿no es increíble? Nunca antes fue tan fácil comunicarse» y un montón de personas sonrientes con su celular en la oreja.

—¡Sí! ¡Te estás riendo! ¿Pensás que soy boludo?

No le voy a contestar. Ya está.

—Ponete contra la pared. ¡Dale!

Obedezco, y, además, vuelve a empujarme. Me patea los tobillos para que separe las piernas y me palpa de arriba abajo. Tan de cerca, la imagen del papel se ve pixelada y los colores se distorsionan. Mete las manos en mis bolsillos y extrae todo lo que tengo. Después lo arroja sobre la vereda: un encendedor bic negro y dos llaves sujetas con una arandela. Se me pega al costado y me grita:

—¿¡De qué te reís!? ¡No soy boludo yo! ¿¡De qué te reís?!

El otro se acerca y me flanquea por el otro lado.

—No te des vuelta —me ordena—. Quedate así, ¿de dónde venís?

—De la casa de mi novia —le digo.

—¿Y dónde vive tu novia?

— Acá a la vuelta —le digo, señalando hacia la avenida.

—Acá, ¿dónde? ¡Decime dónde vive tu novia!

—Acá a dos cuadras; Hidalgo y Ángel Gallardo.

—Pero… ¿Dónde? ¿¡Dónde vive tu novia!?

Ya ni le contesto. No se me ocurre qué puedo decirle para que se calme. Además, no estoy obligado a responder.

—¡La dirección exacta de tu novia, decime!

Ojala supiera dónde vive al menos, pero no es mi novia. Lo siento. Y, a decir verdad, nunca lo fue. Y, de hecho, acaba de dejarme como el pelmazo que soy.

—No sé la dirección exacta.

—¡Decime la dirección exacta! ¡La dirección exacta! ¡¿De qué te reís?! ¡¡¡Vos me estás tomando por boludo!!!

Trato de pensar rápido cuál sería la respuesta que están esperando; la actitud que están esperando de mí para dejarme ir.

—¿Cuántos años tenés?

—Veinte —le digo luego de dudarlo un instante.

—Parecés, sabés, un nene chiquito, de once o diez años. No sabés ni dónde vive tu novia; ¿cómo no vas a saber eso?

—Mirá —le digo, sin moverme—, me parece que te estás equivocando. Vengo tranquilo, caminando, yendo para mi casa, y vos me estás haciendo esto.

El petizo me mira un segundo y después baja la cabeza —como si reflexionara—.

—Bueno, muy bien —va y me dice—; si te acabás de ir de lo de tu novia, entonces tiene que estar despierta todavía; vamos para allá y listo. Si ella confirma que venís de ahí…

—Bueno —lo corto.

—Nunca escuché una cosa así —dice el petizo, pero algo en su tono ha cambiado— , ¿cómo no vas a saber? Pero… desde cuándo…

Vacila un instante clavando la vista en los baldosines de la vereda y arremete:

—¡Vos me estás tomando por boludo! No es posible ¡Tirate al suelo! ¡Ya! ¡Dale, tirate! ¡Al suelo, te digo! ¡Dale, dale! ¡No me hagas calentar!

Entonces comienza un forcejeo porque yo le digo:

—No me voy a tirar.

Y el petizo me agarra del brazo y me lo retuerce, y el otro interviene agarrándome por los hombros y empieza a patearme las piernas, como intentando trabarme y hacerme caer, pero no lo logran.

—¡Tirate al suelo! —vuelve a gritar el petizo.

Y me suelta, y veo cómo se lleva las manos a la parte de atrás del cinturón, mientras el otro sigue intentando hacerme caer. Entonces pienso que va a sacar un palo, o el arma, o ese coso nuevo que tienen y que te da descargas eléctricas…

Me acuclillo. A la mierda con la dignidad. Aunque en realidad no lo hacía más por pereza que por orgullo o cualquier otra cosa. Me amenazan, no hay testigos ni puedo escapar. En fin.

—¡Me hiciste calentar! —me grita el petizo desde lo alto—. Ahora te vas a sacar las zapatillas y me vas a mostrar lo que tenés… Después te llevo a la comisaría y te desnudo, ¡y guarda si te llego a encontrar con algo encima! Porque vos andás en algo…

Mientras me saco las zapatillas acepto que estoy jugado; necesitaban un perejil para justificar la patrullada, y acá estoy yo: el más boludo de los boludos; ahora me encajan una bolsa de merca o lo que sea, y ¿quién me saca?, ¿a mí quién carajo me va a creer?

Por el rabillo del ojo veo al morocho alejarse hasta la patrulla y volver con una planilla.

Me pide el número de documento.

—Treinta y tres millones, cuarenta y cinco mil, doscientos uno.

Me pide que se lo repita y se lo repito. El morocho se queda mirando la planilla como dudando y me dice:

—Acá falta un número.

Un anciano con su perro se detiene desde la vereda de enfrente y nos observa un instante. El morocho vuelve al patrullero. Yo miro la calle, los adoquines, los parches de cemento y un pozo junto a la alcantarilla que está lleno de agua.

—A vos le pasa algo —me dice el petizo—, estás en algo raro. Tenés que estar en algo, algo hiciste; si no, no podés estar tan nervioso.

Lo dice como para sí mismo, por eso no sé si responderle. Como si intentara sacar una conclusión convincente.

—No estoy en nada —le digo.

—Entonces, por qué te comportas así. Si no estás en nada, averiguamos todo, y, si está todo bien, te vas... Pero no tenés documento, no sabés dónde vive tu novia, te ponés nervioso. No entiendo...

—Yo lo que entiendo es que me está pasando la peor —le digo—. Vengo caminando tranquilo y de repente me pasa todo esto.

—Lo peor es que venga un chorro, te afane y te meta un tiro —dice.

Mejor no digo nada. Ahí llega otra trulla, en contramano. Otros dos canas más. Parecen apurados. Uno, más panzón y canoso, se acerca y pregunta:

—¿Qué pasa?

—Se traba —le dice el petizo.

—Se pone palanca —concluye el gordito.

—Sí, todo el tiempo palanca —confirma el petizo.

Los cuatro se alejan unos pasos y parecen deliberar con comentarios entrecortados. Ahora es cuando sacan un fierro y me matan.

—Bueno, pibe —me dice el gordito—, agarrá tus cosas y andate.

Me pongo las zapatillas, recojo el fuego y las llaves. Camino hasta la esquina de Díaz Vélez y espero a que cambie la luz. Después cruzo.

Sosteniendo las paredes, vuelvo. Subo a la zapie, cierro la puerta. El Oski ronca con la tele encendida. Me hundo en el colchón. Ni agua quiero, todo da vueltas. Mi cerebro es un laberinto (de gelatina) que retumba.

A la mañana me levanto, me visto, subo al bondi. Me apretujo entre el rebaño; huele a desodorante en abundancia, nos bamboleamos. En la radio se anuncia la subida del dólar, huelga de docentes en Chubut, la visita del rey de España.

—Mierda —digo—, todavía tienen rey.

Y nadie lo mata. Me quedo un rato pensando en cómo carajo se hace una bomba molotov, consciente una vez más de las lagunas en mi educación; mientras, el bondi va por Rivadavia y llega hasta Goyena; acá me bajo.

El día pasa y yo con él. Sabiendo que me voy ya es otra cosa mariposa. Además, en un momento cae el Pelado y nos quedamos un rato chamuyando, ¿de qué?

De lo que pasó anoche; de las materias que se le vencen; de la convivencia con Pepa, que le exige que por lo menos pague la mitad del alquiler. Le pregunto si sabe cómo hacer una bomba molotov.

—Muy fácil —me dice—: alcohol en una botella, o nafta o kerosene, aunque lo mejor y más canuto es el líquido para frenos porque se queda pegado a la superficie sobre la que la arrojás. Tres cuartos de la botella, no más. No tiene que tocar el trapo con que la tapás, que a su vez tiene que estar mojado en el mismo líquido, por supuesto. Y listo para mechar.

Evidentemente, el Pelado es lo que se conoce como un tipo culto. Capaz de ampliar el concepto haciendo referencia a las canciones nicaragüenses que explicaban, pasito a paso, cómo fabricar una bomba casera o un fierro; y de ahí se envalentona con Spinoza, quien decía que lo esencial no obedece para nada a las concepciones del bien y el mal, sino a su propia pulsión.

—Para Spinoza no importa si matás. La moral le importa poco; la ve más bien como un límite social y nada más. Lo que le interesa, filosóficamente hablando, es lo que hacés o no hacés, pero por una necesidad personal, no para sacar rédito con ello.

—Alto quilombero el taita.

—Para Spinoza no somos personas, somos circunstancias, posibilidades. Recontraperseguido como te imaginarás. Uno de los primeros a leer la Biblia como literatura.

—Como Borges.

—Seguro que lo leyó. Creo que lo cita un par de veces... Y vos, ¿para qué querés una molotov?

A la noche aparece el Javi por la pensión, diciendo que trae una sorpresita. La portera lo conoce y lo deja subir. A esta hora se supone que no se admiten visitas, pero el Javi, como ya se sabe, tiene un encanto particular para la seducción. Seguro que le hizo dos preguntas, asintió como si la escuchara; todo anteojitos y sonrisa a pleno diente.

Además, es jueves y la cosa empieza a distenderse. Es cuento que todos los días son iguales. El fin de semana se acerca y más que se viene el calorcito. Es frecuente cruzarse a las doñas en las puertas de las habitaciones; los tipos en chancletas y la toalla al hombro; o la morocha preciosa de mi corazón que habita en el primer piso con el parrillero y que cada vez que me mira me dan ganas de hacer la revolución, esa pollerita con esas piernas morenazas, ¡y que estallen las clases sociales!

En los pasillos está sonando cumbia.

Javier dice que hace dos semanas que no se baña. Cuando se sienta en la cama y se saca las zapatillas, me invita a que le huela los pies. Le agradezco y le digo que podemos subir a la terraza si quiere.

—Esperá. Primero tengo que mostrarte algo. Una buena y una mala, ¿cuál querés *prima di tutti*?

—La mala.

—Ya sabía. La mala, siempre la mala. Primero fui a pegar con el Kía, que para variar me hizo hacer el *tour* de media capital. Tengo los pies con ampollas y todo. Mirá, fijate.

—Dejá, dejá. Estoy bien así.

—Vos te lo perdés, porque es realmente impresionante. Son como bolsas llenas de agua… ¿Vos tuviste ampollas alguna vez?

—Toda la planta de los dos pies tuve. Ya te conté, creo.

—¿Cuándo?

—¿Cuándo qué?

—Cuándo fue la última vez que a tu vieja se la cogieron cuatro tipos al mismo tiempo.

—Bueno… ¿y?

—Ah, cierto. No querés hablar de tu vieja. Pero no podés negar que está buena por la edad que tiene. Se conserva bastante, si mirás a otr…

—Dale, pelotudo.

—Bueno, che. Qué chiquita que te ponés, no te bancás una jodita… ¿En qué estaba? Sí, el transa. Viste que a vos lo único que te importa es la droga. ¿No te pasa que te olvidás lo que estás diciendo?

—Es el faso eso.

—No sé, a mí me pasa, aunque no fume.

—Es que las neuronas que ya quemaste no se vuelven a regenerar.

—Menos mal que tenemos millones de neuronas, ¿no? En fin…, cuando me lo encuentro, dice que no tiene más milonga, que ya la despachó toda, y que hasta la semana que viene como mínimo no le vuelve a entrar. Cuestiones con el proveedor, me explicó; con la distribución allá en Bolivia; qué sé yo, alto chamuyo me mandó.

—Capaz que ya se la tomó toda.

—No sé, viste. No creo. A mí me da la impresión de que no anda en ninguna ilegal el loco. Viste que es bastante raro.

—Y nos dejó a gamba.

—Para, aguantá: esa es la mala.

—Una calamidad.

—Eso mismo.

—¿Y la buena?

—La buena es que me compré una bolsa de chupetines y que la vas a poder chupar toda la noche.

—...

—No te chivés: jodita, jodita... Acá empieza lo mejor; aunque no sé cómo lo verás vos, pero a mí me parece una jugada magistral. No tenía merca, cierto; pero sí tenía... ta-ta-tan... Pepa.

—¿Pegaste pepa?

—*Yes*, mirá.

Se estira y extrae del bolsillo del *jean* su billetera. Rebusca en el monedero y saca un pelpa de aluminio que a su vez envuelve un cartón con una bicicleta dibujada.

—Me explicó un toque porque hay que estar atentí. Es puranga, puranga, al parecer; le echan como una dosis con una jeringa en el centro de una plancha con un montón de cartoncitos como este, y el papel absorbe y se expande, viste; pero al parecer está es de las del centro...

Nos metemos un cuartito debajo de la lengua y esperamos un rato que se hace eterno. Nos miramos y coincidimos en que no nos está pegando; así que nos mandamos el otro cuarto.

La impaciencia empieza a ganarnos. No da para quedarse acá sentados. Vamos a buscar birra.

En algún momento, no sé cuándo, empezamos a volar. Primero estuvimos en el quiosquito de Sadek; el viejo irakí que abre toda la noche. A la segunda Quilmes creo que ya empezamos a despegar. Pero todo se mezcla. Empieza la confusión, el olvido y chau lo conocido y aprendido: *play the game*.

Ahora hablamos y nos movemos dentro de lo posible (y todo es posible); y muy simple; las calles, caminar; las luces, fumar; encontrar un perro y que nos siga y llamarlo Perón. El viento fresco pegando en la cara; hablar y recordar, ¿te acordás de…? Y cagarnos de risa. Ranchar un rato en la esquina de Yatay y Humahuaca (hace un rato que estamos dando vueltas por el barrio); Javier se acuesta en la vereda, literalmente se acurruca con Perón como si fuera su perro de toda la vida y le habla; y yo ya ni sé lo que le dice, ni me parece raro porque también me cuelgo a mirar los cables en lo alto con un par de palomas estáticas y se me figura un pentagrama. Y el palo, el farol que titila, todo tiene sentido.

Ahora lo entiendo todo: había que enloquecer para abrir las fronteras. Es raro, pero ya no tengo miedo ni ansiedad. Solo estas ganas de estar acá y vivir… Todo parece tan complejo y tan complicado, cuando solo se trata de una cuestión de ilusión. No hay nada que entender. Las cartas están sobre la mesa. Y no hay ni mesa ni cartas, pero hay palomas y un perro, y mi amigo, y las calles de esta madrugada. En esta ilusión que es razón y perspectiva.

Y ya van pintando las ganas de fiesta —de alguna manera ya estamos en ella—. La onda vagancia, errancia. Errar, error; errabundo. Lúcidas palabras. Lúcidas luces de los autos frenando en la esquina de Río de Janeiro y Díaz Vélez (donde fui al jardín de infantes y un elefante era un tobogán); escasos y veloces atraviesan como naves la avenida. No es más que un juego de niños que se toman muy en serio sus caprichos (les llaman razones, ideas, verdades, valores; y no es más que una justificación). Oh, sí, convencidos de lo que creen. Y a partir de ahí todo vale. Un bla hace otro bla y así seguimos: bla, bla, bla.

Nos metemos en un antro, en un sotano, con rocola y *pool*. Hay ambiente. El barrio no está muerto. Me instalo en una mesa, al fondo; entre risas y conversas, Javi se va hasta la barra y vuelve cargando dos grandes vasos de birra. Tengo una sonrisa tatuada en las mandíbulas grande como la Panamericana. Y me tengo tranquilo, bebo a sorbos; miro las chicas (hay una morocha, con altos rulos, corte turca, que me ficha y se sonríe; ¡épale!); suena Damas Gratis. Ese pianito es el rulo de la locura. Al límite de lo psicodélico, pero mucho más conurbano; más fuego que mandala; auto abandonado y calle de tierra que destellos de colores. Me acabo de dar cuenta. Es increíble como todo lo que tiene que ver con la cumbia, la pobreza, es tildado enseguida de criminal y de mal gusto. Como si las vidrieras de Barrio Norte o las conversas de la clase media los domingos tuvieran un mínimo de estilo. ¿O qué?

—¿Dónde mierda se metió el pelotudo de Javi?

No importa, tranquilo, nene. Acá dejó su birra, no debe estar muy lejos. Ahí está el hijo de puta; pegado a la rocola chamuyando con una blonda campera Adiddas. La música cambia. Sí, sí. «Aquella solitaria vaca cubana».

—¡*Llegamo* los pibes!

Nunca como ahora me había dado cuenta del tongo del Indio con Cuba. Y este tema es de fines de los ochenta. ¡Y Javi está bailando con tres pibas allá al lado de los baños! Increíble, pero yo ni en pedo me levanto. Estoy demasiado piola acá sentado como para jugar al gato. Ahora no me hace falta más.

Vuelve a sonar Pablito Lescano (está dividida la elección de la música) y «ser como soy, zarpado y jodón»; y nos cagamos de risa porque es así como estamos nosotros ahora; «y vivir de gira en gira»; yo, entero como nunca, Javi contándome de las pibas; yo, tranquilo, poronga en el bar; me levanto y voy hasta la rocola; chamuyo un toque con la morocha —¿¡pero están muy policías estas pibas o yo estoy muy de la cabeza!?—, meto la moneda y clavo los númeritos y aguanto hablando con la blonda (de cerca se ve que es un bombón y que está supercurtida); hace circo, acaba de volver de Francia, va a mil por hora; ¿y yo?; nada, nunca salí del barrio, tranquilo; va, no: más loco que nunca. Je, je, je. Ahora salta Sumo a la pista. Yo vuelvo a la mesa. Y la voy corriendo hasta que toca la mesa de *pool*. «Hasta que choque China con África». Y los vagos de la mesa de al lado nos garpan unas birras. Debemos de estar dando alto espectáculo con tanta energía; y a la gente le cabe. ¡Cuuum-biaaaa!

Volviendo, ya de día, nos encontramos unas planchas de pasto amontonadas en la vereda. Las esparcimos y nos tendemos ahí mismo, a descansar. Siento como la tierra gira, como si por primera vez el mundo, y la ciudad, y el barrio fuera un lugar donde uno puede tenderse a descansar.

Un taxista apoyado en el capó nos convida un par de secas. Para él también ha sido una noche larga.

En la pensión observo la imagen de Luca, en blanco y negro, acodado en el escenario, oscilando en su delirio; se mueve, me invita, se suma a este presente mío de acá.

Cierro los ojos, me invade la extrañísima sensación de que el tiempo no existe; que antes, nada, después, siempre; palabras que nombran lo inefable; esferas sucediéndose unas a otras, como la luz que entra por la ventana a través las salpicaduras de cal.

Sábado a la mañana: asamblea en la Cooperativa. Asamblea que es obligatoria. Ya desde la entrada nos cruza Chelo para decirnos con su voz rasposa de alcohólico recuperado y sindicalista de la CTA que estamos acá para hacerle frente al viejo y que cuenta con nuestro apoyo.

«¡*Vamo* arriba los que luchan!», nos arenga. Y nosotros, sí, sí, a eso vinimos. Y se explaya, en un recoveco de la cocina, sobre la necesidad de estar bien unidos, y con aires de conspiración nos va haciendo el recuento de su estrategia, mientras nosotros asentimos; aunque para mí las palabras ya flotan en el aire y debo hacer un considerable esfuerzo para que no se me caigan los ojos al suelo y se vayan rodando como canicas y exploten de pura fisura.

Ay, el compromiso. Los cumpas van cayendo de a poco desde los puntos más remotos del conurbano; dos o tres horas de viaje para llegar hasta acá; y que seguramente no van a pronunciar ni una sola palabra en todo lo que dure la bendita asamblea, como viene siendo el caso desde siempre.

Primero habla Vicente, ¿quién si no?, y nosotros los rodeamos, a él y a Graciela, en un semicírculo hiperasambleario, pero que tiene todo el parecido con una conferencia de prensa: y el viejo nos informa, nos explica, y analiza, y prevee y anuncia; menciona los esfuerzos y condena los ausentismos; repite que este no es un trabajo de competencia y que por eso todos debemos arrimar el hombro.

Y ya de a poco los rostros que en un principio parecían concentrados ahora se van perdiendo en la nebulosa del espacio; me imagino un cura hablando en latín, el viejo hablando de porcentajes; y van pasando los minutos, lentísimos; y los mates, riquísimos; y los cuchicheos de oreja a oreja. Hasta que Chelo interrumpe el monólogo y a todos —creo— nos saca del letargo. No puede ser de otra manera porque está gritando. Enseguida se exalta: ¡la Cooperativa es de los trabajadores!

Y yo, viendo por un lado al Chelo y al otro a los vejetes, me digo: «Acá destronamos al viejo y a la madona». Él con su calvicie, ella con una plasta de maquillaje que huele a morgue; con sus carpetas llenas de papeles; frente a todos estos analfabetos; pienso que es inevitable que se vengan abajo porque están hechos mierda y porque son el pasado. Y ahí es cuando se van sumando algunos comentarios —por lo demás, imparciales— hasta que Javi toma la palabra y yo, como para no ser menos, engrano nomás y suelto las grandes palabras que tanto me encantan y que, si no las largo hoy, nunca será: solidaridad, compromiso, conciencia de clase; algunos tienen más privilegios que otros; no es lo mismo pasarse el día en una oficina con aire acondicionado que estar estirando la masa junto a los hornos; la comodidad burocrática, hipócrita y cortesana. Qué bien, qué orador he resultado ser. Me encanta. Esta última palabra me vino así, pura inspiración fonética: cortesanos; aunque dudo que alguien la haya entendido, creo que quedó muy bien. Con tanto estilo creo que ya estoy listo para enfrentar los micrófonos en la ONU, que no me va a temblar el pulso. No hay dudas, soy un gran provocador; yo, como representante de los humildes, los olvidados, los vilipendiados…

Porque si algo tengo clarito en esta historia, y lo confieso no sin cierta aprehensión, es que yo para laburar no sirvo. Y ya. Para qué andar contándose cosas que no son. Lo mío son las palabras, yo puedo bien ser el teórico de la revolución. Además, alguien tiene que serlo, y mejor si es un trabajador, como yo: cada cual su rol según sus posibilidades, ¿no?

El problema es que a mi brillante diatriba el viejo Vicente no tarda ni un minuto en hacerla trizas; y no solo se le nota algo indignado por la insolencia manifestada, sino que hasta se permite ciertas reprimendas, como si hubiera estado esperando este momento para arremeter... Primero —viejo zorro, ducho en política— lo primero; felicita ampliamente a Javier por el trabajo desempeñado; a Chelo le ofrece, sin embagues, ocupar un puesto en la comisión directiva ya desde el lunes; y, en cuanto, a mí... quien tanto habla y tan bien, pero que se ha reducido el horario a la mitad (por justificadas razones personales: dije que era para estudiar, argumento que nunca falla, es impostergable; aunque en realidad fue cuando me rescaté que con esa guita me alcanzaba para pagar la pensión, más un sanguche de mila por día y una Bols), y que rara vez ha cumplido con el horario que le corresponde, y que, en resumen, su propia conducta frente al trabajo deja mucho que desear...

Es decir, que nos acaba de cerrar el orto; y después siguió con lo que venía a la orden del día; y luego le pasó la palabra a Graciela, que nos liquida de lo lindo, haciéndonos entrar en una suerte de túnel grogy, con sus numerosas estadísticas y proveedores, clientes, fechas y rembolsos; optimista aunque en la dificultad.

En fin; interminable. Salvo alguna broma que se lanzaban uno a otro, el resto del tiempo no se escuchó más que la voz de Graciela. Una voz templada de abogada socialista, asidua a discursos y asambleas y comités... Para que al fin llegara el momento más esperado por todos.

El momento en que desaparecían los papeles y eran remplazados por dos cacerolas industriales; una con fideos y la otra con una salsa boloñesa que Gladys y Sabrina habían estado preparando, salvándose de la última hora y media de asamblea, y que, supuestamente, alguien se encargaría de resumirles lo hablado. Claro que sí.

Algunos empiezan a irse, yo me voy con Chelo; que se calza su campera de *jean*, pega un chiflido y grita: «¡*Vamo* arriba los que luchan!». Lo sigo. Sus *toppers* blancas, su celular que suena con los Stones a todo volumen. Caminamos hasta Río de Janeiro, y él me va hablando de su hijo Severinno, gurisito de cuatro años que vive con la madre y al que dentro de un rato va ir a buscar.

Dice que está hasta las manos de los quilombos de la Coope; y me cuenta un poco mientras vamos entrando por un zaguán en la casa de una vieja donde alquila un cuarto. Un cuarto oscuro, donde sigue hablando sin ningún esfuerzo por suerte, porque yo no tengo nada que contar. Además, es raro esto de hablar con alguno de los cumpas. Se me ocurre, escuchándolo (o dejándolo hablar, mejor dicho, porque no sé a dónde va con lo que está diciendo), que cualquier cosa que diga es una parte de un todo que se pone de manifiesto; como ahora que habla de su moto y de la cilindrada.

No me pregunta nada; ni en qué ando, ni qué proyectos, ni qué pienso hacer. Nada. Mejor así. Y, si me pregunta, raudo retoma la palabra. Demasiado impaciente como para dejarse aburrir con mis dubitaciones.

Una vez que termina de arreglar lo necesario como para recibir a su hijo, salimos a la calle. Nos metemos en la carnicería, y Chelo sale con una bolsita transparente en la mano. No va que damos tres pasos que por la vereda de enfrente pasa caminando Lucía con su madre. La reconozco de toque, pero ella, que va por la vereda del sol, ni me ve.

—¡Señora, le cambio este pedazo de carne por su hija! —grita Chelo.

Yo no sé dónde meterme. Obviamente, ni Lucía ni su madre se detienen ni nos miran. Siguen caminando; Lucía un poco más atrás con uno de sus clásicos vestidos mínimos estampados de flores, su pelo castaño hasta la cintura y sus piernas largas y fuertes.

Me digo que es una suerte porque la última vez que nos vimos las cosas pasaron de una manera un tanto confusa. Ella había llegado de noche hasta lo de mis viejos, que en ese momento se habían ido de viaje, con una botella de vodka en la cartera. Por supuesto, nos emborrachamos. Y, como solía ocurrir, nos excedimos. Siempre ocurría lo mismo; nos emborrachábamos hasta la inconsciencia. Después empezábamos a jugar. En la cama de mis viejos, en el balcón. Y lo del balcón fue memorable porque Lucía se sentó en la baranda, y de a poco, yo teniéndola por las caderas, se fue dejando caer hacia atrás; los pezones apuntando el cielo, el pelo cayendo al vacío y yo frente a toda la ciudad iluminada, piso doce, lo que podía parecer una joda más si no fuera que en mi delirio la vi caer, estrellarse contra la calle y quedar desparramada en el asfalto.

Cuando a la mañana sonó mi celular con el tipo de la librería preguntándome si ya estaba por llegar, le expliqué que había tenido un inconveniente. Lucía se me montó en un mañanero entre salvaje y tierno que acabó por dejarnos abrazados más de la cuenta y que hizo que yo me olvidara el forro dentro de ella. Un papelón. Y ella se desesperó. Ya había pasado por ahí, años atrás, cuando estábamos en el secundario. Ya se había vivido un aborto cuando tenía quince años. Y yo lo sabía porque había estado ahí. Porque era mi amiga desde hacía años y porque lo que todos tomamos como una pésima noticia para ella no había sido así. Y la sorpresa mayor fue cuando, al decírselo a sus padres, recontracatólicos, recontraantiaborto, estos ni le habían preguntado nada; directo resolvieron desembarazarse del problema. En capital y con plata no era tan complicado. Y, en ese momento, el que de verdad la acompañó fue Javier. Me acuerdo como tiempo después vino una mañana corriendo para anunciarme que se habían besado. Y es que Lucía nos tenía locos a todos. Ecuánime. Todos en esa escuela y en ese barrio queríamos a Lucía. Era la mujer: tierna, compañera; y, como sin querer, una bomba de seducción. Tardes enteras nos habíamos pasado Javier o yo con ella cuchareando en esa terraza de su casa, calcinándonos…

Pero Chelo no podía saber toda esta historia. Por eso le gritó lo que le gritó. Yo petrificado de vergüenza y él alzando la diestra con su carne, con la sangre goteando en la bolsita.

***

La primera desventaja de arrancar en la cuadra es que no se puede llegar tarde. Tres llegadas tarde y perdés el «presentismo» —sesenta mangos menos a fin de mes—. Lo bueno es que, cuando salgo de la pensión, ya es de día, un solcito tímido y la fresca.

Pero lo que más me motiva es poder laburar con los muchachos. Entrar en la cuadra significa salir del mostrador y meterme entre los laburantes. Así me reciben. Nada de efusiones innecesarias. La máquina está en marcha.

Martín me indica una bolsa llena de cebollas (veinte kilos) y me muestra la mesa de trabajo, la basura y el ollón. En la radio suena un chamamé. Quizás por eso me atrevo a preguntarle (son las ocho y doce de la mañana) cuántas quiere que le pele. «Todas», me dice sin sorpresa y agrega: «Después las tenés que cortar chiquitas como para guiso». No salía de mi asombro, que antes de irse me señala otra bolsa igualita y me dice: «Si terminás con esa, empezás con esta otra, ¿está claro?».

Listo, me digo, esto es laburar, nada de boludeces ni de teorías. Solo que a la cuarta cebolla los ojos me explotan y a la séptima no los puedo ni abrir. Terrible.

A partir de ahí no van a faltar los consejos y recomendaciones de cómo tengo que hacer para pelar y no llorar (llenarme la boca con agua), y después para cortar. Se me acerca el hermano de Martín (es el único que no me dijo nada), Jorge, para explicarme cómo tengo que hacer con la cuchilla y cómo tengo que poner los dedos («resbalando hacia atrás para no cortarte») y que se rio cuando le dije que estaba estudiando letras. «¿Y por qué letra vas?», me preguntó.

La cosa fue que para la reducción del horario tuve que decir que lo necesitaba por los estudios, aunque haga rato que ya tiré la toalla. Pero lo mismo acá sigo diciendo que estudio, y es raro porque de un lado me enorgullezco y por el otro sé que me avergüenza decir que no hago otra cosa más que trabajar. Yo «trabajando», parece un chiste.

Además del absurdo del trabajo (no hace falta *alguien;* no hago falta yo —ese tipo de lucidez puede ser fatal; tener la clara convicción de que sos prescindible—), está la exigencia de que cada vez me piden que lo haga más rápido. Pero la verdad es que me da pánico rebanarme los dedos con esas cuchillas enormes y afiladas como dagas; y, aunque intento ser efectivo, la vista se me nubla, me arde y se me llena de lágrimas, además de los mocos.

Mejor es no pensarla demasiado. Si te ponés a cranear que todos los días vas a hacer lo mismo que hoy, estás muerto... No, mejor no darle vueltas al asunto. Aceptar que al día siguiente va a ser más o menos parecido; está un poco nublado, no tengo resaca, en la radio suena La Mega, puro *rock* nacional, la bolsa de cebollas, las lágrimas, los consejos de cómo hacerlo mejor, y cada uno que pasa me tira un: «¡Metéle, Suavecito!», «¡Dale, Suavecito, dale!», «¡Acelerá, Suavecito, que nos agarra la noche!», «¡Suavecito!, ¡ponele onda, Suavecito!».

La puta que los parió, obedientes del carajo. Lanzándose bromas obscenas de una punta a la otra de la cuadra. Es así, me parece; la joda es como una arenga, un estar juntos, un evacuar de la energía y también un modo de ver «quién sos y hasta dónde te la bancás». Porque en un tiro pueden ser bastante pesadas las joditas.

Por ejemplo, ni a Martín ni a Chelo nadie les dice nada, y eso que vos los ves y parecen los tipos más pacíficos del mundo. Pero lo cierto es que en la cuadra no te aburrís nunca. Porque te ponen a prueba todo el tiempo. O porque pasan cosas demasiado raras. Te podés embrutecer (te conviene), pero no aburrirte.

Al que tienen de punto es a un gigante al que le dicen Bubby. Mide como dos metros y es, por lo menos, robusto. Encima es pelado, usa musculosa y lleva todo el día un pucho entre los labios que va moviendo de un extremo al otro de la boca, y tiene toda la pinta del tipo que juega con varios jugadores menos. Por lo que me llegó, parece que viene de pasar una temporada en el Melchor: el manicomio-cárcel; por eso me llama la atención que se vayan tan a la mierda con la provocación.

Igual acá; loco, drogadicto y enfierrado es lo que sobra. Todo se mezcla. El que no viene de la cárcel sale del asilo y el que no, de una clínica penitenciaría. Todos son casos sociales de reinserción (dudo que alguno sepa escribir la palabra *reinserción*).

Pero estaba en lo de la joda; que ahora mismo ya me resulta casi una postura filosófica, sin merodeo y sin filtro, directo. Como es el laburo: eficiente. El humor se vuelve la gambeta, el esquive, oportuno; y el Bubby es solo un ejemplo, porque en toda esta semana he visto más que en todo el año, y hasta yo mismo me he ganado el apodo de Suavecito, en honor al personaje del suavizante para la ropa.

¿Podría negarme?

En todo caso, nada que ver con el Bubby, que empieza a patear las puertas o a devolver los bollos de masa que le arrancan el pucho de la boca; ni, justamente, Bollo (creador de los «bollos de acelga»), quien el miércoles apareció blandiendo un cuchillo al grito de «¿¡Quién me zarpó el candado!? ¡¡Al que me choriceó la merca lo abro al medio!!», en plena manija y dispuesto a ajusticiar. Cuando resulta que había sido Javier, quien, por orden de Graciela, había estado limpiando y había llevado los bolsos hasta la oficina; y lo curioso de todo había ocurrido antes (según Graciela, una limpieza; para mí, una *razzia*, aunque es cierto que algo estaba oliendo muy mal ahí adentro), cuando encontraron un pistolón en el *locker* del Panca, y por eso nadie se había rescatado demasiado de avisarle al resto; y el Bollo con la faca, y el Panca en la oficina.

Pasadas las once me llaman para acompañar el reparto. Cargo los cajones con viandas en la camioneta de Roberto mientras este termina de arreglar los papeles. Mucho mejor que estar metido allá dentro es salir y entrar por la puertita lateral de la Coope, al sol, viendo pasar a los estudiantes, con mi ropa blanca, orgulloso yo de estar de este lado.

No sé si ya lo dije antes, pero Franklin es una cortada que empieza en el parque y termina en Río de Janeiro, así que pasan muy pocos autos, y los que lo hacen van despacio. La calle es de adoquines y las veredas son anchas y con árboles. Tengo tiempo hasta para fumarme un puchito y mirar qué carajo hay dentro de las viandas: un sándwich, un yogur, una tartita y una mandarina. Está bien. Ahora salimos.

Roberto habla poco. Escuchamos la radio de Las Madres. Cada tanto comenta algo del estilo «sí la japi es corta, por más que empujes…», pero no mucho más. Vamos dejando cajas en diferentes escuelas públicas, recogemos el recibo firmado y seguimos. Está piola ir así por la ciudad. Me hace acordar cuando fui paseador de perros. Un trabajo tranquilo, con animales, sin que nadie te rompa las pelotas.

Cuando volvemos a la Coope, ya es la hora de almorzar. En el patio, cada uno con su plato en la mano —y en la otra un tenedor—, sentados o parados, fideos boloñesa y un pedazo de pan. Estoy agobiado, pero me siento bien. Es un buen cansancio. Casi nadie habla. Es la pausa para ellos. Yo termino y me voy.

El sábado me hundo en el colchón hasta que me arde el culo. Hasta armar un porro me da pereza. En un momento me pinta una onda corte *hippie*-mística, como para relajar, y me prendo una vela. Ni sé de dónde salió, pero le da como un tono entre sombrío y turbio a la zapie que me cabe y que me calma.

Tan así que me quedo dormido. Me quedo dormido con una vela encendida sobre un manojo de papeles.

Aun antes de despertar del todo, ya siento las llamas ardiéndome en la espalda. El calor, el ruido de los papeles quemándose, el rumor del fuego, el olor hacen que me sobresalte.

¡Mierda, carajo!

Todo se prende fuego. La vela sobre la mesita de madera, sobre los papeles, los libros, el equipito de música.

Manoteo la botellita de agua, pero no le quedan más que unas gotas. Las llamas están subiéndose al armario, y a la pared, y a la cama.

¿Qué mierda hago? ¿Grito? ¿Salgo corriendo?

La frazada, gruesa, pesadísima; se la echo encima y a golpes de mano abierta logro aplacarlo. Después salgo hasta el piletón y lleno la botellita. Le tiro todo encima. No queda más que humo y la pared tiznada hasta el techo y todo carbonizado. Lo menos que se puede decir es que estoy alterado. Esta vez estuvo cerca. Casi no la cuento. Huele como el infierno. Encantador, che.

Yo me rajo.

Me pongo la campera; me calzo las llantas, agarro el *walkman* y salgo. Camino un buen rato sin rumbo. Hasta que caigo en cuenta de que no es tan tarde y de que no tengo ganas de seguir deambulando solo. Necesito contarle a alguien, sacar la mierda, *«¿cómo puedo ser tan imbécil?; hago todo mal»*.

Voy todo derecho por Acuña, paso las vías de Medrano y en Rivadavia espero el 86. Tengo la botella de ginebra, tabaco y unas monedas. Y la sensación viva del fuego quemándome en la espalda.

El colectivo se va llenando de pibes, de pibas, que van a bailar, a algún bar, a algún concierto. A la casa de amigos, que van en grupo, a pasarla bien. Ya quisiera estar yendo a algún lado con ese entusiasmo, a alguna parte; ser parte de la manada por un rato y liberarme de la abulia, del desconcierto, de esta retahíla de cagadas que se suceden en el caos.

Y así como se suben, se bajan y se van. De a dos, de a tres, de a varios, entre risas, tonadas y escarnios. Yo los miro pensando en esas llamas que me arrebataron del sueño; y que de pedo no había agua en la botellita, si no, además de quemado, me hubiera electrocutado.

Me bajo en la estación Liniers y camino hasta la General Paz. Ahí está la frontera, ahí están los yutas enfierrados hasta los dientes; de un lado y del otro, la bonaerense y la federal. Quisiera pasar desapercibido, no sabiendo cuál de las dos me puede secuestrar. Por plata seguro que no, pero algo, aunque sea una violencia gratuita, un entretenimiento de sábado por la noche. «Gracias, Dios, por no hacerme ni negro, ni perro, ni mujer», voy recitándome en lo oscuro.

Voy por la vereda de las vías y pienso que por lógica nadie debería atrevérseme. Pero nunca se sabe. Ahí está la gracia, me digo, la puta gracia del riesgo. En el terraplén que va desde la vereda a los rieles, ratas enormes se pasean y olisquean entre las montañas de desechos y escombros. Las miro con asombro; ratas que salen a la superficie cuando cae la noche. No hay nadie de este lado de la avenida. Tampoco hay luces; y en el tiempo que tardo en llegar hasta Alianza no pasa un solo tren.

Cruzo Rivadavia (la avenida más larga del mundo, ¡oh, sí!) y me meto para adentro del barrio, atento a quién viene delante y a quién aparece detrás. Me digo que estaría bueno llevar un arma. Una chiquita aunque sea, no para asaltar necesariamente, pero sí para persuadir.

Llego hasta el número 70 y timbreo. Primero, una vez; después, dos veces, tres. Hasta decirme que capaz que no están o que el timbre no anda. Podría tocar algún otro timbre, son cuatro, y tal vez algún vecino me pueda abrir o al menos avisarme si están. Pero la verdad es que me falta el ánimo necesario como para explicarle a quien quiera que sea lo que hago y lo que busco. Debe ser casi media noche. Y así como vine me voy. Me pego unos tragos, me armo un pucho y vuelvo por Rivadavia.

Camino por la vereda habitada hasta el casino. Podría entrar si tuviera dinero. Otra vez la frontera, otra vez la policía. Sobreponerme al efecto de inquietud que me provocan, algo que se ha instalado, algo que se asemeja demasiado al miedo. Me lo recrimino mientras paso junto a los oficiales que apenas si notan mi presencia. Pero la posta es que la rati está para meter miedo. Si no metiera miedo, ya no cumpliría su función. Su ficción.

La mierda es tener que volver a la pensión sin tener otro lugar donde caerme muerto —o vivo—, que no sea una habitación que huele a quemado, a tela chamuscada y que no me recuerde la estupidez de haberme quedado dormido con una vela encendida.

El bondi, se sabe, puede tardar cinco minutos, dos horas o no venir nunca. El azar en su forma más pura, me digo, mientras relojeo para atrás y recuerdo que esta semana hubo alto bondi (valga la redundancia) porque a un chófer del 56 le pegó un tiro un loco que no tenía monedas y que estaba envalentonadísimo queriendo llegar al parto de su primer hijo; hecho que se sumó a otro que un par de días antes, como no le quiso parar —un tipo que no estaba en la parada—, el tipo lo corrió, subió y le cortó tres dedos al chófer; y ahora corte que hay huelga de chóferes o algo así.

En fin, que acá el que no aprende a ser paciente se vuelve loco o lo matan. Y yo no iba a quedarme horas esperando a que la Pepa y el Pelado oyeran el timbre; ni mucho menos voy caminando desde Liniers hasta Almagro. No me dan las gambas para semejante travesía. Así que, jugado por jugado, una vez más, acá estoy, esperando. Sintiendo a ramalazos el ardor de las llamas en mi espalda.

Y sigo buscando la parada. En la vidriera de una pizzería lucen las porciones de muzza, las fainas y las empanadas. La paz es puro humo, me digo; pispe para el lado de General Paz y nada. Un tipo pasa, me mira y se detiene; «¿Vamos?», me dice, haciéndome un gesto con la cabeza. Yo lo observo incrédulo. El tipo insiste, repite la pregunta. Me le cago de risa porque no lo puedo creer; pero entonces recuerdo una historia que contó Pablo en la Coope el otro día, y que yo escuché de espaldas, ciego, llorando como estaba; y que corte que no le creí. Y lo gracioso es que recién me doy cuenta de que fue acá mismo, según contó Pablo que venía en el Sarmiento a la tarde, cuando un tipo —un veterano también— le ofreció cincuenta mangos por chuparle la pija. Y eso que Pablo es feo con ganas. Los primeros comentarios de los cumpas fueron que era mucha guita, y por eso dedujeron que Pablo exageraba. Lógico. Se bajaron y se fueron atrás del estadio de Vélez. Y la imagen de Pablo contra una de esas paredes, en la semipenumbra de una tarde de primavera, con el veterano arrodillado mamándole el mandado, me distrajo —parece todo tan simple— y no vi al tipo que se me acercaba arrimado a la pared.

Hasta que ya está clavado al lado mío como un espectro, como si saliera de ningún lado. Y es que entre los viejos galanes de la estación

Liniers y los fantasmas que se cruzan de vereda y los sobrevivientes sedientos (de monedas, de colillas, de una dosis, de un trago, de compañía, de una puta palabra, de una oreja), sin saber a dónde ir, se puede estar alerta para lo mejor y para lo peor, pero, cuando la tormenta llega…

Lo miro y pienso «ya está, este viene a afanarme». No hace falta ser Freud para rescatarse de que el tipo tiene pocas pulgas y que está desesperado.

Es enorme, me saca una cabeza y es ancho como un perchero, cualquier gesto que haga y me derriba. Pero empieza a hablar. Estamos a menos de un palmo de distancia y al principio me resulta inconexo lo que me dice. Estoy demasiado cagado como para captarle la sintonía. Me está largando un rollo; entiendo que «alguien», ¿la policía?, le mató a su «compañero».

—Lo mataron por la espalda, loco. Lo bajaron de un tiro y yo estaba ahí… Todavía lo veo…

Los ojos se le inyectan de lágrimas. Todo en su cuerpo está en actitud de ataque. Yo no le saco los ojos de encima.

—Me lo mataron al Gaby esos hijos de puta. Me lo robaron. ¿Qué hago yo ahora? ¿Qué hago sin él?

Lo siento temblar, gemir, repetir una vez más la escena. Una y otra vez me lo señala: «Ahí me lo mataron». Dice que ahora no tiene plata ni para pagarle el ataúd. Dice que tiene que vengarse.

Puedo sentir su aliento y quisiera poder decirle algo, pero no puedo. Parece un bolero; solo que quien lo canta está al borde de sacar una faca, un fierro, lo que sea, como sea, contra él, contra mí, contra cualquiera. Pero, en vez de eso, me pregunta si me puede dar un abrazo.

Nos estrechamos uno contra el otro. Después me pide guita. Saco las monedas, separo ochenta centavos y le doy el resto. Me agradece y se aleja llorando de tristeza, de bronca. Lo veo golpearse la cabeza con el puño cerrado. Me siento un imbécil.

Una semana más, y van…, otra vez hundido en el colchón. Se hace densa la existencia y afuera salpica; el cielo de plomo. Adentro todo quemado.

La semana no es en nada diferente a la anterior. Mucho Cortázar, mucho pomo de puerta y Cronopio, pero las cebollas me explotan en los ojos y las bromas son casi siempre las mismas. Se supone que uno se acostumbra.

A cada uno que me cruzo le cuento lo mismo: dos bolsas de veinte kilos, peladas y cortadas. El intento de asombro es unánime, pero nadie tiene ni idea de lo que es. Y a mí se me saltan las lágrimas. Directamente me quedo ciego. Es casi escandaloso.

Me voy a pasar el día en la catrera. Afuera está fulero y, aunque adentro no es mejor, al menos no me mojo. Voy tranquilo, a trago corto y finoli, cosa de no delirarla demasiado.

Alguien golpea a la puerta. Dejo caer el fasito en el suelo, meto la botella bajo la frazada y me estiro para abrir. La encargada, en ojotas, plantada sobre las baldosas rotas, mirándome con una mezcla de curiosidad, desprecio y lascivia. Todo junto, como en una orquesta. No estoy en condiciones de descifrar cuál de esas actitudes es la que prevalece, pero recuerdo clarito lo que el Oski me viene repitiendo desde que llegué: «Quebrachito, vos te la tenés que voltear a la Ruth; viste cuando viene para acá, vos la agarrás de la mano, dulce y educado —como a ella le gusta—, y te la empernás acá nomás. Que es eso lo que está buscando. Te la hago corta, Quebrachito, para que me entiendas. Es la mejor manera que tenés para llevarte bien con esa mujer».

Para alcanzar cualquier rincón de la habitación no me hace falta moverme de la cama. Por eso sigo en el colchón mirándola a Ruth ahí parada con su *jean* desflecado a la altura de las rodillas, una musculosa estampada con una nube blanca y brillantina:

—La dueña quiere hablar con vos, ¿querés bajar o le digo que suba?

—Mejor que suba.

Es solo por una cuestión de motricidad. No confío en mi equilibrio para bajar esa escalera empinada sin delatarme. Al menos no a esta altura de la jornada. Lo raro es que Ruth se me queda mirando. Y yo asintiendo como uno de esos gatitos que venden en los bazares chinos de todo por dos pesos y que llevan todos los taxistas. Pienso en que es una mujer grande, que su marido está probablemente en el piso de abajo y en la respuesta del Oski: «Qué importa eso, Quebrachito, si el marido acá no sube nunca».

En verdad, pienso, lo del marido es solo una excusa, es solo que no me resulta muy apetecible. No es fea y parece bastante fogosa. Acaso otro de los prejuicios de los que debo librarme. Y, en cuanto a mí, en estas condiciones, ¿qué es lo que ella puede querer de mí?, ¿la juventud?, y sí, debe ser eso, otra cosa *não têm.*

—Ahí voy y la llamo —me dice, echándome una última mirada; difuminando la tensión que se había creado.

La escucho bajar la escalera y aprovecho para motivarme con uno de mis últimos descubrimientos: tabaco con una línea de merca esparcida sobre las hebras. Un gustito amargo y anestesiante que, mezclado con la ginebra, me deja en un estado óptimo. Algo muy extraño que despierta y anestesia cualquier atisbo de melancolía. Por el olor no hay problemas; después de lo del incendio todos los olores quedan camuflados. Ahora entiendo que es por eso por lo que me quiere ver la doña. ¿Para qué si no? Y es fijo que fue Ruth la que alcahueteó.

Ahí están. Van subiendo. Hay un hombre también. Tiendo la colcha sobre el colchón y sobre la mesa quemada echo un cuaderno, una birome y unos libros. Golpean la puerta. La doña medio que quiere sonreír, pero tras la plasta de maquillaje que lleva no es nada fácil adivinarle el gesto.

Yo también sonrío. Aunque no sé si está intentando ser amable y agradar, o amenazar y ser temida. Lleva un tapado de pelos de animal muerto y el perfume invade la habitación a ráfagas. Detrás la acompaña su marido, un viejo bajito y esmirriado con el rostro surcado de arrugas. Por último, aparece Ruth. No sé si tengo que invitarlos a pasar; la habitación cuenta con un único lugar para sentarse, y es la cama.

—¿Estás bien acá? —me pregunta la doña.

Pareciera que tiene la intención de entrar —estira el cuello y desvía la mirada—, así que me corro y con un gesto les flanqueo la entrada.

No se hacen de rogar. Ruth se queda en el umbral.

—Supimos lo del incendio —dice la doña—, y la verdad es que estamos muy preocupados por vos. Pensá que a tu edad vos podrías ser nuestro hijo; y sabemos que no es una edad fácil.

Con un gesto abarca a su marido, que en este momento se ha agachado para examinar con un dedo la pila de libros que se amontonan al pie de la cama.

—Por eso queremos que sepas que cualquier cosa podés confiar en nosotros. Lo que nos interesa es que estés bien, que todos ustedes se sientan bien acá.

No entiendo bien a lo que va, pero deduzco que está esperando que yo también diga algo.

—Lo que pasó la otra noche fue un accidente —digo como si me estuvieran acusando de piromaníaco—, prendí una vela aromática —detalle que no es cierto—, y al rato me quedé dormido. —Ahora todos me están mirando y en sus rostros, más que curiosidad, percibo algo como el desagrado, como si ya no quisieran seguir escuchando, de modo que me callo.

—Una desgracia con suerte —sentencia la doña, que a esta altura los barrotes de la cama le deben estar atravesando sus generosas nalgas—. Lo mismo tenés que prestar más atención, querido.

Y lo dice con una voz aflautadísima mientras hace un ademán con la mano —llena de manchas, los dedos embutidos en anillos, las uñas pintadas de violeta— que no sé qué carajo quiere significar.

Su marido, que hasta ahora no había dicho nada —ni buen día—, me pregunta si puede tomarme un libro prestado. Es una edición nueva, una biografía de Bolívar que me choreé con Javi en el Abasto y que nunca leí. Me dice que en cuanto acabe de leerlo me lo devuelve.

Después se ponen a hablar entre ellos sobre las posibles remodelaciones que sería necesario realizar, y el marido dice a todo que sí y Ruth intercala alguna que otra frase de compromiso, hasta que se despiden y se van. Ruth me pregunta si quiero que me cierre la puerta. Le digo que sí y, luego, saco la botella.

Ahora no solo aparecen infinitas cebollas en mis sueños, también me sobresalta la sensación de que me prendo fuego.

***

No hace falta abrir los ojos para darme cuenta de que el sol está demasiado alto. Hace calor y estoy transpirando. Los sueños se me entreveran bajo los párpados y de una patada tiro la frazada al suelo. Es lunes, y la sola perspectiva de contar con todo un día para quedarme así en el hueco panza arriba me alcanza y me sobra para despreocuparme, con esa grata sensación de tiempo robado; arrebatado de puro cuelgue.

Me vienen las imágenes de la noche de ayer. De la gira por el barrio; por esa melancolía propia de los domingos; con los baches y las cagadas; llegando, no sé cómo (si se omiten los tiros sobre el documento y el porro) hasta la costanera. Caminando junto al río que embestía contra el muro; oscuro y lleno de remolinos. Me detuve ahí frente al aeroparque y entendí por qué le dábamos la espalda y le arrojábamos toda nuestra mierda.

Ahora me río de una idea que tuve, una idea de fumón que me sigue pareciendo genial. Meter el río por la avenida Rivadavia, hasta Liniers, y remplazar los bondis por barcos. Entonces pensé en el subte, en que el túnel ya estaba ahí, y se me ocurrió algo mejor: solo era cuestión de llenarlo de agua y remplazar el subte por submarinos. Ese tipo de ideas que solo se te ocurren cuando estás muy fumado y que comprueban que todo lo realmente interesante se descubrió bajo los efectos de eso que hoy se llaman drogas. Porque, por otra parte; ¿cuántos accidentes de submarinos existen? Cero. ¡No hay medio de transporte más seguro!

Lástima que en los bolsillos no tenía ni una moneda, si no, me hubiese clavado un chori en alguno de los chiringos que aún humeaban. Cuando volví al barrio ya estaba amaneciendo. Y, al meterme en la catrera, una claridad fresca entraba por la ventana. Levanté el pestillo del despertador; pero, cuando al fin chirrió, lo bajé de un manotazo. O al menos eso creo, porque a la posta es que ni me acuerdo.

Cosas que se borran, cagadas que invitan a pensar. Porque, si vivís mandándote cagadas, llega un punto en que procurás no alarmarte demasiado. Aceptás que para vivir hace falta de muy poco. Aunque ocurran un montón de cosas al mismo tiempo, la vida puede ser —es, naturalmente— algo simple (o complejo, depende; pero compuesto de muchas cosas simples). La cuestión viene a ser cómo digerimos el *show*. Sin esa manía de controlar que nos agarra; trampa de mortales encerrados en un cuerpo, en una falta que te lleva la vida, donde ya el truco no sirve para nada.

Qué vida, hermano. La puta madre. Toda versión de los hechos no es más que otra exageración. Acabo de cumplir veinte años y ya pasé por una docena de laburos, todos en negro, y de todos me echaron. Ahora llevo un par de meses, en blanco, en la Cooperativa, y me siento un verdadero obrero. ¡Que viva la izquierda! La inútil, la de palo, la que hasta para la paja parece la mano de otro.

El martes ya ni lo intento. Solo proyectarme en justificaciones o excusas desbarata cualquier impulso. Todo un logro si se piensa que es la primera vez que no me rajan de un laburo. Esta vez soy yo el que no va (a encerrame en la semipenumbra de una cuadra a pelar cientos de cebollas mientras afuera hay sol). Las noches son cada vez más cortas como para tener que levantarse (solo) para cumplir con un horario. Las ganas de mear son demasiado recurrentes. Hasta eso era motivo de joda en la Coope y hasta me miraban raro; «Parece que tiene vejiga chica el Suave», escuché decir al Panca.

No sé si creían que me escabullía o que tenía la mala costumbre de mear cuando me daba la gana. Igual que en la escuela; permiso hasta para ir al baño, para hacer lo necesario. Perversión de convertir la disciplina en sospecha, donde todos somos infractores en potencia.

Y ahora ni da para bajar hasta el ñoba. Mejor subo hasta la terraza. Ahí en el medio está la rejilla; y aún el riesgo de que me pesquen; la ventaja es notable; descargar al aire libre; paisaje de techos y cables; pájaros y gatos; y el plátano que asoma su copa desde la vereda.

El mero hecho de despertar y tener tiempo de recordar lo soñado ya es algo increíble. Desde siempre; desde la escuela, después, el trabajo, la universidad; todas esas cajas donde uno se mete a cumplir. Y no solo durante la vigilia; el sueño también está reglamentado: ocho horas (de corrido). Y hay mucha gente, demasiada, que se jacta de no tener tiempo. Pero la vida sin ocio es peor que la cárcel. Tiempo para caminar, de madrugada, de perderse: la joda está en lo inútil, en asumir el placer de lo que no sirve para nada. Tres días al pedo y ya siento como si estuviera descubriendo otro planeta, donde puedo echarme siestas en los bancos de las plazas, o en el pasto, y sentir que todo gira, y yo también.

Lo raro es cuando me encuentro en una calle cualquiera sin saber qué hacer, donde parece que no ocurre nada, que me aburro. Pero no es más que otra ilusión, otra vanidad; la de encontrarse tal cual como uno es. Ahí donde comienza a ocurrir algo: un taxi estacionado en una calle oscura. Al principio no entiendo, y luego me sobresalto; el tachero se está pajeando adentro, con el asiento apenas reclinado.

Qué más queda por aprender. En algún momento debe de existir una forma de entendimiento. En pleno pánico me pregunto y me digo que lo peor es morirse. Es decir, no saber una mierda. Bueno, pueden secuestrarte o violarte, ponele. Eso ya es más turbio. Pero si sos blanco y un toque astuto, tenés grandes chances de zafar por la cornisa y hasta divertirte. No sé si gambetear al diablo, pero al menos divertirlo. Con la cagada y el ridículo, qué sé yo, como dice el Indio, «engañándolo». No puede ser que la vida sea esto de no estar nunca en el lugar adecuado.

Como en esos sueños donde se pretende hacer algo, no sé, cualquier cosa (armarse un porro; patear una pelota), y resulta imposible. Imposibilidad total: rehén de tu propio impulso. Como una zapatilla que te queda chica; por un rato te olvidás o te terminás habituando, pero igual es una mierda, porque duele.

Y la vida, en general, es una mierda. Ni sé por qué habría que estar contento. De dónde viene esa obligación imperiosa del optimismo, si no es de la voluntad de sacarnos de la mierda (donde evidentemente estamos). No sé por qué hablo en plural. Pero esto es la dictadura del conformismo. Hasta los tipos que viven en la calle me dicen que bueno, que peor es nada; que no hay que dejarse amedrentar por la mala racha.

Pero... ¿qué vida es esta?, ¿la de los sobrevivientes? Hay que golpear puertas, hay que luchar... ¿Esa es la vida? ¿Para qué?

Hoy arranco temprano y, bajando las escaleras, me encuentro con el Oski, que me invita a tomar un café con leche.

—Vamos, Quebrachito, te invito a desayunar. Vamos al bar del Tony, un lugar que seguro que no conocés.

Y vamos yendo por Guardia Vieja hasta el Abasto.

—Yo es donde voy siempre —me explica el Oski, convidándome un Camel—. La rueda de la vida, Quebrachito: unos abajo, otros arriba. Yo, así como me ves, alguna vez estuve arriba. No muy arriba, pero lo suficiente como para disfrutar y ser feliz. Qué más se le puede pedir a la vida. Y ahora tampoco es que esté tan mal, eh...

Cuando estamos por entrar al bar me explica cómo es la onda: primero limpia los baños (en general uno solo, el de hombres) y después desayuna.

Entramos. Es un baño de azulejos amarillos, dos mingitorios y dos cubículos con retretes sin tapa, a cambio de un tazón humeante y dos facturas a elección.

Nos sentamos a una mesa (unas cuatro pegadas para la ocasión) junto a otros habitués, que apenas si nos miran, y siguen chamuyando, de forma variada y a los saltos. El tipo que tengo al lado (son unos diez) es el único que me da la mano y me explica que esto es una rutina que tienen de juntarse acá todas las mañanas.

—Nos reunimos antes de arrancar la jornada —me dice.

Son colegas de algo. Pero yo, aunque curioso, no pregunto nada. Es una de esas preguntas que, cuando me las hacen a mí, me rompen las pelotas. Sobre todo ahora que no hago nada. Así que violín en bolsa.

Ahora la conversa se centra sobre uno de los colegas ausente desde hace un par de días. Su hija, la hija del ausente, su única hija, había fallecido ayer. Al parecer, los médicos no le habían encontrado nada hasta que ya fue demasiado tarde. La habían derivado de un hospital al otro; del Fiorito al Ramos; del Ramos al Clínicas; de ahí al Durán; y nada.

Y ahora estaba muerta. Los tipos intentan ponerse de acuerdo para ir esta misma tarde, y mañana, al funeral. Después, lentamente, van saliendo. Intercambian recomendaciones, consignas, advertencias sobre posibles itinerarios. Parece como si cada cual siguiera un plan preciso. Aunque no llego a captar muy bien de qué se trata; si es que son vendedores de seguros o de biblias o qué. Gente humilde yendo a laburar.

Es el Oski que, volviendo para la pensión, me explica de qué va la mano:

—¿Te diste cuenta, Quebrachito? Estos son los pungistas de los que te hablé. *Bué*, ni sé si te hablé o no, pero son ellos, los viste: todos buena gente, laburantes, con un estilo y unos códigos muy particulares. A mí me tienen confianza y yo te llevo porque confío en vos, Quebrachito. Yo sé que vos andás medio en las nubes, pero, si no, sos un pibe despierto. No mucho, pero te das maña. Y los muchachos, si te dejaron sentarse a su mesa, es porque en un tiro te sacaron la ficha. Saben que no sos batidor. Aunque eso nunca se sabe hasta que la ocasión no se presenta. A veces es cuestión de un descuido, de una distracción, de una copa de más, y ya la cagaste para toda la cosecha. Es así. Y ellos saben de la calle. Es más, nadie tiene la experiencia que ellos tienen. Hace años que están en esto. Así como los ves, todas las mañanas se juntan en lo del Tony; ellos le dicen La Oficina; ahí planifican; después salen y andan todo el día dando vueltas, en los subtes, en los bondis y hasta en los trenes puede que se arriesguen —pero solo en Capital—. A la tarde se vuelven a juntar acá; en el mismo bar. El Tony los conoce, y a veces hacen buenos tratos. Son todos buenos tipos, eso no lo dudes. Y son artistas. Es recontradifícil el laburo que hacen. No es para cualquiera. Son muy prolijos.

Yo creo que entiendo a qué se refiere. Porque el barrio, desde que pusieron el *shopping*, se llenó de turistas; y es gente que claramente no está preparada para andar por acá. Andan regalados, y, claro, los chorros están afiladísimos, por más que pongan un yuta en cada esquina. Hay minas, tipos y hasta pendejos que caminan con unos teléfonos que valen una fortuna. Con el arrebato de una cartera capaz que te pagas tres meses de alquiler. Y esos al Oski no le gustan nada, porque dice que le dan mala fama al barrio. Y que después se te llena de ratis y de cámaras. Que son chorritos. Piratas del asfalto que no tienen un puto código. Por eso él está con los otros, los que no hacen alboroto, los que hacen un trabajo más artesanal, digamos.

Hay varias facciones así en el barrio. Están los peruanos, los bolivianos, los del interior (con sus clanes), los coreanos, más allá los judíos. Internacionalismo proletario, como quien no quiere la cosa; narcos, pungas, algún que otro asalariado; putas, travestis, parrilleros, zapateros de esquina o cafeteros con carrito. Todo es válido para hacerse con un mango. Además de los últimos llegados, los que habitan en las torres rodeadas de rejas y con guardia de seguridad en la puerta. Esos no se enteran de nada. Hacen como si fuéramos todos amigos, pero salen paspaditos para la avenida y se encierran raudos a la vuelta en sus departamentos hipersecurizados bajo cuatro llaves.

Es así. La gente quiere hacer plata lo más rápido posible, y es lógico; por eso cualquiera te mata por dos monedas. Los que tienen mucho se matan por mucho y los que tienen poco, pues, que raspan la olla. Siempre hay algo. Se supone que antes el abasto daba como para todo tipo de laburos. Que no hacía falta ser un genio para ganarte algo con que llenarte la panza. Pero ahora hasta para servir un café te piden un diploma y saber hablar inglés. Acá hay gente que ni terminó la primaria. De qué inglés están hablando. Este es el barrio de Gardel.

Es la sociedad la que nos roba, la que nos debe. La que se queda con lo que nos pertenece. La que nos niega. Me meto en el chino, relojeo que nadie me mira y le pego un manotazo al cajón de las birras:

—Acá te dejo el envase, Yuan.

Yuan está ocupado con una vieja que intenta descifrar el valor acuñado en las monedas que va depositando sobre el lector de códigos de barras, y apenas levanta la mirada. Asiente, pero sin apartarse nunca de la desconfianza. Yo tengo la teoría de que los orientales son gente muy pacífica a la que hay que tratar con respeto, si no, te degüellan. Gente tranquila, sí, pero no hay que joderlos demasiado. Además, andá a saber de dónde vienen y por la que pasaron antes de venir a encerrarse veinte mil horas por semana en un comercio en el culo del mundo. Se dice que vienen de China. De acuerdo, China, un país, pero para la gente del barrio eso es una abstracción: un significante sin significado.

Yo tengo varias secuencias bizarras con los chinos. Con Yuan una vez por hacerle la misma que ahora, esa de tocarle el cajón de los envases, se me vino al humo agitándomela con «no envase, no envase». Me recabió esa vez, tanto que me fui hasta la pensión y junté como seis envases y se los llevé todos juntos. Después, otra vez, por Congreso, una china me quiso revisar la mochila y yo le dije que primero me mostrara la bombacha. Otra vez a un chino le pago, me da el vuelto y me dice que no le pagué. Así tengo un montón.

Una vez intenté hablar con Yuan, pero siempre que le hablo me mira como si no entendiera nada o no le importara un carajo, y asiente, sonriendo, siempre. No sé muy bien qué pensar. Pero aquella vez se había calentado. Ahora le pago justo la Quilmes de litro bien fría y salgo a la calle. Camino hasta el umbral de la casa abandonada y me siento. El primer trago es el mejor.

Y el segundo. Y el tercero.

Después, ya entonado y sin saber qué hacer, me meto en el cyber —también atendido por un chino o japonés o coreano o malayo—; abro el *mail*, el chat, el YouTube; miro unos videos de Marley subtitulados (poesía pura) y, a la media hora, clin, caja, y vuelvo a la lleca. Me termino el fondo de botella, y estoy cruzando Humahuaca cuando veo aparecer al Javi. Dice que viene del conservatorio (y, no sé por qué, pero no le creo); nos quedamos chamuyando un rato ahí, en la esquina; le digo lo de las letras de Marley y me dice que sí, que son muy buenas; entonces me pregunta si tengo pensado hacer algo y me invita al primer ensayo de la banda que están armando con unos amigos del Brujo (el hermano de Javi).

—Es en la casa de una amiga de Nano, acá a la vuelta.

Le digo que sí, que vamos yendo. Le cuento que hace unos días que no voy a la Cooperativa. Apenas se asombra, ni siquiera sé si me escucha. Dice que ya se lo veía venir.

La entrada del edificio tiene una puerta vidriada y un papel pegado que dice: «Se alquila cochera para moto». Adentro hay un tipo de seguridad. Las paredes todas pintadas de blanco. Un espejo de pies a cabeza. Incrustadas en el techo, lámparas led —superluminosas—, una cámara, un ascensor. La puerta se cierra sola. Javi se mira en el espejo. Subimos: 5.° B.

Nos abre una chica rubia.

—Ludmila. Por la canción del Flaco —me explica y sonríe—. Pasen, pasen. Nano salió a buscar unas birras y ahora viene.

El Bola está punteando el bajo en un sofá; nos guiña un ojo. Alto personaje el Bola; árabe con cresta fucsia, borcegos reglamentarios, aritos por todos lados, remera de Flema toda rota y pegoteada, y, por supuesto, las cadenas. Un tipo que, si te lo cruzas por la calle, no te le acercás ni en pedo. Pero, una vez que lo conocés, te das cuenta de que es el más bueno de todos. Nada que ver con la piba, que daba la impresión de estar muy en consonancia con el departamento. Flaca, de gestos suaves, con cara de soy buena y me llevo bien con todo el mundo.

Al toque apareció Nano con las botellas (nada de birra; Fernet y Coca-Cola) y se fueron poniendo al tanto. Están armando una banda y falta definir, al parecer, casi todo. Y yo, aunque de colado (no sé tocar ningún instrumento), sigo la conversa desde uno de los sillones con apoyabrazos, armado con un vaso de Fernet y un pucho, en una posición en la que me encuentro bastante a gusto; espectador y partícipe; reconociendo que era bastante más piola estar acá, en este momento, que solo y borracho, en la zapie o deambulando por el barrio. Hay momentos así en que la sociabilización no me viene nada mal. Al contrario, me despeja por un rato, rescatándome del ensimismamiento y su letargo.

Por lo que puedo captar, Ludmila es una especie de prima de Nano y por eso estamos acá. Nano se mueve por la casa como si la conociera bien. Los otros estamos más bien tímidos y recatados en este espacio donde el orden se desprende de cada objeto, y hasta del olor de la alfombra. Medio que no querés ensuciar. Y el Bola dale que va con su última devoción; el Pity. Dice que es impresionante su sensibilidad, la manera en que sus frases podían decir un montón de cosas de una manera hipersencilla. Yo al principio dudé de si estaba siendo irónico, pero ahora entiendo que no; que el muy punk admira realmente al Pity. Incluso llega a decir que ese es el verdadero punk-*rock* de hoy en día.

—El espíritu *trash* por encima de todo, el *no-futur*. Que todo se va a la mierda, mismo cuando dice frases como «no puedo disimular», es lo más genial que hay.

Y lo está diciendo en un tono calmo mientras manotea del bolsillo del pantalón una papela, que vierte directo sobre la pantalla de su celular y pregunta quién quiere antes de peinar. Nano puso un disco de Los Stoges. Ludmila dio a entender que la noche ya había llegado a su fin para ella, pero que podíamos quedarnos y que no pusiéramos la música muy fuerte, y se metió en la habitación. Al rato, Javier sacó un mazo de cartas y propuso un póker. Por monedas, porque para más no daba, más bien por el gusto de apostar algo. Nano dijo que iba a traer algo y de un mueble sacó una botella de Jacks casi llena. Brindamos por lo bueno que era no tener que levantarse temprano al día siguiente.

Fueron saliendo un par de manos, hasta que en algún momento (cuando empezaron los «... y si hacemos esto...»), no sé bien cómo, empezó a rondar la idea de jugar a otra cosa. Nano había confirmado que Ludmila estaba «desmayada» en su cama. Ya estábamos lo suficientemente embalados como para que cualquier reparo cayera en saco roto. El ganador podría entrar en la habitación, convencerla o no, sacarle la ropa y hacer lo que mejor le pareciera. Era una idea demencial y estábamos excitadísimos.

Por el momento es tan solo un juego. Promesas y alardes. Promiscuidad salvaje de los machos que se lanzan tras la presa. Y, en el momento en que me di cuenta de que en esta mano tenía todas las de ganar, me pregunté si realmente quería llevarme el premio. Con un *full* en la diestra, iba a estar en la obligación de confirmar el albur de lo alardeado. Gané. Y la adrenalina me invade todo el cuerpo: los otros parecen fieras desatadas, aclamándome vencedor; una mezcla de envidia y del alivio de no tener que ser ellos los que entraran en la habitación.

Nano apareció con una botella de Absolut y empezó la fiesta. Fondo blanco, áspero como la vida, embriagador. Y entré.

La habitación, una vez que cerré la puerta, quedó a oscuras. Se oían las risas de los pibes y una luz tenue entraba por la ventana. Me acerqué y vi la calle. Un hombre pasaba tirando de un carro. Al cerrar las cortinas me percaté de lo gruesas que eran. Eran grises y violetas. Pude percibir el respirar de Ludmila y el retumbe de mi corazón, que bombeaba como para salirse. «El deseo hunde a los hombres», pensé. Y se me escapó una risotada que me sorprendió a mí mismo.

Me acerqué hasta la cama y la llamé por su nombre. Pero apenas si se movió. Ya siento el poder; la sensación de que hay algo en todo esto que no es puramente sexual. Que hay otra cosa, alguna boludez como la separación del sexo con el amor; esa pacatería barata de estreñidos. Y al mismo tiempo la llamada desde el respeto, el pudor, la culpa. «Maldita culpa», me digo; corta mambo de borregos y de hipócritas.

Pero nunca dejé de tener miedo. Ni por un segundo pude apartarme de esa sensación que me era conocida, pero que en este momento resultaba diferente: porque no venía de afuera, la amenaza no provenía de algo ajeno, por eso era difícil de reconocer. Me incitaba saber lo que yo mismo era capaz de hacer. Pero entonces hubo un *déclic*, porque todos esos argumentos, al fin y al cabo, también provenían de discursos ajenos que no tenían nada que ver conmigo, que yo ahora estaba solo y la piba esté rebuena, y yo gané la apuesta.

Tiré la colcha al suelo. El suelo estaba alfombrado. «Qué hijos de puta», dije en voz alta.

Cuando salí, la luz me encegueció. Los otros se callaron y me miran con gesto interrogante, quieren testimonio. «Todo bien», digo. Y ante la insistencia: *no coment.* Porque la posta es que no tengo nada para contar. La última travesura fue llenar una mochila con todo lo que hubiera de valor. Hasta una lata de jardinera que el Bola se encontró en una alacena. El guardia, junto a la puerta, parecía dormitar. Igual nos saludamos con un mutuo buenas noches.

Una vez en mi pieza, aún ebrio bajo la luz de una lamparita que cuelga desnuda, anoto en mi cuaderno: «Qué estupidez eso de la paz. La paz es aburridísima, y dura solo un instante. Sin problemas, sin nada que te ponga a prueba; sos como un muerto vivo, un imbécil, como tus padres. Ese objeto sin apremios, que ya se sabe cuántos muertos esconde bajo la alfombra, cuántos negociados; ventajas innegables de una ceguera deliberada».

Y me dormí.

Los golpes se me meten en el sueño. Alguien está golpeando a la puerta y dice mi nombre. Es Ruth, que, si está pretendiendo ser dulce, es más bien imperiosa. Dice que hay alguien en el teléfono que me llama. Un tal Matías. Así como estoy abro la puerta y bajo las escaleras cuidando de no trastabillar; y así, medio sonámbulo, clavado en el piso de baldosas marrones, alzo la vista y la veo; ella, mi vecina, la moracha que aparece con una toalla rosa envolviéndole la cabeza cual turbante, y una musculosa estampada de chalas fluorescentes, al límite donde asoma su ombligo, y sin sostén. «Buen día», digo, atino a emitir un sonido, y ya no más en sus ojos negros acuosos, café, petróleo, y sé que ella sabe lo que yo sé que ella sabe y sé que me mira esperando algo que yo no puedo darle. Y se me aparece en sueños y en fantasías en las que aguardo que la puerta se abra. Se dice que no existen las castas. Y como lo que se dice es sentido común, muy poco tiene que ver con lo que de veras pasa. Muy poco con esta realidad en que la vez que escuché su voz me haya parecido desagradable, léase despreciable. Porque el señorito es clase media, medio pelo, y ya se sabe, ni chicha ni limoná. La medianía es de mediocridad, de cobardía, de pared medianera, de medias tintas. Y ella, que me enciende con solo verla, es flor de mujer, de la cual no sé ni su nombre, aunque presumo más joven que yo, pero que ha curtido la vida sin más refugio que sus destrezas. Hay que bancarse semejante hembra; que, además y por si fuera poco, anda en fato con el carniza de Bulnes, ese al que el otro día pasé y lo vi afilando unas cuchillas en musculosa y delantel, todo ensangrentado, y me pareció la imagen misma de un samurái. Samurái-Sapucay.

Llego abajo caracolenado en la escalera, intentando consolarme. ¿Por qué debería forzar una situación? Si se tiene que dar, se va a dar sola. Y, solo de pensar así, hay algo, no sé si la resaca, siempre tan proclive a tirarte para abajo, que me hace repetirme que soy medio pelotudo. Y llego abajo, levanto el tubo y escucho un «ni siquiera se rozaron los pelos».

—Hola —digo.

—Qué hacés, Bostero —dice el Brujo.

—Acá me ando.

—Qué noche la de anoche —dice.

—Barrilete Cósmico.

—Muy zarpado, che. ¡Hasta una lata de jardinera se llevaron!

—Alta fisura, sí.

—Decime una cosa, Bostero: yo estoy acá con los pibes en casa y pinta un truco de a seis, no sé vos si tenías pensado hacer algo ahora o qué…

—¿Un truco? Dale, dale… En un toque estoy por allá.

—Buenísimo, dale.

Todo muy raro. El piso está helado, pero no llega al horror que era en el invierno. Subo pensando en los pibes. Había como un nerviosismo en el diálogo. Como si el Brujo no supiera bien cómo hablarme y yo tampoco, que se supone que soy más grande y tendría que manejar la situación. Es el hermano de Javier y nos conocemos desde hace años, pero creo que nunca antes habíamos hablado tanto. Es una cuestión de edad, capaz. Aunque justamente, si alguien es el más pendejo entre todos ellos, ese soy yo, que tengo dos años más, pero ni la mitad de la experiencia social, de grupo, que tienen ellos. Lo sentí anoche y lo siento ahora. No manejo sus códigos, no sé qué decir ni qué callar, como si estuviera hablando un idioma extranjero. No sé. Algo que no va. Que me hace estar pensando ya qué voy a decir. ¿Pero por qué estoy a punto de ir a juntarme con unos pibes que ni siquiera terminaron el secundario? ¿Y por qué mierda estoy tan nervioso, como si estuviera a punto de cometer un atentado?

Necesito fumarme uno. Es temprano, sí, y no hay nada más inspirador que un faso tempranero. Juntarse un jueves a la tarde para jugar al truco es una de las aventuras que uno debe vivir antes de morirse. Eso es seguro. Me alegra y al mismo tiempo me da cagazo. ¿Quiénes son estos pibes? ¿Por qué me invitan a mí? ¿Cómo tengo que actuar con ellos? Interrogantes que se van disipando acordes al humo de cada seca y me pongo las zapatillas sin atar los cordones, como las usaba Dios.

Una vieja que justo entraba al edificio con un perro hocico de murciélago se vio obligada, muy a pesar suyo, a franquearme la puerta. Lo primero que yo pienso en situaciones como esta es que todo es culpa de la televisión. Bueno y, por qué no, del capitalismo, de la dictadura o qué sé yo. Pero esta negación del otro es insoportable. Y más cuando subimos los dos (los tres) al ascensor, y la señora deja que sea yo quien apriete primero. Pero, antes, pienso mientras subimos, fue la biblia y después la televisión y ahora internet. En este ascensor rodeados de espejos y puertas cerradas me debato entre la posibilidad de ser amable y ganarme su simpatía o si sacudir con un directo a la mandíbula y llevarla arrastrando hasta su departamento, que seguro huele a orines y sopa fermentada, solo para averiguar la causa de su recelo, la fortuna que esconde. Pero no sé en qué piso vive, aunque, cuando llegamos al cuarto, el ascensor vuelve a bajar. «Es normal», me digo cuando me doy la vuelta y veo al Burjo esperándome en la puerta.

Apenas nos palmeamos la espalda con una familiaridad no exenta de cariño, pero al mismo tiempo incómoda. ¿O soy yo? Como si estuviéramos aguardando que ocurriera otra cosa, que esta cercanía fluyera de otro modo. Atravesamos el salón con sillones, mesa de caoba lustrada, sillas; los anaqueles con los brolis de psicología (obras completas de Lacan, de Freud) y también bastante literatura ordenada alfabéticamente por autor. De un lado del departamento está el cuarto de los viejos, el consultorio, la cocina; el salón en el medio, y del otro, separado por una puerta, los dos cuartos y un ñoba.

Cuando entramos en la habitación, el Chori me tiende la mano, con esa suficiencia maleva que ya reconozco como su carta de presentación, diciendo:

—La oreja de la taza.

Yo dudo de si está hablando de mí, pero rápido descarto la idea porque veo al Bola que lo mira barajando los naipes y que se da vuelta y me saluda.

—Eh, Bostero, cómo andas.

—Es como el cuello de la botella —sigue el Chori.

—Afuera están los otros —me dice el Brujo, señalándome el balconcito que está en un rincón de la habitación, justo en el momento en que los pibes vuelven para adentro. Nano, Guido y Rama. Saludos, mano, beso, abrazo, palmada y, mientras, se fueron acomodando; «Falta una silla, sentate en la cama, faltan dos sillas, yo me quedo parado, andá a buscar dos sillas, sí, un mantel, ah, je, je, ja, ja».

—Qué se cuenta, Bostero —me dijo Nano.

Y yo me puse a contar la secuencia de la vieja entrando al edificio con el perrito y lo que siguió en el ascensor, porque sospeché que se esperaba algo así de mí —que me acomodara contando—.

—Mirá la jeta de secuestro que tenés vos, como para que la vieja no se asuste —dijo el Chori, lanzando una carcajada contenida.

—¿Quién tiene caruza de secuestro? ¿El Bostero? Ni en pedo… —opinó el Rama con los ojos explotados.

El Chori lo miró, me miró y pareció buscar la respuesta…

—Hay que matarlos a todos esos viejos —arremetió el Rama.

—Vos sos realmente un buen tipo —le dijo Nano.

—¡Pero sí! —exclamó Rama—. Fijate que ya está, ya la vivieron. No hacen más que joder. Ocupan lugar en el bondi, siempre se están quejando y siempre tienen perros que te cagan todas las veredas.

—Los viejos de mierda fueron jóvenes de mierda —dijo el Bola.

—Se la pasan mirando la tele esos viejos —digo yo—, de Tinelli a Mirtha Legrand, todo el día…

—Dale con los medios —intervino Guido desde la cabecera—. Todos miramos los mismos programas, y eso no te obliga a ponerte policía.

—¿Vos viste lo que pasan en televisión últimamente? —le preguntó el Brujo entrando con otra silla. Es increíble la basura que tiran.

—Igual hoy por hoy —intervino el Chori— solo los viejos miran la tele.

—Es cierto —dijo el Bola, riéndose—, ahora hasta los chetos te tiran esa de «yo no tengo tele en mi casa».

Lo dijo en un tono de falsete hiperagudo que fue imitado por el Rama:

—«Tampoco como carne porque los animales son seres vivos que hay que respetar…», y, ¡zas!, te hacen mierda un mosquito.

—Atención, que el Bostero es un viejo también —dijo el Brujo.

—Hay que matarlos a todos —siguió el Rama.

—¿Al Bostero también? —preguntó el Bola.

—Mmmm, no sé —dudó el Rama, mirándome—. No sé si a todos, pero a los chetos forros como esta vieja seguro que sí. Uno tendría que tener el derecho de tirarla por el balcón y después decir lo hice por esto, y por esto; y que la respuesta fuera: «Ah, está bien, le hiciste un favor a la Sociedad».

—Un tipo sensible este Ramón —dijo Nano.

—Es cierto que este tipo de viejas son de las que te mandan la rati cuando te estás fumando un churro en la esquina —dijo Guido.

Durante más de un minuto, ninguno dijo nada. El sol entraba oblicuo por la ventana a incrustarse contra un póster de Navarro Montoya con un monito de la mano.

—¿Tiramos reyes? —preguntó el Bola.

—Pará, pará —lo frenó Nano, hundiendo los dedos en su riñonera—, ¿vos querés fumar?

—Por qué no —fue mi respuesta, y pensé: «Así es como se recibe a un amigo».

—Yo también me sumo —dijo Rama.

—Vos te sumás en todas, Ramón —le dijo el Chori.

—¿Cuántos entran en el balcón? —quiso saber el Bola.

—Parados y haciendo un poco de Tetris entran…, yo diría que no más de seis — calculó el Brujo.

—Un poco a lo Tetris —remedó el Chori con ese tono de mofarse que era también admiración.

El Brujo se le quedó mirando. Nano había pegado una hoja a la otra, en forma de ele, y ahora estaba echando el prensado en el picador.

—Sí, como el Tetris —dijo el Brujo—. Primero entran tres, se acomodan de aquel lado, cierran la puerta, y después cada uno que va pasando tiene que hacer lo mismo.

—Hasta que la puerta no se pueda abrir —dijo el Bola.

—En ese caso hay que saltar —dijo el Brujo.

—Y así caés en el balcón de la vieja —dijo el Chori.

—Yo no me tiro ni en pedo —dijo Rama sin que viniera a cuento.

—Vos no te tirás —lo consoló el Chori—, te tiramos.

—Te matás si te tirás desde acá arriba —dijo Rama con esa evidente propensión suya a tomarse las cosas muy a pecho.

—No sé si te matás —intervino el Brujo—, no exageres. Son dos metros. Cuatro como máximo…

—Un poco más, me parece —acotó el Bola.

—Por eso tiramos a Rama primero para probar si funciona —dijo Nano.

—Tenés que flexionar un toque cuando caés —le recomendó Guido.

—Este cae parado como los gatos —dijo el Chori.

—Y el balcón, ¿no se puede caer? —preguntó el Bola.

—El otro día un perro saltó de un cuarto piso —dijo Guido.

—Se hizo verga… —dijo el Chori.

—Y qué te parece…

—Se suicidó —constató el Rama.

—Y… parece que sí —dijo Guido—. Se cagaba de embole todo el día en el balcón y le pintó volar.

En algún momento de la tarde, arrancamos para la esquina. Metafaso y fernet, la noche fue cayendo y el barrio se puso diferente. Apareció Javier, se fue Guido. Nos íbamos a mear ahí a la vuelta, entre dos coches. No pasaba mucha gente, aunque estamos a una cuadra de Corrientes. Humahuaca y Sánchez apoyados contra la persiana de lo que fue en otros tiempos un garaje mecánico. Miro los cables que cruzan la calle, alguien (Bola) me convida un trago. Brujo y Nano fueron a buscar las guitarras. Suena Gualicho.

Suena a que nada nos apura y, sin embargo, estoy desesperado. La música te salva. Las palabras te devuelven un sentido: «Jugando al borrego, te van a carnear». Ninguno había terminado el secundario. No hacía falta. Ni para devenir guitarrista, ni vago, ni mago, ni malabarista. Y, para cuando las presiones sociales se internalizaban, nada mejor que la marihuana.

«Se la pasan en la esquina», llegó a decir cierta damita, y después agregó: «Como las palomas». Lo cual era muy cierto, solo que esa mujer lo decía como si de una falta grave se tratara. Desde ese mundo que nos va catalogando de lúmpenes o parásitos, o de algo peor. Convencidos de que en este mundo se está para avanzar. Para mejorar. Y se alzan como en una cruzada, y ni sospechan el autoritarismo que eso supone. Ni que la exigencia bien podría hacerse en sentido contrario.

Si no empujás la máquina, y para colmo sos pobre y no agradecés que te permitan respirar un poco de este aire, gracias patrón por dejarme vivir, y pisar este suelo, entonces resulta evidente la ecuánime certeza de que sos una lacra. O, peor, una amenaza. Y nunca al contrario. Pero el Chori le responde de taquito y con sonrisa maliciosa, esa que pone cuando baila cumbia: «Sí, como las palomas; de ojos rojos y siempre listas para alzar el vuelo». Rama se destortilla de la ocurrencia, y la mujer se queda impávida.

Cualquier punki con su perro es menos dañino que cualquier ciudadano que se precie de irreprochabilidad. Aquel solo aguarda su pan y su cerveza. Y en el peor de los casos se pueden poner ebrios densos, hipergedientos. Pero nada de boludeces al estilo auto nuevo, casa propia, trabajo eficiente y rentable. No, nada de eso: ni crédito, ni patrón, ni sueldo, ni especular con nada. Mucho menos con la propia suerte.

Y yo, como cada vez que voy a ir al encuentro de los pibes, voy pensando en qué decir, intentando programar en mi mente las frases por decir, con tanta premeditación que todo sale, invariablemente, al revés. Al querer caretearla de seguro, acabo por mostrarme torpe y apabullado. Pidiendo por favor que no me hagan daño. Con el humo en nebulosa, paranoide y azorado. Que se apiaden de mí, que soy tan bueno. Que no hice nada malo. Lo que más teme un hombre es que se burlen de él. Y yo que no sé pelear. Ni dar una trompada, ni encajarla, ni siquiera escupir un buen insulto. Otra de las felices consecuencias de la castración. Me vuelvo un pacifista forzado. Frustado al punto de oír a Javier decir:

—A la novia de este se la cogía todo el barrio, no sabés lo que era; más puta…

Y no atinar a responder nada. Quedarme impávido, ahí, rodeado del Chori, Rama, Brujo. Y todos se dan cuenta, y yo no digo nada. Mi amigo, quien fue mi mejor amigo, no se privaba de ninguna ocasión para mostrarme su desprecio.

Y yo, que me las quiero dar de callejero, de tipo duro, reconozco que soy un pelotudo. Cada vez que creo haber comprendido algo, aparece una nueva situación que me escupe en plena jeta la evidencia de mi imbecilidad.

***

Voy hasta lo de Javi, y por el portero me dice que le banque un toque, que ahora baja. Me acomodo en el cordón a esperar. Me queda un fondo de birra, nada malo me puede pasar. Desde acá abajo veo a la gente trajinar en la lucha por la supervivencia. Miro como si yo no tuviera nada que ver. Pura objetividad.

—Loco, qué hacés —me dice uno—. Acá andamos con unas cosas que queremos vender...

Entonces lo miro (son dos), me muestra una bolsa de arpillera y le pregunto que qué tiene.

—Sí —dice el muchacho—. Encontramos esto, mirá.

Abre la bolsa. Veo un objeto metálico con tubos y cables. Me lo quedo mirando un largo rato mientras el otro, el que no había hablado, me pregunta si soy de acá y si sé dónde lo pueden colocar. En principio, yo no tengo ni la más mínima idea de lo que es.

—Es un motor de heladera —me dice el otro, como si adivinara mi desconcierto.

—Sí, claro —le digo—, pero tiene un caño roto.

—Lo tuvimos que arrancar a la volada, amigo. No nos quedó otra.

Percibo que me lo dice como disculpándose. Como si estuviera relatando una travesura que por un detalle no salió del todo bien.

—Es que no teníamos las herramientas adecuadas, chamigo —me dice el otro.

—Y tampoco daba como para llevarse la heladera entera —agrega el primero que habló—. Lo arrancamos como pudimos, capo, pero corte que está buenazo para venderlo al peso.

—¡Esto tiene banda de cobre! —exclama el otro.

Yo estiro las manos para agarrarlo y me sorprendo de que sea mucho más liviano de lo que parecía a simple vista.

—Acá cerca hay un chatarrero —les digo, señalando para el lado de Bustamante—. Van derecho por ahí, tres o cuatro cuadras, pasan la canchita y justo antes de la vía hay un galpón con un cartel. Es fácil, seguro que lo van a encontrar.

Siguen las indicaciones con cierto desdén, contentos con el botín. Me preguntan si sé cuánto da el tipo ese.

—No sé —les respondo—. Y además los precios cambian todo el tiempo.

—¿Me convidás a un trago, amigo? — me pregunta el que me había dado la bolsa.

«Amigo, las pelotas», pienso. Le devuelvo el motor y les paso la botella. Le pegan un par de tragos cada uno y me la devuelven. Le doy un último trago y se la dejo.

—Gracias, amigo —insiste el otro mientras empiezan a alejarse.

Y así es como me encontró Javier.

—Un auténtico linyera —dijo a modo de saludo.

Ahora podíamos prescindir de las minas y de la certeza de ser unos fracasados. Pasarnos del complejo de tener un pito normalito (más bien tirando a chico) y de la desolación de encontrarnos siempre entre nosotros dos, como si fuéramos una pareja de náufragos.

Se podía estar acá, sin necesidad de nada más. Jalando merca dentro de un *placard*, escuchando los Redó. Alta simbiosis entre la oscura celeridad de una y la fuerza provocadora de la otra. Aunque al final no haya escapatoria, el pozo donde estás metido no tiene barreras, ni contenciones que no sean nuevos golpes, antes de seguir hundiéndose.

Mientras la música dura, mientras las líneas entran, la vida, esta vida, en este momento, guarda un sentido, puede llenarse con algo. Pero después, inevitablemente, siempre es lo mismo. La nada. La puta nada. La continuidad de los días. El vacío, la incomprensión.

Pero, claro, permanecer es absurdo. Y al final resulta aburrido. Ni en la muerte se permanece. Te pueden chupar la pija diez horas seguidas, que en algún momento te vas a hartar. Y Javier, con su ya sabida desmesura, se empezaba a desmadrar cada vez más seguido. Y con él toda la seguridad de la que se creía dueño. Javier tiene vocación de campeón. Para las novias, las canciones; la droga no podía ser la excepción. Todo tenía que ser extremo. Tenía palpitaciones, transpiración fría, pánico total. Decía que se estaba por morir. Realmente lo creía.

Lancé la piedra, el vidrio estalló y se vino abajo. La piedra siguió hasta caer dentro del edificio. Así es el estado de estos días. Siempre estoy con alguien cuando me da por ahí; con Javier, con el Brujo, con alguno de los pibes. Tiro patadas karatekas que van a arrancar de cuajo los espejitos retrovisores. La alarma que suena, la adrenalina que se dispara. Botella que se acaba, botella que explota. El estruendo impresionante que desorienta a mis acólitos.

La guita tira para los puchos, y el escabio, la maría y la merluza. Excepción festiva: pepa. Por eso no podemos entrar a ningún lado si no es de garrón y porque conseguimos persuadir/convencer/amedrentar a los encargados de la entrada. Mangueando la moneda en las puertas de las fiestas o de algún boliche, pero, por regla general, preferimos ahorrarnos el trabajo y quedarnos en la esquina. Es menos problemático y la policía ya casi no nos molesta.

Esta vez llegamos lejos. Demasiado sacados como para que la noche terminara en paz. Todos empepados porque Nano había entrado a laburar en la librería de Colores. Colores es un pelirrojo amigo del padre de Nano. La librería está en la calle Junin, pleno centro, a unas cuadras del Congreso. Y Nano no tardó en adivinar que, además de los clientes típicos que venían a sacar fotocopias, a comprar cuadernos, cartulinas, marcadores, mapas físico-políticos de la República Argentina, también había otros clientes que Colores le había enseñado a descifrar. De modo que Nano pegó un treinta por ciento de descuento en todos los artículos de la librería y el grito clave de esa noche fue: «¡Viva la Peeepa!».

Y todo pasó de lo lindo. Incluso mantuvimos un diálogo con unos canas que nos querían rajar de la puerta de un bar. De todos modos, no podíamos entrar. Situación que resultó de lo más cómica cuando Javier empezó a llamar juez a uno de los cobanis. Hasta ahí estuvo de lo más piola. En un momento hasta caminamos abrazados de los hombros todo a lo ancho de la calle Rincón cantando *«la vida sin problemas es, matar el tiempo a lo bobo…»* y algunos otros delirios, alegres o desoladores, sin mayores consecuencias. Hasta que paramos en el quiosquito que está en la esquina de Sarmiento y Callao. Unos pibes vinieron, sin motivo aparente, a agitarla. Con tanta mala suerte que al primero que se encontraron fue al Chori; familia de seis hermanos, criado en el Once, boxeador aficionado; tres piñas largó y dejó dos *nock-outs*. Entonces se armó la catanga. En esa zona hay más policías que cagadas de perro. El primero que quiso intervenir agarró al Chori de un brazo, quien no solo se zafó, sino que al grito de *«rati chileno»* le desencajó dos piñas en pleno rostro y acabó por manotearle la gorra. En menos de dos minutos, diez policías, matraca en mano, rodeándonos en pleno Callao. Yo metaarengar a todos los espectadores ahí reunidos. El Chori, con la gorra puesta, les gritaba: «Vengan a buscarla, cagones, vengan de a uno y mano a mano». No tardaron demasiado en reducirnos y llevarnos a la comisaría.

Nos pusieron en dos celdas separadas. Las notas disonantes fueron cuando en una de ellas el Bola comenzó a llorar, y en la otra el Rama se puso a correr chocándose contra las paredes diciendo que las quería atravesar. El Bola, en cambio, diría que sus lágrimas se debían a que en el momento de la trifulca él había estado hablando con una chica a la que había creído el amor de su vida.

Pero… qué mierda hacés, completamente drogado, en una ciudad como Buenos Aires, a las tres de la tarde, si nadie te mira. Y los que te miran no te ven, desconfían. De vos, de todos. No hay un puto lugar donde detener ese movimiento de guerra no declarada. Eso que llaman realidad los que la fundan cada día a golpes de farsas y odio. Disfrazados, te convencen de que sos una mierda, una escoria, que sobrás. Te lo gritan en cada calle, en cada parada de colectivo, en cada cartel.

Te metés una línea en el baño de un MacDonals. Te metés en un cyber que huele a sudor. Te metés en un cine a ver un ciclo de películas húngaras y en el asiento temblás aunque tenés calor; salís y te cruzás a la plaza y ves familias enteras acomodándose en los colchones. Porque es de noche, aunque no se ve una sola estrella.

Levantás un pucho del suelo, lo emparejás un toque. Te apoyás contra el pedestal de una estatua, las zapatillas bien atadas para que no te las afanen. Mirás el cielo. Enfrente tenés las paredes grises del Congreso con sus cúpulas abovedadas, donde deciden las leyes con las que te van a cocinar a fuego lento o a toda leña. Todo depende. Cuestión de estrategia. De *marketing*.

Inclino la petaca hasta vaciarla y me digo que, si logro ser parte de esta banda de pibes, si logro que me acepten como a uno de los suyos, si dejo de ser este bicho raro que se muere solo, tal vez así… Y la frase no acaba nunca. Es un algoritmo inasible presagiando infinitos absurdos y otras sandeces pretenciosas. Salir de sí mismo. Olvidarse por un rato de este ínfimo atascadero. De este encierro. Tan lejana me resulta la posibilidad de caminar con estos pibes a los que apenas conozco y a los que ya admiro.

Estar en esa esquina pasándonos el porro, la botella recortada de fernet con coca. Sonando las guitarras, la percu de bongó y de persiana… Estar ahí. Sin entender por qué. Protegido por el grupo. Siendo parte de la banda. Sin poder escaparme de la culpa, de la incomprensión que me provoca esta vagancia, hasta que el valor etílico logra librarme y comienzo a reivindicar este modo de vida como el *summum* de los descubrimientos humanos.

Esto no está en los libros. Nunca nadie lo escribió. El mundo de los pibes en la esquina, del instinto, de los códigos simples. Es como si el mundo estuviera empezando ahora mismo. Esto no existía antes, no así. Muy importante esto de sentirse importante, de creerse diferente, de pretenderse original, je, je, cuando en realidad lo que de verdad nos apetece es ser igual a los demás, bandada, y de ahí la cretinada.

Veo a un tipo leyendo en el banco de la plaza y lo admiro. El tiempo que estoy acá, mirándolo, no despega los ojos del libro y me da la sensación de que todo él está ahí metido. Lo que admiro es justamente esa capacidad de poder encontrar en esas líneas una posibilidad de posarse. Porque, obviamente, yo ya no puedo. Necesito moverme, buscar en las cosas. Las abstracciones me aburren. Ni siquiera es como en el cine, que la proyección pasa y vos estás ahí, aunque supercolgado, estás ahí. Los libros son más rebuscados, hay que concentrarse para entender.

Sigo andando, cruzo, camino. Miro y busco; con mis ojos voy capturando imágenes que se ofrecen y, más allá de alguna mirada, es muy raro dar con algo que alcance a ser augurio. Acaso ya estoy ciego y no me he dado cuenta. Con los pibes me pasa lo mismo. Quiero decir algo, pero no se me ocurre nada. Este fastidio, este deambular sin rumbo; como si no pudiera sentirme parte, como si no tuviera la menor idea de por qué estoy, salvo cuando estoy borracho o muy drogado. Ahí, una de dos: o ya no pienso más en nada o yo mismo soy tan puro caos, paranoia, horror, que en cualquier caso ya no me queda más que dejarme ir; como si anulándome pudiera alcanzar para volverme como los otros. Volviéndome capaz de audacias y olvidos que en la abstinencia no son más que incomodidades y torpezas.

La borrachera, ser un drogadicto; otro lugar de pertenencia.

Madonna viene a la Argentina. Un cartel enorme ocupa toda la esquina de Billingurst y Corrientes anunciando dos conciertos en la cancha del River. Se me ocurre pensar por qué mierda utilizan tanto espacio para semejante mierda y me río al recordar que la diva del pop ya fue nuestra Evita. En fin, es recién cuando llego a la pensión y me recuesto en la catrera, y me prendo un porro voladro. Recuerdo una de esas cosas que nunca quiero recordar, pero que me invaden muy a pesar mío. Y todo por culpa de Madonna.

Yo era muy pibe y no sé bien a cuento de qué mi vieja me decía que esa mujer hacía el amor con la cama. Recién ahora lo recuerdo y recién ahora caigo en cuenta de que, de una manera muy púdica, estaba haciendo referencia a la masturbación. Tampoco sé por qué me estaba diciendo esto. Y es que mi vieja es una persona muy extraña. Al menos, en cuanto a ciertas cosas. Dice haber llegado virgen al matrimonio, aduciendo que era algo normal para la época. Pero se casó a los veintisiete años con mi viejo, ¡y eran los ochenta!

Así es; mi educación sexual también hubo de ser autodidacta. Lo primero que me viene a la mente es estar jugando con mi pija como si fuera la palanca de cambios de un colectivo, mostrarle el pito a las chicas en el micro de la escuela o cuando Esteban Ficri me dijo en un vestuario: «La tenés parada». Pero no estoy Seguro de que a esas experiencias se las pueda llamar sexuales. Más tarde, en séptimo grado, me pajeaba con un amigo, Marcelo Aldaba, que tenía una pija morochona que era como el doble de la mía. Y es que él ya había lecheado. Recuerdo una vez que se la toqué y que me resultó supercaliente.

Una vez nos las medimos. Y no sé por qué, pero se lo conté a mi vieja. Y ella me preguntó cuánto medían. Yo me molesté porque me pareció desubicado y le pregunté si ella le chupaba la pija a papá.

En esa época todavía le pegábamos a mi vieja. Le dabamos duro en las nalgas. Era como un juego, una broma que hacíamos con mi hermana. Pero le dábamos verdaderas nalgadas.

Creo que una de las pocas veces que ella me dio una fue porque la llamé prostituta. Se recalentó. Y eso que yo estaba jugando: lo decía por decir, no tenía ni idea de qué significaba esa palabra.

Alguien golpea a la puerta. ¿Habré invocado a mi vieja? No, imposible. No tiene ni idea de dónde estoy. ¿Los pibes? Difícil. Los golpes se repiten, insistentes. Quien sea que golpea sabe que estoy acá. Tanta insistencia no puede ser para nada bueno. Es casi abusivo golpear así, pienso, y me levanto. Es Ruth. Con cara de pocos amigos y un «buen día» entre los dientes, seguido de lo siguiente:

—La señora y su marido quieren hablar con vos.

—¿Ahora? —le pregunto.

—Sí.

—¿Para qué?

—Bajá y hablá con ellos. Yo no sé nada.

«Demasiado misterio para empezar», me digo, calzándome las llantas. Además, se me parte la cabeza. Busco en el cajón y encuentro una tableta con tres aspirinas. Me clavo una, engulléndola con el agua que sale del grifo. Decido que lo mejor va a ser tomarme las tres. Mientras acabo de vestirme, recuerdo ese viejo consejo familiar, en particular de mi vieja, que era la encargada de agenciar los medicamentos: «No hay que tomar pastillas con el estómago vacío». De toque le respondo: «Que así pegan más, vieja». Quisiera reírme, pero la cabeza me retumba como si me hubieran tirado una plancha churrasquera desde un tercer piso (hecho que por cierto ocurrió la semana pasada acá en el barrio, solo que la persona a la que le cayó ahora está muerta).

Además, odio estos diálogos que aparecen en mi mente a cada momento sin que yo los invite. Resultan absolutamente inoportunos. Uno se aleja, los manda a la reputísima madre que los parió y los muy culiados se las arreglan para aparecer igual en tu mente. «Es injusto», me digo. Y ahí están los patrones esperándome. Esta vez no son para nada simpáticos. Me pregunto a toda la velocidad que mi mente lo permite: «¿Qué carajos quieren ahora?». Por supuesto, no se me ocurre nada.

Me invitan a conversar en la cocina. Un espacio minúsculo, lóbrego, apenas iluminado por la luz que entra desde el patio. Es la primera vez que estoy en este sector de la pensión. Y la imagen que se me aparece es una copia exacta de las fotografías que muestran los conventillos de principios de siglo. De hecho, es lo mismo, nada ha cambiado. Salvo que, en vez de calabreses y polacos, hay peruanos y chaqueños.

La vieja me va lanzando toda una retahíla de acusaciones. Y a mí me cuesta dar crédito a lo que oigo. Me está haciendo el legajo completo del pequeño delincuente. Lo único que llego a aceptar como cierto, aunque «ni en pedo lo admito», es eso que está diciendo sobre el consumo indiscriminado de drogas. Y ese es justamente el argumento que le sirve de base para justificar el resto de las acusaciones.

Dice que me han visto merodeando por cuartos ajenos. Que los propios vecinos me han acusado de haber robado zapatillas y bicicletas. Y no importa que yo lo niegue todo. Al contrario. La señora, que es la que habla todo el tiempo, porque el señor se mantiene a un costado, humilde pero ladino, como perro bien amaestrado (nunca me devolvió el libro de Bolívar), trata de explicarme que es lógico de la parte de alguien que «está metido en la porquería de las drogas» no recordar ni saber lo que hace mientras está bajo sus efectos.

La verdad es que no tengo ni la fuerza ni el deseo de insistir en mi defensa. Temo que estén por llamar a la policía y la cosa pase a mayores. Me duele demasiado el cuerpo y, cuando me dice que voy a tener que abandonar la pensión cuanto antes, no puedo evitar sentir tristeza. Me dicen, esta vez ambos, a turno de rol, que lo lamentan profundamente. Que ellos también tienen hijos de mi misma edad y que saben que es un momento difícil de la vida, y más en esta época. Pero que ellos están obligados a velar por la seguridad de todos los vecinos. «Acá es como una enorme familia», dice la vieja, extendiendo los brazos como si abarcara a toda la vecindad. Y lo más curioso de su actitud es que ni por un segundo ha dejado de mirarme con recelo, como si temiera mi reacción.

Todo el mundo sabe que los guachines de la planta baja le dan al Poxi-Run y que a la hija de la Gladys, que anda por los doce o trece años y que es medio retrasada, se la culean en el baño los viejos y los no tan viejos, para «ayudarle» a la Gladys con el alquiler. Cosas que ocurren todos los días y que quedan ahí. Como las choriceadas a los turistas o los robos de estéreos a los coches estacionados en la cuadra.

Pero es cierto que yo nunca metí el hocico en los entretelones de la pensión. Con el único con el que hablé más de dos palabras es con el Oski, a quien, de hecho, ayer le entraron en la habitación y le dieron vuelta a todo. Imposible saber quién mierda podía estar queriendo encontrar algo entre los bártulos del viejo. Y ahora me toca a mí caer en la redada. Y la orden viene de arriba. Me quedan cuatro días de contrato. Hasta el miércoles, fin de mes. Fin de un ciclo. Nada que hacer.

Podría haber simpatizado más con Ruth. Oscar me lo dijo mil veces: «Cogételа, Quebrachito, yo sé lo que te digo». Podría haber hecho buenas migas con la señora. ¡Pero hasta le presté un libro al eunuco de su marido! Para después ya es tarde. Y, además, me digo: «Si pasa esto, es porque tenía que pasar». Consuelo pelotudo, lo sé. Pero consuelo al fin.

No da para andar careteándola. Pero ahora no tengo ni laburo ni lugar donde caerme muerto. Siento que me invade la tristeza y trato de mantenerla a raya todo lo que puedo. Intento dormir, pero apenas si lo logro. Me despierto en sobresaltos, y la sensación del fuego en la espalda aún me hace transpirar. Bueno, también es verano. La plantita está creciendo como loca. Hace semanas que me estoy diciendo de pasarla a una maceta más grande para que pueda echar raíces. Entonces tengo una iluminación (no se puede decir de otro modo): irme de viaje.

A la costa. Al mar. Javier está en la misma. Los viejos no paran de romperle las pelotas con que haga algo con su vida. Lo tengo que convencer para que nos vayamos a la costa. Con la guita que podemos juntar entre los dos nos tiene que alcanzar para los pasajes y con el resto como para tirar los primeros días. Qué mierda me voy a quedar haciendo en Buenos Aires todo el verano. Hay que cortar con la racha. Hace días que no paro de salir de un quilombo para meterme en otro. Si las cosas siguen así, esto se va a poner demasiado fulero. De verdad. Si no es que ya está lo suficientemente horrible.

Ay, hermanito. Siempre exagerando. Será que la vida, de tan simple, se nos hace complicada. No nos bancamos, que sea como es. Y menos mal que Javier se sumó de toque. Si no, no sé qué haría, porque irme solo no me parece tan buen plan. De hecho, al principio le puso remilgos con lo del laburo y esas cosas, pero enseguida se dejó convencer y empezó él mismo a proponer: que podemos tirar paño, y hacer pulseras, tobilleras, trencitas; esas cosas que en la costa salen como piña. Y embalado como es, ya se pone a tirar números sobre cuánto hay que invertir y cuánto podemos sacar si las cosas salen bien. Como siempre se va al carajo y el simbolito de los pesos se le dibuja en las pupilas cuando se imagina la pila de billetes que podemos llegar a amarrocar.

Él ya lo hizo, en su época *superhippie*, con Mercedes. Todo en macramé. Y, aunque está claro que Javier exagera, también da como para seguirle el juego y creerle que puede resultar un negoción. Yo lo que quería era rajarme a la mierda y tomar distancia. Pero bien mirado, y si Javi le pone la polenta, llevarnos un par de hilos encerados y dos o tres bolsas de mostacilla puede acabar siendo la solución a muchos de nuestros problemas, además que parece un truco perfecto para entrar en contacto con las minitas. Ya me veo ofreciendo paño con las patas en la arena, relojeando 360° bikinis y tanguitas, hasta cansarme y meterme en el mar. Sí, parece una buena idea.

Al día siguiente ya estamos los dos trajinando y regateando entre los locales del Once, sin otro plan que las ideas que va improvisando el Javi a medida que se entusiasma. Y a este le podés ofrecer un orangután con corbata, que, si sabés venderlo, te lo compra. Lo que me rompe un poco las bolas es que la guita es mía y tengo que recordárselo un par de veces como para que no se vaya al carajo:

—Pero qué querés, viejo —me tira a boca de jarro—, sin inversión no hay ganancia. Vos dejame a mí, que de esto sé.

—Pero…

—Confiá.

Y cinco minutos después le estaba comprando a un pibe que lo enganchó cruzando Matheu tres pares de medias zoquetes al precio de una. Otra ganga y todos contentos. Menos yo, que a este ritmo no sé si vamos a tardar demasiado en quedarnos en cero. Porque todavía faltan los pasajes, los vicios y algo para morfar.

Mientras, nos abrimos paso entre el gentío que se amucha entre carros, motos y camiones, por una vereda donde ya caminar a la par es imposible. Entiendo que en este momento se acaba de cerrar un trato. Aceptando por un lado que yo soy el vago, al mismo tiempo que el inversor; es Javier quien, llegado el momento, va a ponerse las pilas con el trabajo —digamos— «formal». Porque la posta es que yo ni para vendedor sirvo. La verdad sea dicha. Pero también vale agregar, para que conste, que soy yo el que la yugó durante más tiempo en la Coope. Así que, si es así, es un buen trato. Que siga dilapidando los pocos pesos que tenemos.

En Constitución pegamos dos pasajes para el 2 de enero, clase única, destino Pinamar. En tren, por supuesto. Al fin salir de esta mierda de capital que nos tiene acorralados, que nos expulsa desde todos lados.

—¿Vamos a fumar uno?

—Dale. Toma tu pasaje.

—¿A dónde vamos?

—Acá cerca está el parque Lezama.

—Cerca… ¿como cuánto?

—Un par de cuadras —le digo.

—Chamuyo, pero vamos.

Siempre es la misma historia. Primero era en Sarmiento y Troilo. Después, en Velazco al 900. Y ahora otra vez para el otro lado. Como si para un ladrillo y cuatro pepas se requiriera una logística de espionaje. Nosotros vendríamos a ser los agentes secretos de la manija. Y más en periodo de fiestas. Pero el persecuta ni así se relaja. No se olvida que la rati no descansa.

—Si están todos en pedo los ratis —me veo exclamando, cansado y ansioso, con ademanes italianos—; qué hace tanta secuencia de espías este pelotudo.

Vamos cruzando Scalabrini a zancadas largas. Los encuentros cambian de lugar, como siempre, no es ese el problema. Pero las distancias son cada vez mayores, y el tiempo para llegar, demasiado corto. Como si estuvieramos huyéndole a alguien. Pero a una velocidad como si todo el mundo tuviera coche o la guita para gastar en taxi.

—No es el Negro el que se ocupa —me explica Javier unos pasos delante de mí—. Se fue para la costa el loco. Me pasó el dato de su socia. Es con ella con la que hablé. Menta se llama.

Javier es el que tiene el celular. Se lo compró pensando en las minusas; como todo, como la cuenta de *e-mail*. Después se les da otros usos, claro está. Y menos mal, si no. no hubiéramos podido hacer nada. Es como las leyes, una anula a la otra. Con la tecnología, lo mismo. Con los aviones; chau, barcos. Con los teléfonos celulares; chau, fijos. Con las iglesias evangelistas; chau, cines de barrio.

—Que es tan paranoica como él —le retruco al sesgo y casi trotando.

—Y un toque más también.

—Corte que se va al carajo.

—Es lógico si lo pensás. Seguro que está arrancando; y, además, es mina.

La idea que se nos cruzó por la cabeza entre tanto delirio y apurada fue cambiar el destino de la inversión. Y para eso debíamos contar con el apoyo logístico del Negro. Cambiar tanta mostacilla, hilo encerado y brochecitos *made in Taiwan* por una plancha entera de cartoncitos en bicicleta («los del medio para nosotros», aclaró Javi, sabedor d que la gota cae y se expande), unas tizas bolivianas y un buen ladrillo de porro *made in* Pedro Juan Caballero. Pasar de *hippies* descalzos y paño en ristre a ojotas hawaianas y lentes Ray-Ban. De todos modos, las dos actividades estaban fuera de la ley. Solo que la segunda era más redituable y menos calurosa que la primera. Con el incentivo mayor de poder contar con nuestras propias provisiones de locura, mientras que con la otra a lo máximo que podíamos pretender era a lucir una trencita en el pelo o a una tobillera con los colores de Jamaica.

Sí, pero…

No solo el hecho de aceptar que éramos demasiado perejiles como para mandarnos en una empresa de semejante envergadura, sino que la mera posibilidad de acabar en un calabozo en la provincia durante años; es una perspectiva capaz de disuadir a cualquier emprendedor como nosotros, incapaces y sin deseos de correr el riesgo. Así las cosas. Porque los que cierran los hospitales a causa de falta de fondos son los que desayunan en hoteles cinco estrellas, es algo que sabe todo el mundo. Y como dice el Cabra: «Si te agarran con un gramo, después que te la pusieron se viene la policía y seguro que vas preso». Y no da. Hubiésemos querido ser los chicos malos que se bancan semejante jugada. Pero no tenemos pasta de héroes, de esos que la bailan con orgullo y, si caen, saben que es parte del juego.

No estamos lejos: 628 de Velazco, pispeo de reojo cuando vuelve a sonar el aparatito. Javier lee y después me muestra la pantalla. Llamada entrante: Menta.

—Cambio de planes —dice Javier al cortar—. Está un poco perseguida, pero tiene una vocecita hermosa. Hay que verla en persona. Me pidió disculpas y todo.

—¿Y a dónde vamos ahora, James Bond?

—Donals, Mac Donals. El de Corrientes y Malabia. Ahí nos espera. Dice que esta vez es fija.

—Es para el otro lado —le digo.

Y damos la vuelta. Hace un rato habíamos pasado por ahí.

***

Me crucé con Guido hasta al parque y nos tiramos en el pasto a descansar. Intentamos fumar uno, pero yo a la segunda seca ya me estaba quedando dormido. Después no sé qué pasó. Se me cayeron los ojos. Brujo se había ido con el Rama. Cuando me desperté, el sol estaba alto, yo transpirando y había gente por todos lados; chicos, perros, viejos. Guido me miraba riéndose. Dice que nunca había visto a alguien tan fisura dormir tan bien así sobre la tierra.

Coincidimos en que nos vendría bien una cerveza. Juntamos las monedas y nos cruzamos hasta el chino. Tratamos de analizar las posibilidades que se nos ofrecían para este nuevo día. Alguien que nos pudiera sacar del apuro prestándonos guita. Guido dijo tener una tía abuela que vivía ahí cerca. Y yo recordé que en la Coope, corte que me adeudaban la última liquidación. Pegamos un vino. Blanco. Y nos fuimos pateando por atrás de la perrera, ese lugar infecto que desde que recuerdo huele a muerte y a constante ladrido.

Me recibió Graciela. Los cumpas que me crucé fueron cordiales, pero sin demasiadas efusiones. A mí me chupa un huevo, pero reconozco que a una parte de mí le hubiera gustado ser recibido con un poco más de cariño. Bueno, será que nunca me hice mucho querer. Por suerte, Graciela no me hinchó las pelotas, al contrario. Me agradeció haber venido y nada más me reclamó no haberlo hecho antes. «Por una cuestión de papeles», dijo. Después de darme el cheque me preguntó si ya estaba trabajando de nuevo. Le expliqué que me iba con Javier a la costa a vender artesanías y me miró con una cara de asco y desprecio que no voy a negar que me sorprendió. Dijo que eso no era un verdadero trabajo. En fin. Algo de provecho está hecho, me dije, saliendo a la calle con el cheque en el bolsillo. No era mucho, pero, como inesperado, valía bastante.

Guido en la vereda de enfrente me miraba frunciendo jeta a causa del sol que le daba de pleno. Me senté a su lado y pude ver la Coope por última vez. Después nos fuimos a comer una *pizza*. Y volvimos al parque con una birra de litro cada uno. A celebrar, che, que la vida se va a la mierda. Y en eso estábamos cuando, no sé bien cómo, nos pusimos a chamuyar con un grupo de borrachos que bebían alcohol con jugo Tang, uno de los cuales me recomendó nunca mezclar pepa con merca porque era como tragarse una espada entera. Yo ya lo había hecho, pero no le dije nada.

Creo que fue a partir de ahí que la cosa empezó a degenerar. Todo por la historia de Malvinas. Yo me puse en provocador, algo que me sale bastante piola, sobre todo después de un par de trolis en sangre. Es así que se dicen las verdades, y se hacen amistades, ¿o no? La cuestión es que uno de los taitas decía ser excombatiente. Al menos llevaba la boina y una pierna con muñón. Yo le tiré esa de que menos mal que habíamos perdido la guerra, si no capaz que todavía teníamos a los milicos en el Gobierno. El silencio que se hizo dejó escuchar el ruido de los bondis que pasaban al otro lado de la canchita. Estábamos todos muy en pedo y yo engrané con que para qué carajos queríamos las Malvinas si acá mismo lo que hacíamos era cagar de hambre a la mitad de la población. Que para qué mierda queríamos pelear contra los ingleses en vez de quemar todas las banderas de mierda; y que mucho más teníamos en común con un borracho de mierda inglés o chino que con cualquier milico o gobernante corrupto y estafador. ¡Y torturador —me encargué de subrayar—, por si fuera poco!

Pero los tipos que se me fueron arrimando con aires cada vez más patibularios, como si me fueran a descuartizar (a mí a estas alturas ya muy poco me importaba lo que pudiera pasarme) acabaron por escucharme y luego responderme que ellos eran argentinos y que había que defender la patria. Yo ahí me calenté. «Qué patria ni qué patria —les grité—: hay que defender a las personas, a todas las personas, qué importa dónde naciste ni qué idioma hablás o no hablás; a las personas!». Ahora parecía yo el que los iba a descuartizar.

Lo interesante ocurrió en el momento en que unos cuatro o cinco ratis nos rodearon para pedirnos documentos, nombre y apellido, revisarnos los bolsos, averiguación de antecedentes; lo de siempre, en realidad, todo normal, hasta que uno de ellos le preguntó a Guido si ya había estado preso, y este, que le había estado dando a la pipa de base, la agitó con que sí.

—La última vez que me comí a cuatro ratis como ustedes; así y así —decía, tirando puñaladas imaginarias al aire, riéndose como un demente.

Lo raro fue que los ratis no se lo tomaron tan mal; apenas lo miraron, como si tomaran en consideración el estado en que se encontraba mi amigo. El cual ni de cerca parecía que se iba a calmar y la siguió agitando hasta que dijo algo de los soldaditos que defienden a su amo, o algo así, y yo, lo reconozco, miré a uno de los ratis como pidiéndole piedad, y en realidad creo que lo que hice fue alcahuetear porque el mismo se le fue al humo y entre tres lo pusieron contra el tronco de un árbol y le entraron a palazos en las piernas. Como para que se calmara, vio. Yo intenté pararlos diciéndoles que estaba muy en pedo, que lo dejaran tranquilo. Pero ni modo. Los oficiales dijeron que no podían permitir que se les faltara el respeto. Y los otros borrachos suscribieron aceptando que tenían razón.

Entonces lo ayudé a levantarse y nos fuimos a la mierda sin decir nada. Guido, trastabillando y diciéndome que yo era el único entre todos que no se había vendido. Yo le dije que eso merecía una buena ginebra para brindar y nos fuimos entrechocando otra vez hasta el chino.

Nos dedicamos a beber del botellón, sentados al borde de la fuente, esa ginebra Llave de muchas puertas que me sopla su aliento entre agrio y perfumado en la sombra de este aire inmóvil. Guido, que no para de decir incoherencias y al que no entiendo casi nada (las palabras le salen zurcidas de los labios, enmarañadas), que no para de pesadear a los paseantes, se levanta y se pone a mear dentro de un tacho. Muy bien, pienso. Guido dice que se va para su casa. Muy bien, pienso. Le doy un abrazo, le digo que se cuide. Le digo que se vaya a la mierda. Al fin solos, me digo. A la botella y a mí. Mi única compañera.

A la pensión no vuelvo ni en pedo. Tengo que ir a llevarme mis cosas, pero hoy ya es tarde. Por hoy ya tengo la cuota al tope. Voy a llamar a Ariana. Eso es, como un loco de mierda. Es el momento de volver a verla. Tengo el bondi ahí enfrente, en un rato va a ser de noche. Tengo que llamarla. Hace meses que no la veo. Al lado del chino hay un teléfono público de los chiquitos (esa especie en extinción), esos de los que no te fallan nunca. Todavía sé su número: 15-6-242-5642.

Suena… Me atiende. La conversación es breve. Tengo cuarenta y cinco segundos. Le digo que estoy cerca de su casa. Me dice que sí, que está bien. Parece contenta. Cuelgo. Parece que no todo sale tan mal. Camino hasta la esquina imaginando que acabo de hacer un gol tras dejar a dos en el piso más el arquero y cualquiera de los dos me deja: el 15 o el 65. Pero cuando lo veo venir me doy cuenta de que estoy parado en cualquier lado. Tengo que darle la vuelta al parque.

Voy sentado en el asiento de a uno, abrazado a la botella, rumbo a ese departamento donde pasé un pedazo de mi vida y que ahora me resulta tan lejano y ajeno como el sueño de un desconocido. Como si hubiera ocurrido en otra vida. Como de hecho ocurrió: en una vida pasada. Raro reconocerme en ese que fui. Raro eso de los cambios.

Me bajo en Elcano entonadito, medio en pedo. En la misma parada donde me bajaba cuando volvía de la Coope. Subo por Supery y encanuto la botella entre unos arbustos —en Belgrano no escasean ni arbustos ni ligustrinas, ni enredaderas trepando con esmero por las paredes—. En la puerta está el portero tucumano hincha de San Lorenzo que me recibe sin sorpresa. Subo y toco el timbre.

Ariana me mira con una sonrisa leve, ambigua. Tiene un vestido floreado que resalta su escote. Hay algo de reproche en su actitud. Me pregunta qué quiero tomar. Le digo que *whisky*. Me dice que no tiene y desaparece en la cocina. Me quedo mirando ese salón, los sillones de pana verde. Vuelve con dos botellas de Heineken para que las abra yo. Saco el encendedor y nos sentamos frente a frente. Brindamos. Yo titubeo y ella comienza por manifestarme su ofensa.

Yo no acabo de entender si se refiere al hecho de haberme mandado mudar, o a la separación, o a alguna otra cosa que se me hubiese pasado por alto y, por ende, olvidado. Al fin y al cabo, me digo, uno nunca sabe cómo realmente pasaron los hechos. Intento tomarme las cosas con filosofía. Ella parece al borde del llanto, pero la bronca la hace seguir enumerando situaciones que vivió y que yo ni me imaginaba.

Todas las versiones no son otra cosa que relatos que rondan o que, oblicuos, cruzan los hechos que alguna vez ocurrieron: según ella, nuestra relación había sido una de las más felices que le había tocado vivir (está diciendo mientras descruza las piernas) y yo había «abandonado el barco» cuando recién empezábamos a «de verdad conocernos»; «cuando ni siquiera hacía un año que estábamos juntos»; «desapareciste así, de un día para el otro», «sin dejar rastro alguno».

Alto melodrama, me digo. Ella vuelve a cruzar las piernas (consciente o inconsciente, inocencia o deliberación, ¿quién sabe? Parte del juego, sin duda). En ningún momento yo (y ella dice *vos,* marcando el tono donde se mezclan el rencor y la desconfianza) había dejado en claro que mis intenciones eran las de abandonar definitivamente este departamento y mucho menos a la mujer con quien lo compartía (cada vez se me hace más difícil concentrarme entre la seriedad de sus reproches, y esa visión —el alcohol hace lo suyo—: sus piernas brillosas de sol y más allá los gajos abultando la bombacha blanca); yo (*vos*) me había esfumado sin dejar ni número de teléfono, ni dirección (¿pero no había sido ella quién me había llevado las cosas hasta la pensión?), ni nada.

La había abandonado como un cobarde y un forro, sin casi dar explicaciones, y nunca iba a poder perdonarme. Y que, por si fuera poco, ella había ido a buscarme a la Cooperativa: ¡pero de ahí también «el señorito» había desaparecido!

—¡Te busqué, como una pelotuda, te busqué!

Mierda. Esto sí que no me lo esperaba. Toda mi energía está dirigida hacia mi cerebro. Algo me dice que tengo que encontrar rápido una explicación que nos haga llevar esta discusión a buen puerto. Pero el hijo de puta parece que está de paro o que directamente ya ni funciona, porque la posta es que no se me ocurre nada. O, peor, todo lo que se me ocurre mejor no decirlo, para no embarrarla más. Bueno, al menos, algo es algo. Y, además, qué querés. Me mostrás el escote, las piernas, me insinuás la concha. Yo ya no pienso con mi cabeza: la pija es mucho más convincente que la sabiola.

Lo admito: mi mente se ha deteriorado bastante en estos últimos tiempos (¿pero quién te quita lo bailado?). Las palabras que emplea Ariana queriendo encontrarle una explicación a todo el asunto son demasiado. Parece recordarlo todo con lujo de detalles y yo casi nada. No es buen augurio, tengo que decir algo. Y al mismo tiempo me consuelo: siempre existe la opción de hacerse el boludo. Como un barco lanzado sin timón y sin remos. Más bien una barcaza, en este caso. De colocar el canal de atención en modo avión y esperar que la tormenta pase, como si no fuera del todo conmigo la cosa, y esperar el momento propicio para asomar el pescuezo.

Llego a expresarle que no quería más este confort (y hago un gesto que abarca el salón). Soy consciente del absurdo de esta afirmación, pero igual ella no me deja seguir, me retruca entre impávida y furiosa «que qué confort, que acá no hay ningún lujo», y así arremete. Y sigue. Habla mucho. Yo me ahorro las ganas de explicarle (de escupirle una explicación), y no digo nada. Una vez más no digo nada. Y hago como que la escucho. Y todo porque le quiero comer la concha (definitivamente, ya no puedo pensar en otra cosa, ¿no es esto acaso una emboscada?) y porque me da pena. Dos cosas que mezcladas con la ebriedad no pueden agregar más que confusión.

Ariana insiste con eso de que quiere saber; de que quiere entender. Uno no desaparece de un día para el otro así porque sí (bueno, evidentemente, los hechos confirman lo contrario; pienso, pero sigo callado). Dice que quiere una explicación, la exige (o ¿está esperando que le explique quién es ella?, ¿que le dé una respuesta a la pregunta que ella no quiere hacerse? Puaj…, borracho de mierda, ya no sé ni lo que digo), dice merecerla. Y mientras ella vuelve con las recriminaciones y se descarga, yo intento representarme los hechos, de los cuales no recuerdo casi nada. Le digo que intentemos ponernos de acuerdo en cómo ocurrieron realmente los hechos. Por algún lado hay que empezar.

—Pasemos las cosas en limpio —me oigo decir con la voz más convincente de la que puedo hacer uso en este momento.

Una tarde, mes de julio, Ariana volvía de sus clases ya de noche, yo la estaba esperando junto a la entrada (ahí) sentado en el piso. En esto, al menos, estamos de acuerdo. Bien. Está claro que hay un montón de cosas que no le dije. No le dije que era una cheta, una conformista ni una arribista. Y que todo lo que decía me resultaba una boludez. No le podía decir eso. Era una discusión que no prometía nada y preferí callar. Una vez más, como un cobarde (como un hombre). A lo máximo que llegué fue a decirle cosas como que sus amigas eran unas caretas o que su hermano era terrible salame. O que se callara cuando no tenía nada que decir. Ninguna de esas fórmulas podían saciar lo que ella estaba esperando de mí y que yo nunca le podía dar (qué fácil, me digo, quiere que piense por ella).

Habían pasado muchos meses, además. Mucha agua bajo el puente, como quien dice. Y ahora… ¿qué? ¿Qué era lo que se había dicho en aquella charla? Imposible para mí recordarlo. Lo que sé es que quería irme. Y ni siquiera veo el interés de darle tantas vueltas. Lo único que me motiva a hacer el esfuerzo es ese camino que se abre ahora entre sus piernas (el problema de toda pareja, pienso, pretender que las cosas «salgan bien», ji ji, ja, ja; como sin contar con el odio y el desprecio, y otra vez tu cara a la mañana).

Y Ariana, al otro lado de la mesa, me dice que ella había entendido que íbamos a vivir «separados», pero no que nos estábamos «separando». Y no me queda otra que admitir que probablemente yo haya omitido ciertas precisiones o ella (¿quién puede saberlo?) había interpretado diferente a como yo había querido hacérselo saber. Pero sabiendo yo que soy un forro, es muy probable que... Y así estamos. Porque lo que dice ahora no es una boludez. Acaso como lo dice. Pero ni siquiera.

Una de las cosas que no consigo recordar es cómo carajos hice para mudarme. No eran muchas cosas, pero... ¿cómo había sido?, ¿Ariana me había llevado los libros, mi campera, hasta la pensión en el coche?, ¿o había sido de otra manera?, ¿fue en bondi? Tengo una laguna inmensa y no me da para que sea ella quien me saque de la duda.

A esta altura ya ni sé lo que ella espera de mí. Si está intentando vengarse o qué. Intento un acercamiento, pero ella me deja en claro que por ese lado las negociaciones no van a prosperar. Y yo, que no podía recordar nada de lo dicho, sabía lo que ya entonces había estado claro para mí. Y era que nada malo iba a pasarle. Yo me iba y eso era todo. Ella se quedaba en su departamento, tenía auto, obra social, familia, amigas, perro. Nada que pudiera despertar compasión. Pero no le digo nada. Ya no importa, ella me está hablando de sentimientos, de valores. De cosas en las que yo ya no creo; o al menos no de la misma manera que ella.

Y ahora ella no me iba a conceder ningún regalo. De hecho, se va hasta la puerta y me invita a retirarme. Y yo, que no sé ni dónde voy a pasar la noche, y consciente de haberme perdido la única tabla de salvación que me quedaba para hoy, bajo las escaleras a oscuras y salgo a la calle, zigzagueando como una tómbola, de una hasta el arbusto, a recuperarla a ella, la ginebra Llave.

Y botella en mano me voy deslizando contra las paredes hasta dar con la plaza del barrio. Una de las pocas en toda la ciudad a la que aún no habían rodeado de rejas. ¡Y donde ni siquiera había cámaras!

Vaya suerte la mía. La gente saca a pasear sus perros en esta noche de verano. Y yo, sentado en este banco, hasta que no puedo más y me inclino dejando la botella a un lado, mirando la noche a través del árbol, el farol más allá, los zumbidos y los trinos.

Cierro los ojos. Palabras que van hacia lo no dicho, que cruzan y se difuminan en el ocaso de mi mente:

De la bronca, alza el vuelo.
Hace falta, claro que hace falta, tomar más de un desvío;
hacerse la pregunta, si no, no pasa nada:
cieguitos confortables en sus casas.
Haga falta o no haga falta, la rueda está lanzada:
te avivás o te escarchás.
Esto no es fácil, el ritmo cambia.
La luz ya no ilumina como pensabas.
Tenés bronca, tenés miedo; se anuncia desbandada.

Frases que parecen inspiradísimas, porque no se fijan en el torbellino de la mente, entre los espirales y arabescos que dibujan mis pupilas cerradas. No hay papel a mano. Las zapatillas como almohada, bien atadas.

Me despierto y estoy bien acá. Percibo voces, el sol está alto. Debe ser cerca del mediodía. Me incorporo en el banco, me pongo las zapatillas y no puedo evitar sentirme un intruso. Me acomodo rápido, me levanto, miro, vuelvo a sentarme. Acaso estoy haciendo algo mal. Siento las miradas de esas viejas ahí al lado. Hacen lo posible por disimular su preocupación. Ninguna me mira realmente. Nadie va a acercarse para ofrecerme un matecito caliente. Mala suerte. Así es la vida, che. Bah, no. La vida no, esta vida, la normal. Esto es lo normal.

Es en momentos como este en los que te das cuenta de que todo está hecho para que las puertas se cierren (en tu puta cara). Ahora me queda ir hasta la pensión y sacar mis cosas. Mañana es Año Nuevo. Tengo que pasar por lo de Javi a ver qué onda. Puede que no te importe nada, pero los amigos son unos hijos de puta. La posta es que ahora tengo que ponerme a caminar. Pienso ir así, pateando, pero al rato cambio de opinión y bajo en Lacroze. Salto el molinete y en un toque estoy en Gardel. Se nota que es fin de año, pero la cara de ojete de la gente no se aplaca ni en días de fiesta. No es para menos. Hay depresión, soledad, pero, sobre todo, indiferencia y resignación. La cuestión de sobrevivir en este subsuelo. Una nena de máximo cinco años repartiendo estampitas de santos y postales de amor. Las va depositando en las rodillas o en el asiento de al lado. Excepcionalmente, hay alguien que los agarra directo, de mano a mano, lo mismo que los que le hacen no con un gesto; como si todo el mundo se hubiera acabado y solo nos quedaran los automatismos (bien enérgicos en el «mejor» de los casos) y el reflejo del control; policías disfrazados de civil; solo falta que alguien les diga felices fiestas.

Javier me dice que es una locura llevar la planta por la calle. Que ya está grande y que solo por el olor ya nos delata. Le digo que esperemos a la noche para llevarla, pero que mientras tanto podemos ir llevando de a poco los libros y la ropa. Esta noche ya no voy a dormir acá. Y entre saquecitos nos vamos poniendo en forma. El Oski está con toda la pieza dada vuelta. Apenas nos miramos. Parece más triste que nunca. Nadie tiene ni idea de lo que pasó. Y, al parecer, yo puedo ser uno de los sospechosos. Así que el tiempo que nos queda lo pasamos acá dentro con la puerta cerrada. Pensar que cuando llegué no había ni siquiera esta puerta.

Ahora estamos como en los viejos tiempos, tirados los dos en la cama y con la perspectiva de pasar mucho tiempo juntos. Pasaron los noviazgos, el estudio, los laburos; toda esa vida en serio que nos tuvo ocupadísimos jugando a ser adultos, y ahora estamos otra vez como al principio, con la diferencia que agregó la experiencia y con la inclusión de esta nueva aventura compartida: la farlopa. No sería lo mismo si no lo estuviéramos haciendo juntos. No solamente por la cantidad de tiempo al pedo que cada uno dispone, sino por la seguridad y la contención que otorga la confianza y el hecho de poder reconocerse en un espejo, el que prodiga el otro, el amigo, el de toda la vida.

Esto de ponerse sentimental le hace a uno ponerse medio pelotudo. Son muchos cambios como para ir digiriendo. Pero lo mejor es ponerse en marcha y dejar esto atrás. El último viaje que nos queda, y va a ser así. Javier lleva la caja con todo lo que fue quedando; papeles, medias, el equipo de música, CD; y yo voy con la maría, la plantita rechoncha y enhiesta, cubierta con una camisa azul como si fuera una lámpara. Y afuera, la calle. Las luces anaranjadas del alumbrado y la puerta vieja y pesada de madera queda cerrada. Echo una última mirada. Y caminamos hasta la esquina. De un lado, el bar, bastante concurrido ya a esta hora (debe de haber un concierto); se escucha música. Ahí es donde entran los que progresan, pienso, casi involuntariamente, los que pueden pagarse una cerveza, los que tienen o tendrán auto, los que sacarán un crédito en el banco. Y de este otro lado uno de estos bares clásicos, con los viejos jugando a las barajas y chupando vermú.

Y enfrente, cruzando Billingursth, si no veo mal, y no, no veo mal, hay dos minas, sentadas en el alféizar de una ventana. Y eso no es todo: se están pasando una botella de vino; muy buen indicio. Se lo comento por lo bajo al Javi, que va un poco más adelante, perseguido como es, y le digo que aminore un poco el paso y que se fije. Pero Javi es como un topo: achina los ojitos, pero, por más que le ponga onda, es muy chicato. No ve una mierda. Lo mismo se alza un poco en la postura (igualito que su viejo, pero un toque más rockero) y comienza a dar pasos más largos y más pausados, como sacando pecho de serio y de «yo la tengo clara».

Yo estoy afilado. Me hizo bien esto de salir. Esta forma de exilio, y las líneas, claro. No llegamos a terminar de cruzar que ellas ya nos ficharon, y la morocha (la otra es tirando a rubiona; linda combinación, un clásico) nos la agita de una:

—Eh, se mudan los pibes.

No hay nada como que la vida te sorprenda con voz de mujer. Lo digo muy en serio. Me acerco un toque hasta donde están y la evaluación es óptima. Javier se queda un poco rezagado, como a la espera, actitud similar a la de la rubia, que también hace como «yo estoy tranquila acá sentada y no dije nada».

—Sí —le digo—. Me queda devolver las llaves nada más. Y ustedes, qué onda.

—Acá, tranqui, viendo qué pinta.

(¿Es una proposición?).

—Vos, ¿qué llevás ahí?

—Una plantita —le digo—, ¿querés verla?

Y cuando alzo un toque la camisa, Javier me apura.

—Vamos —me dice.

—Yo voy a dejar esto y ahora vuelvo. Si todavía están acá y tienen ganas, podemos ir a tomar algo todos juntos.

—Dale, ahora vemos —dice la morocha y mira hacia su amiga.

Nos hacemos un gesto con la mano que puede significar cualquier cosa. Javier no puede impedirse reprocharme.

—No te podés quedar chamuyando así en la esquina —me dice.

Cuando llegamos a su habitación, sigue sin estar convencido. Es más, ni siquiera está dispuesto a volver. Yo le digo que no se preocupe, que me dé las llaves, que yo voy y las traigo. Porque es cierto que no tenemos ni un mango para ir a ningún lado, pero sí tenemos faso.

—Lo que tenés que hacer —le digo— es llamar al Brujo y decirle que nos haga la segunda. Eso es lo único. Dame las llaves.

Y voy por Humahuaca pensando en esa frase de Carlitos a Román: «Los grandes jugadores se ven en los grandes partidos». Y vaya suerte la mía que las chicas todavía están ahí, dándole del pico y alcanza con intercambiar un par de frases, en las que les cuento que nos estamos por ir de viaje, para que nos pongamos a caminar todos juntos. Yo en el medio. Me río. Estoy contento. Lo disimulo. En el peruano compramos dos vinos más. Les digo que podemos ir para el departamento porque hay que pasar la planta y porque Javier quiere aprovechar para producir.

—Es cuestión de la luna. Está óptima para el trasplante. Y, si quieren, pueden participar del ritual. Después, capaz, si pinta, salimos a dar una vuelta más tarde.

Y así, chamuyando, llegamos hasta la casa y subimos en el ascensor apretaditos, yo imaginando la cara de Javi cuando me vea llegar con estas dos preciosuras a su cuarto y tres botellas de vino tinto.

Ponemos música, picamos un cogollo (más por berretín que por otra cosa) y lo mezclamos con prensado. Decimos boludeces. Nos vamos para el cuarto del Brujo y salimos al balcón. «Cuatro es la capacidad ideal», dice Javi. Pulmón de manzana. Entramos justo.

La rubia es la que corta el silencio, el faso va de boca en boca:

—¿Les interesa hablar de política?

La pregunta nos toma completamente por sorpresa. Nos reímos los dos. Y, como nos reímos, la morocha agrega:

—Porque hay gente a la que todavía le rompe las pelotas cuando se nombra la palabra *política.*

—Que dicen que la política no les importa —dice la rubia, cómplice.

Yo fumo. Y me río. Ahora por dentro. No saben dónde se metieron.

—Bueno, ya sabemos quiénes son esos —se destaca la morocha.

—También están los que se superinteresan por la política —dice Javier— para darse buena conciencia y sentir que son responsables y parte de algo. Está un poco de moda, eso también, ¿no? Como que está el cheto que se dice apolítico, pero también está el cheto con conciencia social que porque leyó dos libritos se cree que ya entendió todo, que está bien informado y no se pierde la marcha del 24 ni en pedo... ¿A quién no le interesa hablar de política? —terminó preguntando, pitando braza.

—Hay muchos a quienes la política les disgusta —retrucó la rubia.

—Pero lo mismo pasa con muchos militantes. Son pura pose. Están de pasada el tiempo de levantarse minitas o de encontrar novio y porque no tienen otro lugar mejor donde pasar el rato.

—Bueno, es mejor que estén en la marcha a que estén en el gimnasio —dice la rubia.

—Y no es lo mismo un militante careta que un careta a secas —se envaló la morocha.

—A ver... ¿a quién votaron en las elecciones? —pregunta la rubia.

—A nadie —explica Javier—. Este dice que es porque somos anarquistas, pero la verdad es que estábamos muy fisuras y nos dio paja.

—Los anarquistas son unos cínicos en general —sentenció la morocha.

—Y encima unos tirabombas —acota Javi.

—La estupidez —digo yo— es creer, aunque sea por un rato, que el mundo no está tan jodido, que hay una esperanza.

—Yo no creo que la anarquía sea una buena opción —dice la morocha—. Sin garantías constitucionales, todo se volvería un caos total.

—Eso es precisamente lo que les conviene hacernos creer —digo, ofreciéndoles el porro entre medio de las dos—, que necesitamos inversores, empresarios, bancos, al Estado, los partidos. Es lo mismo que cuando nos hacían creer (y estábamos reconvencidos) que había un dios o que la Tierra era plana y no se movía. Que el rey era el representante de Dios y que sin la monarquía sería un caos o que te iban a invadir los marcianos. Lo mismo que con cualquier régimen totalitario. Y la amenaza es siempre la misma. Siempre el caos. El caos. Como ahora los medios de comunicaciones y los partidos, o los liberales o los nacionalistas, o la derecha más recalcitrante o la izquierda facha. ¿No es ahora, precisamente, acá y en todos lados ese tan mentado caos? Disfrazado de un supuesto orden, por supuesto. Y por eso tan perverso y tan mezquino. Siempre es asombrosa la capacidad que tienen para trucar el significado de las cosas.

—La cosa siempre es mantenernos en el miedo —dice Javier y canturrea una de las suyas—: «Para la dominación…».

Las chicas se creían que se habían encontrado con dos lúmpenes marihuanos que apenas si podían hablar de fútbol o de *rock*, pero resulta que el tiempo al pedo, a veces, garpa.

—Sí, pero la posta, acá y ahora —dice la rubia—, es que lo que vos planteás suena superutópico.

—Nadie planteó nada —digo yo.

—Ya lo dijo Luca —interviene Javi—: el anarquismo es muy lindo hasta que llega el primer yuta con un fierro y baja los primeros cien, ahí mismo se acaba la anarquía. No sería tan raro que unos locos a los que le tiren cien mangos te vengan a boicotear cualquier proyecto.

—A mí me parece muy fácil ponerse en esa postura —dice la morocha—: corte, estar contra todo.

—No sé si es fácil —digo—. No creo. Pero lo mismo… que unos sean bastante más aptos para la guerra no quiere decir que la anarquía no funcione. La cuestión al menos es empezar con la crítica. No creer que hay cosas que están bien… Como vos decís, las leyes… Ya sabemos, no hay ninguna ley que obligue a que cada cual tenga un techo, y qué comer, y la salud…, lo básico.

—Sí, pero impide que venga cualquiera y te mate —dice la morocha.

—Y permite la fabricación de armas y la especulación —sigo yo—. ¿Por qué no hay una ley en el mundo entero que prohíba reprimir a los manifestantes?

—Son políticas particulares. No es lo mismo la izquierda que la derecha —sigue la morocha.

—No sé —le digo yo—, hay veces que la izquierda fue peor que la derecha.

—Es bastante raro eso que decís, límite reaccionario —dice la morocha.

—¿Vos decís? En los años setenta, por ejemplo, estaba mucho más piola ser gay en Nueva York que en La Habana.

—Salvo si eras negro y pobre.

—Si eras negro y pobre y encima puto en La Habana de hoy o en Moscú, creo que lo único que te quedaba era la prostitución o el calabozo. O las dos.

—Ahora estás con esa de bardear a Cuba —me dice Javier, y después hacia las chicas—, pero hace unos años la defendía a muerte.

—Y hay que seguir defendiéndola —dice la rubia—. Cuba hace cuarenta años que vive con un embargo internacional.

—No creo que a los gordos del partido les haya faltado nunca el pan sobre la manteca —digo yo.

—Pero la salud y la educación son las mejores del mundo y son gratuitas —dice la rubia.

—¿Vos estuviste en Cuba?

—No.

—¿Y vos?

—Tampoco.

—A mí me parece que a todos nos sirve bastante hacernos una idea… una respuesta, digamos, a eso que queremos que exista.

—No entiendo a qué vas con eso —dice la rubia.

—Yo tampoco. «No hay proyecto», como dice el poeta. ¿Me pasás el vino?

Esto es lo mejor del mundo. El aire fresco sopla un toque en el balcón, y las chicas se dicen algo entre ellas, que yo no llego a entender, y se ríen. Lo miro a Javi y me doy cuenta de que, por el cuelgue que tiene, es conveniente ponerle onda ahora antes de que todo nos chupe un huevo. Entonces le pregunto a la morocha si quiere que nos demos un beso de humo. Y ahí nomás nos metemos lengua. Javier y la rubia se van para adentro. Nos interrumpimos para piturrear un poco más. Después entramos. Del otro cuarto se oye Zeppelin bastante al palo. Acá, en el cuarto del Brujo, hay un cuadro en la pared con la cara de un *clown* triste.

Nos sacamos la ropa, nos acariciamos. Y, aunque siempre me gustaron las combinaciones desiguales de corpiño y bombacha, acá hay algo que no está pasando. Y eso que la morocha tiene flor de cuerpito. Es raro. Ella me dice que no, que paremos, y me aleja con un gesto. Yo, sin muchas ganas de insistir, aprovecho para ir al baño. Al regresar, la situación es todavía más extraña. Estamos casi en bolas (bombacha negra, calzón a rayas), como si nos conociéramos o como si nos deseáramos. Pero me parece que nada está más lejos de la realidad. La real-realidad, esa que tiene la cualidad de refregarte tu estupidez y tu insignificancia. Los dos quisiéramos que fuera de otro modo. Y, aunque no sabemos cuál es, acabamos por desnudarnos.

Del otro cuarto nos llegan los gemidos de la rubia, que van aumentando los decibeles a un punto increíble. Yo ni cerca estoy de alcanzar semejante *score*. La morocha, por más que se esmera, y alcanza a pegar algunos alaridos (y yo veo que se esmera en sostenerlos, que finge), no puede durar. Porque yo no me aguanto (me repito la formación completa de Boca 98: Córdoba, Ibarra, Bermúdez, Samuel, Arruabarrena; Pepe, Chicho, Cagna; Román; Guillermo y el Loco) y me vengo en espasmos breves. Se acabó lo que se daba.

Intento una excusa. Como para salvar la situación. Le digo que hace poco (ayer nomás) tuve un sueño en el que dejaba embarazada a una piba. Le explico que es eso lo que no me deja concentrarme.

—Pero si tenés forro —me dice ella.

Del otro lado, los gritos son estrepitosos. De este, nos pasamos la botella, como dos desconocidos, metidos por un equívoco azar dentro de la misma habitación. Los mismos que hasta hace un rato parecíamos los más interesados en que esto ocurriera. Pero nada. Ella parece dormirse bajo las sábanas. Yo salgo al balcón y me prendo uno. Está empezando a clarear. Entre los edificios, pasando Gallo, se vislumbra una luz rosada. Vuelvo a mechar el porro y me digo que la vida es una reverenda mierda. Y me río con una sonrisa triste, cansada, algo patética, y vuelvo a pitar.

Los pibes, desde la esquina, rumbeando hacia el parque Centenario. Es la noche de fin de año. Y hace calor. Algunos ya se sacaron las remeras. Hay como una euforia en el aire. Hay combustible para rato y del más variado. Botellas de cola cortadas con fernet. Cortadas con navaja, con dobladillo, para que no corte los labios. Nano va adelante, el paso largo, decidido, tatuaje que le cubre casi toda la espalda, pantalón Adiddas negro. Yo voy chamuyando con Guido. Más atrás, y por la calle, el Brujo y el Bola malabarean caminando. Javier, Rama y el Chori se pararon un toque para armar.

Primera parada, plaza Almagro. Ahí están los muchachos, las chicas, preparándose para arrancar a algún lado. Nos quedamos un rato con ellos. Algunos más que se suman. Ya somos alta banda avanzando por las calles, separados, en grupos, yendo juntos.

Otro año que se va al carajo.

—Qué queda por aprender, che.

—Nada, loco. Hoy es fiesta —me dice Guido, con esa forma que tiene de responder al toque, despierto, y bien loco. Antes de salir, me hizo las rastas con un par de agujas en el medio del cráneo (rapado a los costados) en el cuarto de Javier, escuchando Sumo (duelen, sobre todo las raíces). Nos pasamos la ginebra y medio cartón de bicicleta bajo el paladar.

Los churros siguen girando entre chistes y carcajadas. Alguno canta, otro aplaude, los golpes resuenan en las persianas. Nano anuncia que trajo falopa. Rama aportó los aerosoles en el fondo de su mochila. Euforia total. En algún momento, nos separamos de los de la murga (que no quieren quilombo; ¡pero es la noche de fin de año, che!); y en la entrada de un edificio nos sacudimos unos saques y nos frotamos las encías. Qué delicia cuando se empiezan a frotar los dientes y los labios, ese lento mandibuleo y la lengua que se pasea con fruición por las encías. Las manos, febriles.

Javier desparrama una frase en el asfalto con aerosol blanco (obsesión por las letras del Indio; las paredes de su cuarto, tatuaje en el pecho y en el antebrazo); Chori diseñó una chala en el friso de una casa; Nano, el nombre de la murga en un muro; yo, una *A* negra en la vidriera de una inmobiliaria. Cada cual con su delirio. Es el último día del año, un día como cualquier otro.

—«¡Pero no!» —grita Chori, sacado—. «¡Mejor no hablar de ciertas cosas!».

Y alcanza con eso, para que nos pongamos todos a agitarla con esa canción.

Cuántos días como este pasé solo, o con mi familia, más que solo.

En la parte más alta del *skate park* instalaron unas consolas, unos amplis, unas violas. Hay alto bardo, mucha gente. Suena el griterío, el *ska*, un acorde saturado.

Todo comienza a ser un poco confuso y, al mismo tiempo, hiperreal. Como un subidón de adrenalina infernal. El parque está todo cercado. Vamos bordeándolo; algunos se trepan y pasan. Una de las rejas ha sido derribada. Por acá podemos entrar. Yo ni veo la reja y alguien que va adelante la pisa y en un movimiento extraño hace que esta se levante, de tal suerte que una de las puntas se me clava en la axila y, en el ademán por zafarme, me hace un tajo que me atraviesa el pecho.

Lo raro para una persona particularmente impresionable con la sangre y el dolor es que esta vez no sentí demasiado. Llevaba la remera colgando del hombro y, al notar que la sangre me corría por el pecho, la fui utilizando para limpiarme. Lo que me llamó la atención fueron las miradas de los pibes y de la gente que nos íbamos cruzando. Y no era para menos. Literalmente, un tajo me atravesaba una parte del pecho. Pero en este momento es que como si le estuviera ocurriendo a otro. A mí mismo, en mi cuerpo, y es la prueba de que me la banco, de que soy un duro.

Otro trago largo de ginebra. *Fuck you* sonando a todo volumen. Días y noches donde las ansiedades se intercambian por emociones fuertes. Fácil de entender porque muchos mueren jóvenes, en la cresta de la ola, antes de llegar a conformarse. La vida intensa entre lo terrible y lo absurdo. También de las palabras que intentan controlarlo todo; el amor como el espanto. Saltar la reja puede ser la escapatoria. Aunque después tengas otra, y otra más, y se te ensarten de prepo.

Todo lo que ocurre a partir de acá será imposible para mí recordarlo.

En un momento, trepé la rampa del *skate park* y la estuve agitando con unos locos que se ocupaban de la consola; ahí arriba me encontré con el Gordo Edú, cumpita de la primaria, y chamuyamos un rato, pero todo queda como si hubiera pasado en un sueño; y, entre otras cosas (tirarme en el pasto, pelearme a empujones con un guaso por una razón desconocida), aparece la escena en la que estoy hablando muy animadamente (aunque todo en esa noche aparece como muy animado y excitante) con las novias de Nano y del Chori.

La verdad del asunto es que yo no sabía cuánto de novias tenían cada una de ellas con respecto a los pibes. Eso lo supe más tarde, al momento de la apurada. Y, además, en ese momento yo ya no estaba para hacer ningún tipo de distinciones morales. Si una chica se me acerca y se pone a hablarme, yo le hablo. Y, si encima la chica me gusta y el atractivo es recíproco, mierda qué iba a andar preguntándome si la tal persona pertenecía o no a quien quiera que fuera.

No es la primera vez que tengo problemas de este tipo. Me ha pasado otras veces, y más si estoy en pedo. Hay veces en las que he llegado a cuestionarme por esta incapacidad mía de estar cerca de una mujer sin pensar en coger. Creo que es algo que me excede. Por más que intente el personaje de la cordialidad, del tipo civilizado, amistoso, interesado en la conversación, por dentro me corroen frases, imágenes lúbricas que poco tardan en traerme entuertos. Como ahora. Y lo peor es que no voy a recordar nada. O casi nada.

Cosas raras de la mente. Uno sigue con su cuerpo —y con su mente—, pero en el registro nada queda, cero, *black out* total... Desde la llegada al parque un par de horas antes y hasta el amanecer, no podría precisar más que algún detalle perdido, y encontrado, como un otro azar de la memoria. Lo demás es como si no hubiera ocurrido. O, mejor dicho, como una escena o una película que uno ha disfrutado, pero que pasado cierto tiempo le resulta imposible recordar (por lo demás, uno no está obligado a recordar: muy pretencioso ha de ser eso de aferrarse, de amarrocar a toda costa).

Es el amanecer y la tensión ronda entre los pibes. Yo ni siquiera me pregunto qué carajo está pasando. Recién cuando Nano y Chori me encaran, yo entiendo que me están acusando de algo. Y, aunque me apena lo que oigo, no le doy mayor importancia. Demasiada adrenalina como para detenerme a pensar en reparos ideológicos. Les digo algo sobre la propiedad privada, sobre el respeto de los códigos y de los problemas que siempre ocasionan las mujeres entre los amigos. Aunque ellos no son mis amigos, apenas nos conocemos. De hecho, están acá para pegarme, pero no me importa, y, sin duda, el tajo en el pecho impresiona a cualquier interlocutor, porque entretanto yo sigo con la herida al aire y la remera al hombro, como blandiendo una afrenta.

Hasta que un golpe de timón distrae mi atención. Hay un tipo de unos treinta años que está en conciliábulo con Javier y el Bola. Por la forma en la que hablan, por la cercanía, se nota que algo están tramando. Yo hago el intento de acercarme con un argumento cualquiera, pero Javier me corta en seco:

—Tocá de acá —me dice.

Entiendo que la hostilidad, esta vez, se debe a que se está tratando un asunto importante. Entonces vuelvo junto a los otros y les comento que en un rato podemos arrancar para mi casa. Mis viejos se fueron a la costa y yo tengo las llaves. Cuando el tipo de la mochila se despide, nos encontramos con que Javier tiene entre sus manos cuatro bolsitas que el hombre le ha regalado, haciéndole toda una historia hiperbajonera, de que esta vez, y para siempre, se rescataba, volvía con su familia, con su mujer y con sus hijos, que ya no quería más rola. Todo increíblemente solemne y milagroso. El sueño del pibe.

La invitación toma otro matiz y arrancamos en banda. Somos ocho los monos, cruzando Díaz Vélez en desparramo, con el sol entrando allá por el fondo.

Calle Yatay, piso doce, tres ascensores. Pegado a la vía del ferrocarril oeste. Departamento D; de dedo, como aclaraba mi vieja. Temblando cada vez que pasa el tren. Ese lugar que nunca fue mi casa, pero que, apenas la puerta abierta, me invade la sensación de lo conocido. La puerta cerrada siempre con triple llave; la estricta prohibición de invitar a quien quiera que sea; Radio Rivadavia a tope desde la mañana; televisión los domingos. En una habitación, los viejos; en la otra, mi hermana y yo; cama marinera. Hasta que me fui con Ariana.

Los pibes se instalan en la cocina, trayendo sillas del salón y de los cuartos. Un cielo diáfano emergiendo desde los ventanales. Yo, poniendo el casete de *La Mosca y la sopa*, ya empezado, del lado B. Acodados en ese mantel de hule floreado, fumando Phillips, Malboros, Next; pasando la birra, ojerosos, cansados. Ese sentirse como en casa de repente y en confianza. Parte de algo. Sin decir nada, pero pudiendo decirlo todo.

Javier toma un plato del escurridor, abre una bolsa y pregunta quiénes son de la partida. Levanta la vista, degustando con el meñique; «Mmmh, gustosa», dice; y cuenta a ojo: cinco.

Nano pregunta si hay una guitarra en la casa. Y lo extraño para mí, o por lo menos lo que me hizo caer en la evidencia de la situación, fue que Nano, al formular la pregunta, inmediatamente arrastró su silla hacia atrás y se puso de pie listo para ir donde le indicara. Como para no molestar, vio. O quizás se levantó para otra cosa. Pero para mí ese simple detalle tuvo el efecto de una revelación. Como si la naturalidad con la que Nano asumía que en una casa tuviera que haber una guitarra, se encontrara no solo con mi negativa, sino con el desconcierto de experimentar no ya algo que siempre supe, sino con verme desprovisto de un análisis previo que explicara esa ausencia. Una de esas verdades simples que se ofrendan al filo de la madrugada, un primero de enero, en Almagro. Por supuesto que dije que no. Que no había. Y lo dije con un aire de ofensa, de vergüenza, que seguramente ni Nano ni ningún de los pibes percibió.

Entonces recordé que el único instrumento de música que había en toda la casa era una flauta dulce que debía de estar en algún cajón, acaso rota, de seguro desafinada, que había quedado allí desde la época en que en la escuela primaria nos adiestraban para tocar el himno. Para mis padres, tener un instrumento de música representaba una completa inutilidad. No había tiempo para eso. En esa casa siempre había que estar ocupado en algo útil. La peor falta era no tener nada que hacer, el ocio. Y la música no era más que un entretenimiento.

Cinco líneas oblongas y rechonchas, y el plato pasando sobre la mesa, como una ofrenda.

—En el nombre del Indio, del Diego y de toda Colombia —dijo Nano.

—Arem —exclamó Guido.

—Menos minitas que una película de guerra acá —dijo Javier.

Cuando los pibes se fueron yendo, yo me quedé con Guido, y, juntos los dos, arrancamos para el lado del parque Rivadavia. Pasamos el túnel y Guido mangueó un helado en Freddo. Es el primer día del año y pintan cosas raras.

Hablamos de Pablo Lescano, sentados en el pasto, cada cual con una lata de birra en la mano. Lo comparamos con el *rock*, aunque son dos cosas muy diferentes. Difícil encontrar puntos de encuentro, pero quizás no sea más que una falta evidente de apertura musical, de esa necesidad por levantar fronteras. Tan básico como identificarse contra un otro. Si sos del *rock*, no podés ser de la cumbia.

Algo que Guido asocia con lo que venía haciendo. Sacando un pucho de una cajetilla de diez, dosificando, así, el vicio del tabaco, me explica que, para él, los malabares, combinados con el circo y con la danza y el teatro, van armando una disciplina donde congenian diferentes vertientes de expresión. Más heterogénea, liberándose de los encasillamientos que pretenden amarrala. Y que, para ello, el único inconveniente que encontraba era que en algún momento iba a tener que prescindir de sus rastas.

Todo esto es bastante nuevo para mí. Aunque coincidimos, eso sí, en la inquina. En esta bronca creciente. En el deseo de gritar inconformidad. Como un vómito punk al rostro de todas esas máscaras, empeñadas en poseer la verdad. Tanta perversión que asusta. Que viene de adentro, ese policía viene de adentro, la cárcel la han instalado adentro. La estupidez, la castración, la ceguera. Y de tanto repetir que es el mejor de los mundos posibles, en una de esas, es muy lógico que uno termine creyéndoselo.

Impulsos que rebotan, deseos como saltos, muchas veces contrarios. Gritar, apretar los dientes; y la impotencia, la imposibilidad lacerando por dentro, como ese impulso extrañísimo que te invita a provocarte dolor solo por sentir algo, salir de la desesperación, pasar a otra cosa. Para que pase algo distinto que la misma calle, la misma gente, las mismas palabras, la misma absurda incomprensión queriendo asimilarse, confortarse, entrar en la norma y dejar afuera todo lo que sea diferente (y, a lo sumo, «tolerarte»).

Por eso tantos otros que quedaron en el camino. Porque la longevidad es parecida al conformismo. Que explote, grita una voz, que se haga el caos de una vez por todas. Por una vez, la soledad. Ese lugar propio.

Y estas conversas que se van trenzando, entre tragos de birra y primero de enero, dudamos hacia dónde dirigir nuestros pasos o quedarnos acá. En esta ciudad ajetreada. Optimista. Porque hay sol y un pibe que se acerca para pedirnos una moneda y acaba por sacar un sanguche de su mochila y ofrecérnoslo.

Un sanguche de milanesa. Mitad y mitad. Una delicia.

Acabado el sanguche, las manos por el pasto, buen erupto sostenido y de vuelta a andar.

SEGUNDA PARTE

Cuando al final el viejo bujarra me rajó de la librería, no me quedó otra que buscarme un lugar —que no fuera volver a lo de mis viejos; ¡no, eso nunca!— porque el vejete se había cansado de mis llegadas tarde, mis ausencias injustificadas —¡vivía al lado!—, mi falta de motivación, de emprendimiento y otro montón de argumentos que el exseminarista utilizó para justificar mi expulsión y que bien podría haberse ahorrado —siempre tan celoso de las formas—, ya que yo me las conocía de sobra y solo estaba esperando que me dijera cuánto me iba a pagar y hasta cuándo podía seguir ranchando en ese depósito; porque en la volada yo estaba perdiendo el puesto (diez horas por día, sábados y domingos incluidos) y el cuartito anexo donde ya me había acostumbrado a acumular junto al colchón pilas de brolis, una lámpara y un equipito de música.

Más de una vez el Cristo-gay me había apurado contra los anaqueles suplicándome «un besito nada más», seguidos de ataques de histeria que según él eran provocados por mi inconstancia y mi inmadurez, términos que jamás yo puse en entredicho, y todo por no admitir de una vez por todas que el tal Jesús guardaba relaciones carnales con sus discípulos, algo que todo el mundo, por más idiota y necio que sea, sabe de sobra y no le costaría nada admitir.

Pero antes la liquidación; casi toda en libros (a elección, tres cajas llenas, era eso o nada), que yo a su vez podía salir a vender (gracias por el consejo, viejo puto reprimido) o conservarlos con la esperanza de leerlos algún día, mientras que por lo otro debía desalojar el local lo más pronto posible, lo que me hizo, sí, sabelo, volver al lugar y con las personas de donde me había ido con la convicción de nunca más volver.

En fin, volví a lo de mis viejos cargando las cajas de libros, entrando en ese espacio conocido y completamente ajeno; en esa habitación de toda la vida, la misma cama marinera desde siempre con mi hermana, sintiéndome el imbécil más imbécil del mundo. Un grito en silencio, ¡aaaaaah!, una mueca deforme que resume muy bien todo el asunto. La vida, además de dramática, es patética, absurda y un montón de adjetivos más que te llevan a caer una y mil veces.

Estás queriendo ir para un lado, reconvencido, y resulta que hace rato que estás yendo para otro; o al revés, todo al revés, dando rodeos; no querés ir para allá y te negás, y justo ahí donde no, es donde sí; como fue que pasó esa noche, un par de semanas después, que me sacó a bailar y que me sacó de ahí.

Un miércoles o un jueves, no recuerdo bien, era el cumpleaños de mi hermana y, como no podía ser menos, había «decidido» celebrarlo en uno de los boliches de moda, como para entrar bien en el *trip snob* del mal gusto, y del consumo, y de la norma; y yo, ya se ha visto, tengo toda una amalgama de prejuicios siempre a la mano (lo mismo que hace todo el mundo, solo que suelen llamarlo valores, ideas o principios), sobre todo cuando me sirven como argumento para no ir donde no quiero ir; y como ninguno de los pibes aceptó segundearme (ni Javier, ni el Griego, ni mucho menos el Pelado), acabé claudicando cuando mi hermana sacó a relucir, una vez más, la coartada de la fidelidad fraternal (al borde de las lágrimas e indignada), y yo, no queriendo aceptar ni asumirme como el hijo de puta que soy, fui.

Fui a encerrarme entre luces y espejos, tragos infectos y *pizza* chicle, para acabar entablando una especie de intercambio (la música, además de horrible, alcanzaba decibeles de espanto) al oído de una de las amigas de mi hermana (desprovisto de cualquier pretensión) que a su vez se reía y me miraba con sus ojazos castaños de gata (sin que yo diera demasiado crédito al hecho de que estábamos empezando a jugar), chiquita y tetona, rubia, de labios finos, cejas espesas y nariz en punta; hermosa en el sentido que dicta el canon, lo cual, justamente, terminó jugando a mi favor, ya que me permitió comportarme como si no fuera conmigo la cosa (me resultaba lógico y en toda regla que una mina así, además, diez años mayor, no se interesara en darle cabida a un pendejo como yo). Para resumir y hacerla corta, en menos de una semana ya me subía a su Peugeot 206, a su departamento en Recoleta y a su cama.

Todo indicaba que no, pero sí. La puta vida otra vez haciendo lo que puede con lo que le sale. Y así yo empezaba con Ariana.

Primero quise impresionarla hablándole de Nietzsche (a quien no había leído) y del eterno retorno, mientras ella me arrimaba la piernita en un bar de Palermo, hasta que (yo seguía sin esperarlo) me llevó a su departamento (porque llovía); que al final no era de ella, sino de una «muy» amiga de gira por Europa, donde constaté que su cabellera blonda eran extensiones y sus enormes tetas habían sido operadas, en Múnich, ciudad en la que había residido y donde se había casado con un alemán, acumulando fotos sonrientes y trofeos, hasta que una madrugada sorprendió a su Peter metiéndole lengua a una colega sobre la mesada de la cocina, hecho que se sumó a una tendinitis crónica en la mano hábil —la izquierda—, obligándola a abandonar los circuitos y regresar a la Argentina.

Volver, como cantaba el Mudo, a lo de sus padres, entre piscina y depresión, incrédulos ahora de ver aterrizar en su casa del *country*, allá por el Nor-Delta, a su hija mayor con este espécimen de la mano.

Ahí anduvimos de visita hasta que el aporte de los sucesivos hurtos en el vecindario, a saber, un telescopio, dos ordenadores portables, más otros objetos menores todos redituables en el compra-venta de Cabildo y Monroe, nos procurara un viajecito a la costa, a Mar Azul, donde nos instalamos en una canadiense enorme y pesadísima confeccionada por el viejo de ella en los tardíos años setenta. Y donde pensábamos pasar una o dos semanas a lo sumo. Pero, una vez que entendimos lo del cambio de fechas en el cartelito del *camping*, 15/01 lo cambiábamos por 25/01; para luego garabatearle un 05/02, acabamos pasando un mes y medio entre médanos y pinos.

No teníamos vecinos cerca y habíamos encontrado un lugar bajo los árboles, a la sombra y a menos de cien metros del mar; la pasábamos leyendo; yo, una *Historia Universal* que en realidad era la historia del centro de Europa y que a lo máximo se extendía a otros lugares del norte del mundo; y ella, *Amor y anarquía*, que yo le había pasado, pretendiendo transformarla lo más pronto posible al servicio de la causa; comiendo, bebiendo, cogiendo como salvajes —o más bien como deportistas—, fumando porro, hasta que al fin coincidimos, una mañana, así, de puro aburridos y porque no nos quedaba ya casi más guita, de que era hora de volver y que ya estábamos listos para vivir juntos.

Que más o menos era lo que veníamos haciendo desde aquella noche bolichera, salvo que ahora encontramos un cuarto de pensión por Villa Urquiza; y aunque ella dijera que era solo hasta que apareciera algo mejor —la cocina y el baño eran a compartir—, para mí era todo un lujo, y sin dar demasiadas explicaciones me despedí una vez más de mis viejos y de mi hermana, sin siquiera dar la dirección a donde me iba —tampoco me la preguntaron— y siguiendo el mandato que había escuchado desde siempre: «Si no te gusta, ahí tenés la puerta». Metí mis cosas en un bolso —los brolis todavía seguían en las cajas— bancándome el único consejo de mi viejo: «Vos ya tenés una mamá», alguna que otra mirada de decepción, de mi vieja o de mi hermana, mezclada con alguna pregunta-reproche, y me mandé mudar.

Ariana siguió dando clases de tenis y yo me conseguí una changa en un local de comida rápida al lado de la ORT fritando congelados que no me duró ni tres días completos, ya que a la mitad del tercero salí a fumarme un careta a la vereda, y así, como quien estira las patas, me fui alejando hacia Díaz Vélez y, una vez que doblé en la esquina, si te he visto no me acuerdo, ya no volví la vista atrás.

Lástima que me dejé la mochila con las llaves, *Los siete locos* y una campera bajo el mostrador, y que, por supuesto, ese día no lo iba a cobrar, aunque total, ¡por la mierda que pagaban!, con la perspectiva de toda la tarde libre en un día que había empezado encerrado bajo luces de neón y olor a fritanga; nada mal si se piensa que en una hora y media Ariana ganaba lo que a mí me llevaba todo el día y que su respuesta, cuando al fin se lo dije, fue que no me preocupara, que pronto iba a encontrar algo más acorde con mis intereses.

Y así las cosas, no me preocupé más que por hacer un doble de las llaves, y de toque me dispuse a encontrar mis intereses *in this moment*, que en definitiva resultaron ser muy simples, digamos, como sentarme en la cama con un libro sobre las piernas o a un costado —de Henry James, por ejemplo—, pero sin leerlo, mirando hacia afuera las hojas de un árbol que se alzaba desde la vereda y así pasar las horas, poner un CD de Los Redondos y esperar que Ariana llegara o salir.

Caminar por esa parte de la ciudad desconocida, muchas veces por la noche, sin rumbo; con porro, con el *walkman*, llegando hasta al cementerio, bordeándolo, parándome donde me diera la gana, a mirar un afiche, o un mural, una pintada; o simplemente a la gente, y mirar y caminar, hundiéndome en la madrugada, en el desconcierto, y también bailar, reloco, en el medio de alguna calle desierta.

Hasta que, una tarde en que yo miraba la copa del árbol que ya comenzaba a amarillear al otro lado de la ventana, Ariana entró en la habitación agitando el *Clasificados* con un anuncio subrayado que decía: «Depto., 2 amb. C/salón, cocina, hab.; 2p, Saint-Exupéry, Belgrano». «Buenísimo», exclamé; ya había llamado y en media hora tenía encuentro con la dueña.

Estaba contenta y no le importó o hizo como que no le importaba cuando yo le dije que tenía que encontrarme con el Pela en Constitución para buscar unos libros en La Plata; y, sin demorarse más, se pegó una ducha, juntó unos papeles, se vistió, me dio un beso y se fue.

Tan rápido pasó todo que, cuando volvió, yo todavía estaba ahí. Y no solo se sorprendió, sino que también se alegró y me saltó al cuello y me dijo que era hermoso, con un gran ventanal y una biblioteca empotrada («para los libros de mi amorcito»); y la calle también, divina, con adoquines, farolas, canteros y hasta una garita a media cuadra; en fin, estaba encantada y en dos días se volvían a reunir para firmar los papeles y, si todo estaba en orden, nos harían entrega de las llaves.

Ella misma se ocupó de todas las cuestiones prácticas —conseguir la garantía, los recibos de sueldo, la firma del contrato—, todas las que se necesitan para alquilar una vivienda en regla con la ley. Y, desde ya, lo más importante: poner la tarasca. Y cierto es que, más allá de los normales inconvenientes que este tipo de transacciones acarrean, ninguno le había ocasionado un gran malestar. Al contrario, diría. Fue más bien como un ritual de pasaje a la vida adulta. Por segunda vez, si se quiere.

Además, para mí era imposible conseguir ninguna garantía de nada. Mis viejos, casi que único recurso en estos casos, definitivamente no confiaban en mí. Ni siquiera estaban al tanto de que iba a mudarme otra vez. Los pibes no tenían nada. Y el resto, ya se sabe, sin empleo, sin dinero. Sin siquiera la voluntad de ponerme a visitar departamentos, ni mucho menos inmobiliarias, había dejado todo en manos de Ariana. Manos aguerridas, pequeñas, pero ágiles. Adaptadas a la vida. Porque, al fin y al cabo, era ella la que tenía la guita, las amistades con recursos y, sobre todo, las ganas de hacerlo.

Yo, por mi parte, no demoré demasiado en encontrarle el gusto a dos de mis aficiones predilectas: el sofá y deambular por las calles del barrio en esas horas en que la ciudad parece reposar y las calles son propicias a los ritmos lentos (aunque vertiginosos) y a los personajes raros. Hasta que un par de veces me detuvo la policía. Me palpaban, me revisaban los bolsillos, me hacían preguntas. La inseguridad, claro. Más teniendo en cuenta que en esas calles abundan las mansiones que parecen habitar en otro mundo. Y a mí no me conocían y era evidente que no era de ahí.

Entonces decidí encontrar algo que justificara mi deambular nocturno. Chicha, la perrita de Ariana, amarrada con correa, era el pasaporte ideal. Una *cocker* negra, oriunda de Las Canarias y temerosa de los gatos. Así, ya no iban a poder confundirme con un delincuente.

Al menos, no a mí, pero sí a los amigos que se aventuraban hasta ese barrio del norte de la ciudad y tuvieron la suerte de perderse y ser inspeccionados por el cabo de turno. Todo muy normal y en perfecto orden.

Entretanto, Ariana siguió decorando el departamento. El salón lo habían dejado amueblado con unos sillones antiguos de pana verde, mientras que yo había llenado los estantes empotrados con todos mis libros ordenados alfabéticamente. Todos autores muertos. De Bakunin a Proudhon, pasando por Camus y Fontanarrosa. Y, detrás, la lata de porro. Sembrado, cultivado y prensado en la hermana República del Paraguay.

Al principio todo estuvo bien. El tiempo de conocerse, la mutua novedad. Yo conseguí que me emplearan en la Cooperativa de la calle Franklin como mozo del bar, aunando de alguna manera la militancia con el laburo —algo que hacía tiempo que venía queriendo—, y por las tardes me tomaba el bondi hasta Ciudad Universitaria —donde cursaba el ingreso— y antes de entrar bajaba hasta el arrollo y pegaba un par de secas. Después, entraba en una de las aulas del subsuelo —oblongas y grises como hangares— y, sentado en una de las sillas del fondo, leía a Borges o a Felisberto Hernández, preguntándome, en los momentos de mayor entusiasmo, si esos dos estaban completamente locos o si también eran altos marihuanos.

Los fines de semana hacíamos el amor, veíamos películas, comíamos empanadas y hablábamos de cosas que muchas veces ella no entendía y que yo podía explicarle.

***

Faltaba poco para el mediodía y ya me había pegado un auténtico desayuno gaucho-rasta, meta porro y amargacho, y estaba listo para salir..., bueno, listo es nada más que una expresión. Porque la verdad (si es que existe algo tan contundente) es que no estaba listo para nada y que me quería matar.

Ariana se había ido temprano para sus clases de tenis y yo me había pasado buena parte de la mañana leyendo *El apóstata*, un cuento de Jack London que me había dejado aplastado en el alma y en el sofá, frente al inmenso ventanal pulmón de manzana donde se alineaban ahí abajo prolijos jardines con piscina y hasta árboles.

En fin, que salí del edificio casi arrastrándome, chalina al cuello y manos en los bolsillos, saludando al portero con una inclinación de cabeza, y el aire fresco alcanzó para despabilarme un toque y empujarme calle arriba, craneando —con los ojos semicerrados— si la célebre frase no podría haber sido «lo invisible es esencial a los ojos», y me pregunté si a alguien ya se le había ocurrido, y no me reí —no era para tanto—, pero me alcanzó para respirar; cuestión de no dejarme aplastar y que el hecho de sentirme un imbécil no me sumiera en la inercia y en no ver a nadie durante todo el puto sábado.

«Vamos, che —me dije—, que no decaiga». Frase que, una vez más, sonó hueca, como si en ese momento me diera exactamente igual si las casas se derrumbaban o explotaban y yo con ellas, o si, al contrario, perdieran la gravedad y se pusieran a flotar —como globos o como pedos—, y seguí porque había quedado en encontrarme con el Pelado cerca del autódromo, y la necesidad o la obligación —que viene a ser lo mismo— me hicieron cruzar Los Incas y su bulevar (la tierra blanda y húmeda bajo el pasto) y detenerme recién junto a la parada del 80 a esperar —ya era algo—, viendo las hojas agitarse y caer, suspendidas, planeando, dando vueltas en sí mismas, hasta posarse, inertes, junto a montones de otras.

Cuando llegó el bondi, alcé la diestra y con la otra manoteé las monedas que tenía en el bolsillo trasero, y subí, le indiqué mi destino al chófer y noté que allá en el fondo alguien me junaba con insistencia.

Era el mismísimo Pelado. Alta coincidencia. Metí las monedas en la ranura, agarré el boleto y me fui bamboleando por el pasillo hasta dejarme caer en el asiento de al lado, rozándonos las mejillas y palmeándonos mutuamente la espalda.

Durante unos segundos, nos quedamos así, mirando para adelante, como si constatando la casualidad quisiéramos comprobar que el colectivo siguiera el itinerario esperado. Y a mí, que por supuesto me intriga la presencia del Pelado en este bondi, me pregunto pero no digo nada, lo dejo venir, tranquilo, como si ya lo peor hubiera pasado.

El Pela, hay que decirlo, es un tipo muy raro. Con su tupida barba y su calvicie que le alarga la frente hasta la mitad del cráneo, y después el pelo enrulado, amarrado con una coleta mínima; profesor de Filosofía, artesano, guitarrista en colectivos y trenes, okupa, fumador empedernido y ansioso pedaleador de una Singer invisible, me ofrece, como una respuesta a mi mirada interrogativa, un pícaro y ojeroso:

—No pasé por casa anoche.

Por casa se refiere al lugar donde vive con su madre, en uno de los *monoblocks* que están cerca de la cancha de Vélez; él, en un cuarto diminuto atestado de libros hasta el techo; mucho Platón (dice haberlo leído todo), Hegel, Heidegger, Althusser; y doña Isabel, en un sofá cama en el exiguo salón, con cinco o seis gatos, tres o cuatro perros —dependiendo de los días—, y un lorito al que le falta un ala, donde el tufo que se desprende es una mezcla de pelos, tinta, humo de sahumerios, excrementos y tabaco frío; y, dado que no estoy de humor para tanto enigma, deduzco que, si me lo dice así, es que tampoco pasó por lo de Pepa —otra loca irredenta, mezcla de personaje dostovieskiano y Nina Hagen—, y le digo más o menos en el mismo tono de intriga:

—Entonces, tampoco venís de lo de Pepa.

Y él, agitando el dedo índice contra su pecho, como un limpiaparabrisas, me dice:

—Vengo de Saavedra, ahora te voy contando. Tenemos tiempo, ¿no? Vos, ¿cómo andás?

—No sé —le respondo—, remando.

—Yo me dije: seguro que si me tomo el 80, me encuentro con la Rubia. Hace días que me vienen pasando cosas así; no sé cómo decirlo, coincidencias, cosas que encajan…, a vos te debe pasar también, ¿no?

Y yo le hago que sí con la cabeza, que sí lo entiendo, pero sin aclararle que a mí, cuando me pasan esas cosas, lo primero y, en definitiva, lo único que se me ocurre es pensar en algo así como un complot; en gente detrás tramando secuencias —y que muchas veces es él uno de los conspiradores— para atraparme en una red bastante macabra, que no es más, y a veces, lo sé, que paranoia pura y dura, pero que no puedo evitar; y solo le hago que sí, que sé de lo que me habla.

—¡Y acá estás! —me dice el Pelado jubiloso, tan orondo como si la vida fuera una fiesta y él, uno de los convidados de honor.

A mí me gustaría, realmente, contagiarme de su ánimo. Pero la verdad es que me siento como un trapo de piso. O ni eso. El cuento del guachín al que le arrancan las frazadas de madrugada, en pleno invierno, con una rebanada de pan como único sustento, para que vaya a yugarla a la fábrica; sumado al hecho de no haber desayunado yo mismo, me está empezando a matar, lo siento, y todo, empezando por mí, me resulta de una rareza tétrica.

—La cosa es así —engrana el Pelado, quien por suerte no necesita que lo incite demasiado para que se decida a soltar la lengua—; ayer teníamos reunión en casa del Topito…, ¿lo tenés al Topito, no? El de historia, el de la Mariateguí, ¿te acordás? Con el que veníamos armando el proyecto del programa de radio…

—Sí, claro —miento.

—Bueno, ayer nos juntamos después de dar diez mil vueltas, como siempre; que uno no podía, que el otro no sabía; esta semana, por fin, por eso te digo lo de las coincidencias, todo se fue empatando como para que diera, y primero de todo porque el Topito propuso su departamento; su jermu se había ido con las nenas pa…

—¿Qué nenas? —dije yo.

—Las hijas, boludo. Tiene dos nenas el chabón. Chicas. No sé qué edad tienen, pero sé que las tuvo de muy pendejo él. Muy del

Topito eso, medio que no sabés cómo, porque parece un poco boludo, pero ha hecho y hace veinte mil cosas, el loco…

—Es medio nerdo, ¿no? —dije yo, comenzando a ubicarlo.

—Sí, un toque sí, si querés. Pero es un buena onda. Fijáte que enseguida tiró onda para que nos juntáramos en su casa. Porque podría haberse hecho el pelotudo. Pero se copó. Así que fuimos. Al principio éramos cuatro; te digo, el lunes estábamos yo, el Topito, Chara y otro pibe de Antropo, Andrés, al que todavía no le saco la ficha, pero que se sumó y ahí está. Tampoco es que podamos hacer mucha selección que digamos, y la cosa es que faltaba gente…

—Minas faltaban —dije yo medio en joda.

—Exacto, Coco; nos faltaban minas. Minas que trajeran minas. Fijate que la onda es armar diez programas, de una hora cada uno, ponele, y que en cada uno se hable de un personaje diferente. Topito por ejemplo, se agarró a Juan Chalimín; el primero, por ahora, con ese arrancamos. Después, la onda es seguir un orden cronológico hasta hoy; todo con personajes de la historia argentina; y yo, todo por ahora, cierro con Darío Santillán; los otros hacían Radowitzki y Badaracco… Ahora, de minas, ni noticia, ¿te das cuenta? Yo aparte de Juana Azurduy, Eva o Celeste Carvallo, no conozco ninguna, ¿vos sí? Viste, estábamos medio en bolas con eso. Hasta el Topito, que es bastante capo, no tenía mucha idea… Necesitábamos minas, así que nos pusimos en campaña. Salimos a reclutar, contándole a toda la que pasara, a toda la que se prestara a escuchar, que estábamos en el proyecto este, y la fuimos tirando corte propuesta a ver quién se sumaba, pero no cualquiera, tenía que ser con una onda, porque, si no, enseguida se va todo al recarajo; vos sabés cómo es esto del militantismo: todos arrancamos corte para hacer la revolución, de las ideas, en las calles y en las plazas, y terminamos fumando porro o jugando a la PlayStation todo el día. Eso, o creyéndote que sos Lenin y toda la vanguardia, y vas a tomar la Casa Rosada a punta de gomeras… En fin, que quien quisiera eligiera. Tenía que ser un personaje histórico en esa línea, entre libertaria y reivindicativa, y que lo presentara; después, entre todos lo íbamos armando. El único prurito que establecimos fue que no se nos sumaran las nuestras. Ahí revoleamos la premisa de que no queríamos mezclar en esto a las parejas, como para no armar puterío. Y hete aquí que el Pelado, así como lo ves, baqueta y todo, se engancha dos. Una, que ya la conocés, Célina, que cae los viernes por el patio; estilo anarco-punk, el pelo teñido de fucsia, ¿la tenés, no?; y la otra Leticia, Leti…, un caramelo, entangadísima con los griegos y que me anda comiendo el bocho desde hace años; mucha manito a la pasada, de esas que siempre se demoran un segundo más; pero como yo ando con marca personal, no podía hacer nada; y me estuve yendo al mazo sin cantar nada; pero ahora surgía la ocasión y no la podía dejar pasar; ella arrancó enseguida, se sumó de una, apenas le comenté cómo venía la mano… Y ahí estábamos, casa de Topito, viernes a la noche, reunión; seriedad, compromiso; y luego, porque tenía que haber un luego, con Chara la jugamos de queruza, trasca que saliera todo como sobre rieles, y quedamos en caer con birra, vino, faso y varios paquetes de puchos, corte que no hubiera que salir ni al kiosko llegado el caso… Estamos llegando, vamos. Es por acá…

—Pero esta es la General Paz, Pelado.

—Ya sé, papá. Pero acá podemos agarrar otro que sale vacío y nos deja igual, pero más rápido.

—Dejate de joder, Pelado. No vamos a pagar otro bondi, si acá estamos sentados de lo más bien. Nos vamos a poner a esperar como boludos, al pedo.

El Pela siguió mirando para los costados y amagaba a pararse, como si buscara el argumento que justificara bajarse ahí mismo. Yo, sin entender, insistí:

—¿Cúal es la diferenci, Dolape? ¿Quince minutos? Exactamente lo mismo que perdemos en cambiar de bondi.

—Sí, ya sé, Rubia; pasa que me estoy remeando…

—Dale, Pelado; no seas viejo vejiga. Seguí contando. Ni empezaste que ya te querés bajar.

—Ah… Te está gustando, guacho. Y eso que todavía no empezó lo mejor. Bueno. Vinieron las chicas. Esto está para fumarse un pucho, no me digas que no.

—Un pucho y una birra, pero dale…

Me di cuenta de que el Pela seguía mirando para todos lados, como si se le hubiera perdido algo o como si estuviera buscando el mejor lugar como para echarse un cloro. Entonces pensé que capaz se venía meando hacía rato, venía desde más lejos que yo y dudé si decirle de bajarnos. Pero ya el bondi estaba pasando las vías y encaraba la cuesta.

—Como usted diga —concedió—. Venían las chicas, entonces. Está Topito, Chara y el otro loquito, Andrés; que no sé muy bien si no le da, si es un copado y del palo o si es un terrible facho que no se asume y que en cualquier momento te viene a escupir el asado, o si directamente es un servicio y nos quiere deschavar; no sé, todo es posible. Y en un tiro hay que estar medio atentos, viste, toda la secuencia está zarpada si se hace, pero es recontrailegal. Ya pasó de gente a la que le cae la yuta en la mitad de una transmisión y te confiscan la antena, todo, y capaz que te comés hasta un proceso… Fuera de joda, te cagan la existencia, ¿qué te creés? Estos te hablan de democracia, de pluri no sé qué, pero, cuando te la vienen a poner, te la ponen… Capaz que escupen un toque para que duela menos. Pero el bisnes se lo quedan ellos. Por eso, no saber qué onda te pone medio paranoico. Vos viste cómo son los peronistas, está todo bien, capaz, pero no dejan de ser los seguidores de un militar. De hecho, se manejan un poco así, como policía bueno y policía malo, tenés de todo…, y entre que te arranquen un ojo y te arranquen los dos, siempre vas a preferir tuerto que ciego. De una. La cosa con este pibe es que, además, cada vez que me lo encuentro, ya estoy lo suficientemente fumado como para que la percepción se me incline más para el lado de la persecuta que otra cosa. Lo tendrías que conocer, a ver si capaz vos le sacás mejor la ficha. No sé. Estaba ahí también, y la verdad es que casi no habla, no molesta. Salvo cuando le toca y ahí te empieza con cosas raras;

elucubraciones que nunca sabés si te está hablando en joda, si en realidad va para algún lado o simplemente habla y deja salir lo que se le cruza por la cabeza, y, para colmo, era él el que iba con Simón Radowitzki, otro trastornado; un grande, no te lo niego, por eso está en el programa; y por eso está este Andrés, porque entre una cosa y otra es el que mejor la maneja con el asunto de la instalación de la antena y toda la historieta que hay que hacer para la transmisión y después colgar el material en internet.

—Ahí, si es un botón, el primero que cae es él.

—¿Qué?

—Que si alcahuetea, es el primero en quedar pegado.

—Sí, no; ¿qué decís, boludo?

—Nada, seguí.

—Es una percepción lo que te digo, nada más. Además, para un equipo hacen falta todos y cada uno de sus componentes, y este Andrés, por ahora, hace parte del plantel titular, y, mientras seamos pocos, y como no hay suplentes, y, sobre todo, mientras no se mande ninguna cagada grosa, es titular indiscutido. Digamos como un cinco metedor, corte el Polaco Bastía, mismo corte de pelo y todo; largo pero negro; atado atrás y unas pelusas que le salen en la cara, siempre con unos sacos que le llegan hasta la rodilla y de los que saca cosas increíbles; el otro día sacó la cabeza de un pájaro envuelta en papel celofán; y, por eso mismo, candidatazo a pedalearse a Celina o que ella se lo pedaleé a él, mejor dicho; porque la loca no se achica en ninguna y va para adelante, y es una fija que tiene que ser con un loco así, alguien que parece salido de otro planeta, o en el Moscú de 1905, que en un tiro, en el medio de una conversa, así como estamos nosotros acá, pero con puchos y ceniceros a reventar, y una humareda que te arde en los ojos, capaz que te cita a Bakunin de memoria o a Stirner, qué sé yo, cualquier cosa, que cuando le escuchás medio que te caés de culo, porque no lo podés creer, es como una biblioteca ambulante, uno de esos personajes de Bradbury, corte que te quedás pensando: «¿Y a este de dónde lo sacaron?», porque no es posible; vos ya sabés un poco cómo son en esa facultad, hay varios que parecen haberse escapado del manicomio la semana pasada; empezando por nosotros, je, je, que nos juntamos un viernes a la noche para armar un proyecto que busca la autonomía y la difusión de ideas, y que empieza a dar vueltas, impulsado por el entusiasmo, pero que a nivel práctico se queda más que en veremos... Igual hay que estar atento porque en un momento está la villa y después están los *monoblocks*, creo, antes o después. No sé. Nunca vengo por acá. Así que no sé bien. Pero un toque me ubico. Vos, ¿qué onda?

—No, ni idea. Pero creo que ahí donde nos bajamos es también el final del recorrido.

—Capaz. Pero igual falta un rato todavía. Te digo nada más para que vos también estés atenti... Otra cosa. Algo que pasó antes de todo esto y que fue alta secuencia... Otra de las coincidencias. Yo estaba con Pepa, en el bar que está justo enfrente de la facultad, sabiendo que ella los viernes tiene una clase a las siete; y ella, a su vez, sabía que yo me iba para lo del Topito, de hecho, es ella la que le puso pilas al principio, porque yo venía con la pereza de otra vez arrancar con algo y la Pepa me dio manija porque la loca sabe... Lo que no sabía, claro está, es lo de las minas... Cuestión es que estamos ahí terminando el cafecito, corte para arrancar, y Pepa, así nomás, me hace el achique y me sale con que no tiene ganas de ir a la clase, que lo mismo después la consigue desgrabada y que por qué, ya que estamos, no se viene conmigo y me espera en un bar cerca de lo de Topito, que tiene un montón de cosas para leer y de paso después nos vamos juntos para su casa o a algún lado, que puede ser un telo o algo así...

—Rebuena idea.

—Sí, divina la Pepa, recompañera. Y eso que lo hacía con completa inocencia, sin saber nada de cómo venía la jugada. O sí, vos viste cómo son las minas con este tipo de cosas, tienen como un radar, se lo ven venir o se lo huelen, inconscientemente creo yo, cosa de brujas, ¿viste?..., pero; ¡pará! ¿Dónde mierda estamos? No nos podemos pasar. Este bondi capaz que sigue hasta la loma del ojete...

—Está bien, estamos bien todavía.

—Sigo entonces. Yo no le puedo decir que no. Por lo menos no así de una. Me está tirando una re buena onda, quiere que salgamos viernes a la noche, el tiempo de la reunión está bien, pero, después, ¿qué? Y encima yo no tengo ninguna fija porque no sé qué puede pasar en lo del Topito, y por lo pronto estoy en Puán, se están por hacer las siete y es a las siete que tengo que estar en Belgrano, ahí cerca de donde estás vos, pero más para el lado de Cabildo y Juramento... La respuesta, en un tiro, era la fácil: reunión entre hombres, después no sabemos lo que hacemos y listo. Pero era muy sospechoso. Ella sabe que con los otros yo no tengo mucha amistad, excepto con Chara un poco más, pero lo mismo qué íbamos a hacer que ella no pudiera estar, así digamos como para ir a tomar unas birras a algún lado. Tenía que inventarme algo y, además, ella podía enterarse después de que las chicas habían estado, lo iba a saber e iba a saber qué chicas, porque, si el proyecto perduraba, iba a haber otra reunión y yo no podía hacerme el boludo *for ever*, y ahí ya estaba hasta la pija... Historia, que salimos del bar y arrancamos para el lado de Primera Junta. Yo iba chamuyando, diciendo no sé qué cosas sobre lo del cumpleaños de mi abuelo; es el fin de semana que viene, el domingo, ya te dije, ¿no? Venite con Ariana si querés... Venís. Ya le dije al Javi también. Hacemos un asadito al mediodía tranqui, en familia. Cumple noventa el viejo. ¡La puta madre! No sabés cómo se la banca. Le pasó de todo en la vida, pero lo tenés que ver morfando asado y chupando vino. Es un *show* el viejo, puteando a todo el mundo, es el contratodo. Tiene esa edad donde ya no da para caretearla ni un toque y aprovecha los últimos cartuchos que le quedan para patear bien el avispero y dejar todo dado vuelta... La otra noche, escuchate esta porque es mortal y creo que no te la conté a vos, que te gustan las historias... Mi viejo lo llama corte a las cuatro de la mañana, pequeña digresión, pero después sigo, a mi abuelo, porque se le queda el auto por ahí cerca, por Paternal; mi viejo de autos no sabe ni cómo cambiar una cubierta y, además, que estaba muy en pedo, venía con una mina, seguro que envaladísimo, y de repente se le planta el 12. Debe de haber dicho, yo por acá conozco, y lo llama al viejo, que en definitiva, es su viejo. Además que al 12 lo conoce más que bien, porque antes había sido de él, y corte que podía arreglarlo en dos patadas o eso es lo que debe haber pensado mi viejo con la curda en la que venía, queriendo pirarse con la mina para su casa y el 12 que lo deja a gamba, o eso es lo que él cree, que a fin de cuentas muchas veces se trata solo de eso, de lo que uno cree; viste que hay veces que hasta nos hacemos películas en la cabeza de cosas que nunca pasaron, pero que nos carajeamos en resolver; el espíritu de abstracción, del que hablaba Schopenhauer… Ahí me imagino que mi viejo debe haberse tirado la canchereada de decir; yo conozco un mecánico por acá cerca o algo así, y peló el telefonito ese que tiene, y lo más raro es que primero mi abuelo lo manda a la mierda, y yo me imagino muy bien la escena de mi viejo disimulando el pedo, haciendo como que tiene todo bajo control, y mi abuelo que le corta, y mi viejo que sigue la conversa todo lo más normal, y resulta que pasan diez minutos y mi viejo, que en todo eso llama también a mi tío, es decir, a su hermano, que tampoco está lejos; y al toque, no sé cuánto habrá pasado, pero no mucho, no solo que aparece mi abuelo sin una sola herramienta, pero con una linterna, sino que dos minutos después cae mi tío también, yo no sé por qué, pero está claro que mi viejo tiene un poder de convencimiento notable; además que, y esto está bueno aclararlo, tienen como un código entre ellos, que yo hace poco les saqué la ficha. A ver, hay una palabra clave que usan cuando tienen un quilombo y, si alguno de los tres la dice, los otros tienen que acudir; un pacto que establecieron hace como mil años, algo que parece una gilada, pero les ha pasado que alguno de los tres llama y dice; tengo un «inconveniente», y los otros no pueden fallar; es la forma que tienen de bancarse cuando las cosas se ponen fuleras. La escena debe haber sido memorable porque lo primero de lo que se rescata mi abuelo es que la rueda de adelante está pinchada, una cosa inexplicable contada así, que mi viejo estuviera tan fané como para no haberse rescatado él solo, pero es ahí donde aparece la astucia del viejo con el pedigrí de la linterna. Yo me lo figuro antes de salir de su casa, diciéndose, medioinconsciente «no puedo caer sin nada»; y debe de haber abierto un cajón o capaz que la tenía ahí a la mano, no sé, algo así que le hizo agarrar la linterna como si con eso ya pudiera salir. Podría haber sido una soga o cualquier otra cosa, pero fue una linternita; y la cuestión es que de toque de haber llegado ya había descubierto, gracias a ella, el problema o, al menos, uno de ellos, porque a todo esto, mi tío llega, levanta el capó y, con la linternita alumbrando, revisa un toque y ahí nomás se da cuenta de que no pasa nada, que no hay nada roto o averiado, y no tardan ni dos minutos en darse cuenta de que toda la historia es que el coche se quedó sin nafta. ¡Y que, además, tiene la rueda de adelante que está pinchada! ¡Un papelón!

—Al mejor estilo *Los Tres Chiflados*.

—Sí, y encima con la mina ahí, mirando todo, al parecer muy buena onda, tranquila. En eso las tres versiones coinciden; y mi viejo, que lo último que quiere en esta vida es quedar como un salame delante de una mina, le pide a mi tío que vaya a buscar un bidón de nafta, que mientras tanto él se va a ocupar de cambiar la rueda con mi abuelo, que a todas estas ya quiere irse a la mierda porque se da cuenta de que la situación es, por lo menos, absurda, pero que termina quedándose, con la linterna encendida, porque entiende que los delirios de mi viejo no terminan ahí… Mi viejo se arremanga, porque hasta ese momento ni había tocado nada, y es que, hay que entender, debía llevar buenas pilchas, y le da a la manivela del criquet, levanta el coche, se mete debajo para hacer no sé qué carajos; y acá, sea que él mismo lo patea o hay un movimiento extraño, que mi viejo a todas estas no recuerda bien y se contradice, diciendo una cosa y al rato otra; vos lo conocés a mi viejo, te va tirando frases y después se pone a hacer algo, y sigue hablando para con él mismo, y al rato te grita otra cosa; y así medio que se va armando como un rompecabezas bizarrísimo… Pero el caso, porque mi abuelo cuando me lo contó se agarraba la cabeza diciendo que mi viejo estaba cada vez más loco, pero se notaba que había algo que no me quería largar tampoco; al fin de cuentas estaba hablando de mi viejo, es decir, de su hijo a su nieto, o sea, a mí; y el viejo tiene sus códigos, pero el hecho es que el criquet se zafó y el coche se le cayó encima...

—¡No!

—¡Sí, boludo! Así como te lo digo, y por un pelo que no lo mató, si no, no la contaba; mi viejo, como esa de salvarse al último segundo tiene miles; no te jodo, no lo podés creer, pero tiene como un ángel aparte... o un demonio, no sé...

—Es lo mismo...

—Cuestión, que el coche tenía, tiene, un agujero en la chapa o estaba tan podri que se agujereó en ese momento, no sé, nadie sabe en realidad, hay versiones nada más... En fin, todo esto para decirte lo del domingo que viene, lo del cumpleaños, hacemos un asadito en lo de mi abuelo; tiene un patio bien piola donde ponemos un tablón con unos caballetes al lado de la parri, a la sombra, si no llueve; vos nunca viniste todavía, ¿no?

—Creo que no.

—Sigo entonces..., después te explico cómo ir o capaz que vamos juntos. Resulta que ahí nos metimos en lo de la vieja de la fotocopiadora porque Pepa necesitaba sacar un par de apuntes para un parcial la semana que viene. Y yo que estoy jugando contrarreloj, y la vieja que va nomás y le da charla, y Pepa, ya la conocés, no se calla una; así que ahí estamos, yo sabiendo que me tenía que rajar sin despertar sospechas y sin que me siguiera. Entonces, la vieja, no sé si la viste ya, es un barrilito con el pelo todo canoso, sin cuello, con anteojos culo de botella y llena de lunares, ¿no la tenés? Cuando vayas para Puan la tenés que ver, está siempre ahí, es alto personaje la vieja... Yo abría la puerta para salir a fumarme un pucho en la vereda cuando resulta que la vieja me chista y me tira, así nomás: «Y usté, joven, ¿qué piensa del Gobierno?»; y yo, que venía muy en otra, como te imaginarás, le dije lo primero que se me vino a la cabeza; la posta, en realidad, pero muy resumido el concepto. «Y… la verdad, que todo mal», le dije; y la vieja, de no creer, medio que se indigna y se exalta de la nada, y empieza a gritar que en esa facultad éramos todos unos comunistas y que así no se podía nunca hacer nada; y Pepa que le sale al cruce, directo: «El comunismo no existe más, señora, déjese de joder con eso»; un cago de risa la Pepa con esas salidas que tiene; y la vieja se engrana peor, con muchas ganas de agarrárselas con alguien venía; y yo ahí dije chau está es la mía; a río revuelto ganancia de pescadores; vuelvo para adentro, pero sin cerrar la puerta, y mientras la vieja sigue diciendo que el socialismo no sé qué cosa, que Venezuela, y que la revolución no sé que otra, y sigue dándole vuelta a las páginas en la fotocopiadora, yo le encajo un beso a Pepa, y le digo: «Me voy, después te llamo a tu casa»; corte que me la juego, la última que me quedaba; y ella, que se sorprende, me dice: «No, no; esperá»; y ahí, yo pienso: «No me voy más, de esta no zafo»; y estoy por tirar la toalla, resignadísimo, que el destino va y me tira un centro hermoso: por la vereda vemos que está pasando Sabrina, una de las pocas amigas que tiene Pepa, y corte que, en cuanto se ven, se sonríen, se saludan, y Sabri ni llega a entrar que Pepa se le tira encima en un abrazo; y ahí de toque, Pepa misma, como siguiendo con la conversa, me dice: «Bueno, dale, llamame cuando terminen»; y yo, listo; gracias Barba por esta luz verde, me despido, y me voy pateando tranquilazo a tomarme el bondi; de ahí que, para variar, soy el último en llegar, y por suerte me encuentro con que ya están todos sentados a la mesa; casa de Topito, todo muy serio, pero acá llegó el Dieguito; y te juro que, cuando la vi, a Leticia, pensé: «Esta noche hay que bailar, hermano»; porque, no sabés, entré y la loca va y me clava esos ojazos que tiene, y cuando la saludo, la dejo para el final, le doy la ronda a la mesa empezando por Chara, que está al lado de ella, y voy uno por una; «Hola», «Hola», «Ji, ji», «Ja, ja», «Cómo estás, ¿todo bien?» (no me rompan las pelotas); hasta que: «Hola, Leti, ¿qué tal?». Y nos damos uno de esos besos, viste, que dejan la duda si fue o no, pero justo al ladito de la boca, muy en cámara lenta, como deteniéndose un toque; ese instante en que alcanzás a sentir el olor de la mina; y medio que ahí, no te lo voy a negar, me rescaté; que con lo que fumo, y la barba, más la caminata, me digo: «Qué olor tendré yo, la puta madre»; porque viste que los olores son muy importantes, es por ahí que se genera la atracción, una cosa muy animal te digo, muy primitiva; no sé si son las feromonas o qué carajo, pero algo así, que es como si te dijera: «¡Es acá!».

***

Era feriado y la sala, que no era muy grande, estaba bastante concurrida. Uno de esos complejos donde hay varias salas en el mismo lugar; Village de Belgrano, butacas replegables de pana roja, mezcla de olor a nuevo y a pochoclo. La película había ganado algunos premios, por eso la estaban dando en ese cine. *La vida de los otros* era la traducción. Este de Europa, régimen comunista. Espías, escuchas, censores. Tipos y mujeres escuchando lo que dicen otros tipos con otras mujeres. Pero sin su consentimiento, claro está.

El ambiente que se respira es de una opresión extrema. Todos están alerta para no decir una palabra de más, o de menos. Porque hay mucha gente que cumple con su trabajo, el margen de opción es mínimo, y el ensañamiento es máximo. A un tipo por querer rajarse le arrancan todos los dientes con una pinza. Muy pedagógico todo. Muy sutil.

La historia, si bien está situada durante la dictadura del proletariado, resulta de una actualidad expeluznante. Es como en los filmes de nazis o de la dictadura; parecen trillados, porque hay muchos; pero el germen está ahí; lo que hizo posible aquello sigue estando acá y ahora, al acecho y no tan disfrazado. Que todo entre en la norma. El prisionero y el carcelero son la misma persona. Libre de hacer lo que quieras, en el mejor de los mundos posibles, solo depende de vos. Si querés, podés. *Just do it*: la optimización al palo (resulta mucho más efectiva que el sometimiento por un tercero). Porque la opresión, ayer como ahora, la padecen todos. No por igual, claro está. Están los que hacen las leyes. Está quien da las órdenes. ¿Pero quién da las órdenes?

Esa sensación que provoca muchas veces el cine; estado de sueño o de pesadilla; mucho más intensa que la realidad. Y, al salir, la impresión de ser engañado, defraudado. Pensaba que el cine era como un templo. Donde, una vez consumado el trance, el descubrimiento, el viaje, al salir, ya no sos el mismo.

Por eso esperé un buen rato a que la gente desalojara la sala. Pero Ariana, al lado mío, ya empezaba a mirarme algo ansiosa. Y aún no habíamos terminado de bajar las escaleras que ya me estaba preguntando si la película me había gustado. Yo asentí como pude y deseé con todas mis fuerzas que no dijera más nada, al menos por un rato. Le apoyé mi mano en su espalda y me dispuse a caminar en silencio.

Pero Ariana hacía lo mismo que todos los que abandonaban la sala, hablar de la película. Dar sus impresiones, escapar de esa sensación de onírica oscuridad y regresar, lo más rápido posible, a sus reparos vernáculos. Repitiendo frases como «muy interesante, durísima», o «muy bien actuada, ¿es rumana o alemana?», o «el final es medio bajón, ¿no?», o «ahora me comería unas salchipapas con mucha mayonesa y una coca, ¿no?».

Y Ariana no era la excepción, naturalmente. De modo que, al llegar a la vereda, donde el público comenzaba a dispersarse y a encender sus cigarrillos y sus celulares, acabó por preguntar, algo inquieta, que qué me pasaba. Y yo no podía ni quería desprenderme de esas imágenes en clave realista, siniestras; y no tenía otras palabras que no fueran injustas, insultantes o hirientes. El combo completo de lo que sabés que no tenés que hacer. Y, sabiendo que era al pedo, que ella, seguramente nada tenía que ver —por lo menos en ese momento—.

Aunque mi bronca, o mi desazón, justamente en ese momento, provenía de la certeza de que era la estupidez la que había causado todo ese siniestro engranaje. La que lo seguía causando. Y que era una estupidez perversa, regocijada en su embrutecimiento. En su conformismo. En su supuesta inteligencia.

Y no daba para tomarse las cosas tan en serio. Era demasiado mambo todo. Pero en este caso las únicas palabras que me llegaban a la boca eran que era una imbécil que todo lo veía como entretenimiento y que estaba muy bien, yo no era quién para juzgarla o para condenarla, pero que, por favor, cerrara el orto y me dejara tranquilo. Ergo, en silencio. Como para que tampoco salte la paradoja de que era ella precisamente la que entendía eso que la mayoría llamaba la realidad. La que vivía en esa vida real, la que la bregaba, y también, la que la construía. Y era ella la que me había llevado hasta ese cine. Y en ese auto. Y no daba para quejarse demasiado. O sí. Daba igual, al fin de cuentas.

Era lo que me tocaba. Y la opción concretita era irse a la mierda. Pero por el momento esperaba. Pienso, luego actúo —a veces se puede—; aunque el pensar es acción —y su contrario; queriendo aclarar me voy enredando—. Así que ahí estaba, aguantando los trapos. Al fin y al cabo, era lo que había hecho toda mi vida. Esperar. Esperar el fin de la escuela, esperar irme de casa, esperar con ansiedad la llegada de novias y amigos, esperar el mundial cada cuatro años.

Bajé a la calle y seguí caminando junto a la hilera de autos estacionados. Hasta que Ariana se me acercó y me preguntó por qué hacía ese tipo de cosas, por qué la despreciaba así, como siempre, delante de todo el mundo.

—No me mires así, es solo una pregunta.

Y yo lo que veo es que no entiende. Y que ese no entender la desconcierta; porque es alguien que está ahí para entender. Ella habla y yo la miro sin saber si la odio por ser quien es o por el parecido, casi calcado, con mi vieja. Hay momentos en que mi paranoia es tal que pienso que es mi vieja la que le enseñó a decir las mismas pelotudeces que ella misma repitió toda su vida. Claro, una pregunta. Qué problema hay. Te quejás de lleno, hermano. No seas tan pesado. Dejá vivir.

—Ese es el problema. Que es solo una pregunta.

—¿Qué?

—¿Te gustó la película?

—Sí. De a momentos medio aburrida, y hay varias partes que no entendí bien. Pero sí, está buena.

El coche tenía calefacción; ella, medias negras con bordura de encaje y minifalda. De vuelta para la casa, nos paramos en una rotisería y Ariana compró medio pollo al espiedo con papas al horno y una botella de vino tinto.

—Para mi amorcito —dijo, subiendo al auto y poniéndome la bolsa sobre las piernas. Olía rico. Ella sonreía. Saqué la botella para que no se calentara y vi *cabernet sauvignon*, como a mí me gustaba. La dejé bajo el asiento y arrancamos.

—Llamó tu mamá hace un rato. Me pidió que, en cuanto llegués, la llamés.

—¿Mi vieja te llama a vos por teléfono?

—Llamó al teléfono de acá. Al fijo.

— Ah, cierto, que ahora también tenemos teléfono.

—Dijo que era urgente. Algo con tu abuelo.

Si el mensaje pretendía resultar encriptado, más bien que la pifiaba feo. «Se murió el viejo», fue lo primero que pensé. Sin necesidad de esforzarme demasiado en la deducción y sin que esto acarreara ninguna sensación de tristeza o contrariedad. Hacía como diez años que el abuelo Abelino venía para atrás. Más de diez años que lo que apenas llegaba a balbucear con cierta claridad estaba siempre referido a Boado, la aldea gallega donde había sido niño, y a sus hermanas y parientes de aquella época. Todos estos años los había pasado postrado llamando a las personas del presente con los nombres de los que habían sido su familia setenta años atrás. Y los últimos dos, más cerca del arpa que de la guitarra. Y nadie lo iba a visitar. Bueno, capaz que a veces mi vieja, su nuera. Siempre tan dada al sacrificio («a lo que corresponde») y a la piedad.

Fui caminando hasta la estación Lacroze y de ahí crucé el parque hasta dar con la entrada del cementerio. Había dudado entre fumarme uno antes de salir o si reservarlo para el camino. Era una mañana de fines de otoño, húmeda, sin hojas en los árboles. Era la primera vez que entraba a ese cementerio. Al observar las primeras lápidas me pregunté si al abuelo también le iban a poner una cruz encima. Algunas hasta tenían dos o tres. Todas la misma figura del tal Jesús clavado y sufriente.

Yo siempre había entendido decir que al abuelo Abelino las historietas religiosas no le cabían ni un poco. Y eso viniendo de donde venía era bastante raro. Y más teniendo en cuenta quién había sido su mujer, la abuela Cinda, que cada dos frases largaba un «ay, Jesús» o un «Ave María purísima».

Igual, me dije mientras avanzaba por una de las calles principales, la gente una vez muerta no le cambia en nada que le pongan una cruz, una esvástica o el banderín de Ñuls. Eso ya es cuestión de los que quedan, concluí.

Yo apenas recordaba al abuelo cuando estaba sano. Algunas imágenes y sensaciones que se difuminaban aleatorias en mi memoria. Algún que otro coscorrón bien dado; una manguereada en un patio de baldosas cuando yo rehusaba a bañarme; migas de pan a la hora de la siesta para atraer a las hormigas y luego encerrarlas en un círculo con detergente; regresando del preescolar, yo relatando proezas que me ubicaban siempre como ganador; aprendiendo a leer (la dificultad de la palabra *elefante*), a escribir (su mano envolviendo la mía, firme, guiándola); las caminatas por la ciudad; el primer vagón en el subte A; la primera Bicicleta, y la guerra.

Con apenas diecisiete años había sido reclutado por las tropas nacionales. Los sacaron, a él y a los otros, de unos campos donde sembraban papas y donde, una vez a la semana, los domingos, se comía un huevo. Donde un regalo, un día de fiesta, podía llegar a ser, con suerte, una naranja. Contaba que lo habían puesto como guardia en una prisión próxima a su aldea. Contaba que por las noches abrían las puertas para que los prisioneros pudieran ir hasta sus casas a visitar a sus familias. Debían regresar antes del alba. Y regresaban incrédulos de lo que se les acusaba (republicanos, laicos, eso era todo). O acaso orgullosos, o aún inocentes e idealistas. Volvían, entonces. Y quizás por eso los fusilaban. Ese mismo día, o al siguiente, o la semana de después. El caso era que los limpiaban. Aunque el abuelo decía nunca haber matado a nadie. Y en la familia lo creían.

De ese tipo de historias tenía cientos el abuelo Abelino. Hasta que un derrame cerebral le desconectó los comandos. Entonces, mi hermana y yo pasamos a dormir en el pasillo. Y la que había sido nuestra habitación pasó a convertirse en cuarto de hospital. Durante todo un año. Hasta que mi viejo aceptó que lo trasladaran al geriátrico.

Al principio íbamos a visitarlo cada domingo. Todos. Después, solo mi hermana y yo. A mi viejo le resultaba demasiado penoso ver a su padre en ese estado y que, además, no lo reconociera (había veces que hasta lo insultaba). De modo que, durante más de diez años, mi hermana y yo fuimos cada domingo. Entrabamos, subíamos las escaleras; sentíamos el olor a orines, los llantos, las quejas constantes e impotentes; una especie de ritual; veíamos un montón de ancianos esperando la muerte todo el día frente a un televisor.

Distingo, a lo lejos, junto a una capilla, a mi hermana. A medida que me voy acercando, reconozco al resto. Mi otro abuelo, mis viejos, un primo, mi tío. Percibo en el ambiente algo similar a la congoja, pero nada que sobrepase la mesura de las emociones. Más como un trámite necesario, dignos acompañantes del duelo. A fin de cuentas, era un hecho más que esperado, sobre todo los últimos meses.

Un intercambio de pésames y el cortejo da comienzo a la procesión. Cargamos el ataúd hasta el nicho que le corresponde. En ese momento, como de la nada, yo me largo a llorar como con un llanto incontenible. Algo que ni yo entiendo. De hecho, entre todos los presentes, soy yo el que menos ha tratado con el hombre que acaba de morir. Quizás la próximidad de la muerte. Mi padre frente al vacío. No lo sé. Pero no puedo parar de llorar.

Al final lo quemaron.

Abelino y Cinda habían aterrizado en Buenos Aires a comienzos de los años cincuenta, en lo que fue la última oleada de inmigración europea. En realidad fue un caso raro, porque ya por entonces casi nadie venía para Argentina. Los últimos en llegar desde Europa lo habían hecho en submarinos. Camuflados y con documentación falsa.

La cosa es que el abuelo había escuchado una canción de Gardel que hablaba de La Pampa y, al parecer, ese fue argumento suficiente para armar las maletas, subir mujer y niño en un hidroavión que hizo escala en Belém de Pará y llegar a la capital del Plata. Donde, supuestamente, la plata se juntaba con pala. En fin. Lo del avión también era una rareza.

Y es que no venían rajando ni de la milicada (el abuelo había peleado junto a los vencedores) ni de la miseria. Pero el futuro se mostraba más prometedor de este lado del océano que de aquel. Justo al revés de como nos tocó a nosotros, los que crecimos sabiendo que de aquel lado había un destino mejor. Y así como nosotros nos vamos para allá, ellos se vinieron para acá. Se instalaron en el barrio de Palermo en una habitación que les habían reservado unos familiares que habían desembarcado años atrás. Por aquel entonces, Palermo era un barrio de casas bajas y pibes jugando a la pelota en la calle. Y mientras que el abuelo —que nunca conoció La Pampa— consiguió empleo como camionero, la abuela se metió a lavandera y el pequeño, mi viejo, empezó a acompañar, en un carro con caballo, en el reparto de leche. Y ese fue su orgullo y su muletilla; que desde ese momento, con tan solo seis años, nunca había parado de laburar.

Cuando llegó a la mayoría de edad ya contaba con un pequeño taller de costura en el barrio del Once, mientras que por las noches asistía a la universidad de Derecho. Uno de los pocos estudiantes que llegaba con auto propio: un Fiat 600, que estacionaba en el *parking* de los profesores.

Ahí conoció a mi vieja. No en uno de los claustros, sino en el gimnasio de la facultad. La anécdota —referida por ambos— es que ella estaba haciendo un ejercicio y que mi viejo se acercó para corregirla. Era a mediados de los años setenta. Después se casaron. Mi vieja dice que virgen. También dice que era algo muy normal para la época. Pero mi vieja siempre ha dicho las cosas por la mitad. Cada dos frases, decía: «ay, Dios mío».

Yo, que hasta los once años lloré cada vez que me dejaban en la escuela, la abrazaba por las noches y le juraba que, si ella se moría, yo quería que me enterrasen a su lado para siempre. También le decía que el día que ella muriera yo me iba a reír a carcajadas. La verdad es que tenía una obsesión con el temita de la muerte. Me despertaba por las noches azorado por la idea de ya no estar más acá para siempre. Mi vieja me explicó que no tenía que pensar en eso, que era muy chico.

Otra de las obsesiones que recuerdo con ese temita era la de caminar en la oscuridad hasta la cocina y tomar un cuchillo del segundo cajón, ir hasta la habitación donde dormían mis viejos y clavársela en el pecho a mi viejo. Tengo el recuerdo de planearlo sigilosamente durante varias noches. No sé cuántas.

Y creo que es uno de los problemas de formarse «a la contra». Todo lo terminás haciendo, o imaginando, en función de eso a lo cual te querés oponer. Es como considerarse ateo. Entrás en una dialéctica que necesita de las dos partes para crear la tensión. Una suerte de acuerdo. Como dos contrincantes en un mismo juego, tienen en común las reglas, uno es blancas y el otro es negras.

Como cuando te das cuenta de que todo lo que te inculcaron es una reverenda pelotudez y te querés oponer, y terminás, de alguna manera, hasta por la divergencia, reproduciendo aquello mismo de lo que te querés escapar.

Y te encontrás atrapado. Porque quieras o no, tenés la voz de tu viejo gritándote dentro de tu propia cabeza o a tu vieja embadurnándote de sus plegarias. Y te sorprendés explicándole a tu hermana por qué hacés esto o lo otro. Pero estás solo. Y ellos ya no están ahí.

Yo creo que uno se suicida por eso. Por no poder dejar de escuchar ciertas voces. Por no poder dejar de responderles.

Hay quienes dicen que se trata de superar ciertas cosas. Y capaz que te lo dicen de buena voluntad. Sinceros, y hasta borrachos, en la intimidad. Pero yo no les creo nada. Y no porque no quiera. No se trata de eso, ni del amor. Solamente es que no puedo. Siempre reaparecen. Son parte mía.

Algo de todo esto yo lo iba a contar en uno de los talleres que se hacían en el Puente Pueyrredon, cada mes de junio, después de la masacre. Una de esas asambleas donde se lanzaban dinámicas grupales para que cada cual expresara sus opiniones o sus vivencias. Gente que venía de todos lados, sobre todo del conurbano. Para hablar y para escucharse. Porque muchos, como yo, no queríamos saber nada con eso de hablar delante de la otra gente, a la que, por cierto, ni conocíamos. Y no era solamente timidez ni la posibilidad de contar con infiltrados (que siempre los hay), sino un recelo hacia sí mismo, y hacia los otros, por ese acto que implica tomar la palabra en público.

El tema de esa tarde —era invierno, era ya de noche, el mate circulaba como una bendición— fue qué hacía cada uno al momento de la represión. Dónde estabas, qué hiciste, qué te pasó. Cómo la viviste.

Algunos hablaron de cómo habían corrido de los disparos, de los lugares donde lograron refugiarse. Otros hablaron de intentos de confrontación o del tiempo que les tocó pasar en alguna de las comisarías de la zona. Porque ese día los ratis tuvieron carta libre para reprimir a sus anchas. Bueno, en general, y en todas partes del mundo, están para eso. Pero hay veces, ya se sabe, que desde arriba les hacen el guiño como para que se den el placer de salir a cazar. Solo que esa vez, y para no ser menos, se les fue un poquito la mano.

Y es que la mano, desde hacía años, venía bastante caldeada. La supresión de puestos de trabajo y de derechos sociales había sido la moda en la Argentina de los noventa. Y la respuesta fue el piquete, el corte de ruta. Y como la supresión de derechos siempre viene acompañada de represión, hubo que organizarse. Así nació el Movimiento de Trabajadores Desocupados, como contracara al modelo neoliberal imperante. MTD, así fue nombrado. Y así fue resuelto su modo de acción. Despojados de sus puestos de trabajo, la huelga como método de lucha ya no era posible. Ante la imposibilidad de frenar la producción, la alternativa que se presentó fue bloquear las vías de circulación. Y de alguna manera funcionó. Y, como suele ocurrir en estos casos, la culpa, desde los sectores de privilegio, empezó a señalar a la víctima. Los que se quedaban con la riqueza apuntaban a los que nada tenían como los responsables de la debacle. Porque no solo era que reclamaban, sino que se organizaban y pasaban a la acción, los muy bárbaros.

En los días previos a ese 26 de junio del año 2002, los servicios de inteligencia del Estado informaron a las altas esferas del Gobierno que desde las periferias de la ciudad se preparaba una revolución para derrocarlo. Y uno de los inconvenientes con esta gente, además de crueles e inmensamente poderosos, es que tienen un sentido del humor muy limitado. Por eso siempre encuentran el argumento para reprimir. Para disparar a las manos, a la espalda y a los ojos. Cualquier excusa se vuelve válida.

Ese día, las organizaciones piqueteras habían organizado un plan muy simple: impedir la entrada o salida de vehículos de y hacia la Capital Federal. Lo mismo que el reclamo, muy simple también: distribución de la riqueza. Simple, pero apenas confrontados, se armó la trifulca. Los policías no se hicieron de rogar. Palos, gases, balas de goma y también de plomo, ¿por qué no? Eso sí, a medida que avanzaban procuraban ir levantando los cartuchos. No fuera ser que…

Otros hicieron referencia a la indignación que habían sentido al enterarse de los hechos por la radio o por la televisión; de la perversa manipulación a la que se estaban entregando los grandes medios de comunicación. De cómo habían tergiversado la información desde un comienzo. Y cómo, hasta que no dio para más, habían insistido en indicar a los manifestantes como vándalos, como terroristas; pregonando al mismo tiempo el buen desenvolvimiento de las fuerzas del orden. Escamotearon información. Y el descrédito fue cada vez mayor. La aberración que se vivía no hacía más que alimentar el odio y confirmar lo que desde hacía décadas se perpetraba.

Entonces, justo cuando el debate parecía derivar para otros rumbos, me tocó a mí el turno de hablar. Me transpiraron las manos y las axilas. Me presenté, casi en susurros, y dije de dónde venía:

—Ese 26 yo estaba en mi casa. En la casa de mis viejos. Y lo vi, también, por la tele. Con el correr de las horas fui repitiendo lo que escuchaba. Lo que decía mi viejo. Que había que matarlos a todos. Que eran negritos de mierda, que eran vagos, que no servían para nada, que eran parásitos —decía, mientras iba acrecentando el tono de voz, ante la reacción que veía en los rostros de asco, de incredulidad—; había que eliminarlos como a cucarachas. «Muy bien», señalaba mi viejo cuando subían a Darío a la camioneta; «Pero tendrían que dejarlo ahí tirado para que aprendan». «Qué horror», decía mi vieja cuando mostraban veinte veces el colectivo quemado; «Son unos bárbaros, ¿por qué la policía no interviene?». Y el inflatable «ay, Dios mío». Así fue como yo viví ese 26. En mi casa.

Después le pasé el palito a otro. Ese era el método. Quien tenía el palito tenía la palabra. Luego le tocaba a otro.

Ahí sentados, en el mismo suelo donde habían acribillado a Darío Santillán. Porque, mientras muchos habían logrado huir, Maximiliano había caído ahí, junto a la entrada de la estación. Y los sicarios cebados detrás. Con luz verde. Porque ya se sabe, un hombre solo necesita la justificación idónea para cometer un acto atroz. Y, a veces, ni eso. Cuestión de persuadirse, de considerar al otro un enemigo. Muy simple todo.

Y Darío, que venía de seguridad, aguantando en la replegada, al ver a Maxi tendido, les gritó a los otros que siguieran, que él se quedaba. Y se quedó y se arrodilló. Los disparos cada vez más cerca y él levantando la cabeza de ese muchacho al que no conocía, para despejarle el pelo de la frente, cuando la tropa entró en la estación. Darío levantó la mano, pidió que no tiraran, que había un herido esperando que llegara una ambulancia. Pero uno de los policías, muy poco conmovido, lo obligó a seguir, a dispersarse. Y Darío, que al principio dijo que no, incrédulo, terminó por levantarse. Y no llegó a dar ni un paso que la bala le atravesó un pulmón.

Qué placer mayor para un rati, para los tantos que trabajaron ese día, que sacar las itakas del *placard* y jugar a los héroes de la patria. Creyendo, porque hay que creer, que están haciendo justicia. Barriendo bajo la alfombra aquello que la clase media no quiere ver. Mantener el orden.

Al principio, las versiones se inclinaron, sobre todo, por lo de una guerra entre pobres. Que se habían matado entre ellos. Después iban a insistir con la versión de los policías que se volvieron locos, que perdieron los estribos.

Pero los que dieron las órdenes, los que las respaldaron, los que se regocijaron en el crimen, los que se hacen los boludos, siguen tomando el aperitivo acodados a una mesa, dueños, entre otras cosas, de la verdad hablando de lo que está bien y de lo que es justo.

***

En el bondi, además de nosotros dos y del chófer, quedaban un tipo con el cuello terroso y gorra de Huracán; una gorda con dos bolsas enormes a la que le sobresalía la mitad del culo por afuera del asiento —¿por qué no se sienta en los dos asientos?—, y el Pela se levantó agarrándose del caño y apretó el timbre. La puerta se abrió con un resoplido y bajamos en lo que era una especie de descampado. El Pela encendió un pucho. Un par de puestos de chapa se alineaban a un lado y al otro de la avenida, y, más allá, las torres de *monoblocks*. El sol pegaba límpido y un olor fétido se confundía con el ruido de los motores que llegaba desde el autódromo. La transformación del paisaje era notable.

—¿Dónde estamos? — pregunté.

—En Lugano —dijo el Pela, intentando descifrar a lo lejos los números de un colectivo que se acercaba.

—¡Pero… Lugano es Capital!

—Sí, este es el 56 —dijo cuando lo tuvo cerca—. Sí. Estamos en Capital, Rubia. *Walcome to* Lugano.

Y la verdad es que no, que mucho no parece, pensé. Ni las calles ni los edificios. Ni la gente; morocha, aindiada, humilde, con ropa de trabajo u ostentosamente ridículas. La pobreza tironeándome hacia dos lecturas opuestas: los marginados, los compañeros; los marginados, los delincuentes. Pensé en mi viejo pasando a toda velocidad por encima de las barricadas en aquel fin de año del 2001, de madrugada, en pedo, furioso. Pensé que muchos de los que acá veía serían también los encargados de defender con su vida el orden establecido. De acá salían los ratis y también la milicada.

—Ahí viene —anunció el Pela.

Todos los que estábamos en la parada nos amuchamos para subir.

—Dos de setenta —le digo al chófer, y voy pasando las monedas de la palma de la mano abierta hasta el cubículo que gira enganchándolas, para luego sopesarlas. Agarro el boleto, esquivo un carrito de bebé sin bebé lleno de cosas, y voy pasillo al fondo hasta donde está el Pelado ya sentado junto a la ventanilla. De repente, me lo imagino en la última hilera de una escuela (cuando aún tenía pelo, si es que alguna vez lo tuvo) haciendo cualquier mierda menos prestar atención a las repeticiones que discurren en el frente. Con los pibes en el fondo.

Ahora está mirando hacia la calle, viendo para dónde arrancamos.

Y así vamos durante un buen rato. Cada uno en la suya, con el ruido del motor haciendo eco. Viendo la gente, el camino, las cosas que pasan. Hasta que le tiré un:

—Entonces...

Y, tras un momento de evidente duda, siguió:

—Entonces fue que cada uno empezó a plantear lo que quería hacer. Los objetivos y cómo seguir con el proyecto; si cada uno preparaba un personaje o si nos mezclábamos buscando los puntos en común; si había un espacio para pasar música que se relacionara con los hechos; qué implica la transmisión desde una antena ilegal; que no es solo un programa de radio y ya; como para que todos estemos al tanto de la situación. Y de ahí, vos viste cómo es, cada uno sacando chapa de lo que sabe y haciéndose el dolobu cuando no sabe, cosa que el que sí sabe no se agrande demasiado y te quiera pedalear la bicicleta. Pero, tranqui, bien. Estuvo bueno. —Y, aunque seguía hablando, su atención estaba puesta en lo que transcurría al otro lado de la ventanilla (salpicada de barro seco), como buscando un punto de reparo en un paisaje deslavado, de veredas anchas y rotas, desniveladas; comercios y anuncios de comercios; potreros; pasillos internándose en los intestinos de una villa—. La cosa es, sobre todo, no colgarse. Mantener el entusiasmo, que es lo más difícil en este tipo de proyectos; que no decaiga. Vos viste, yo, ideas tengo miles, pero, cuando no hay un sope, es difícil mantener enganchada a la gente, y yo el primero, enseguida te va ganando la desidia; y con eso, medio que la fuimos tirando un par de horas, hasta que todo fue decantando para el lado de la vagancia, de que era viernes. La posta es que estábamos bastante cansados y se notaba. Lo primero que hicimos fue cerrar dándonos encuentro para la semana que viene, aunque todavía no sabemos dónde. Después, destapamos las birras y Chara sacó un ladrillito que despertó la admiración general. «Golden Paraguay», dijo el pelotudo, y nos lo hizo oler a todos. Alto fumanchero el Chara. En un momento, Carla, otra de las chicas que se habían sumado, dijo que esa noche tocaba Arbolito. En Barracas, ¿te imaginás?; los otros medio que dijeron que sí, pero nadie estaba muy convencido. Debían ser más de las doce y había que cruzarse toda la Capital para llegar hasta Barracas.

—La loma del orto.

—Topito dijo que no iba. Obvio, estaba en su casa, ni en pedo se iba hasta allá. Y Arbolito, la verdad, es que no motivaba mucho a nadie. Pero pintaba que podía salir fiesta después, y la banda en sí tiene algo que levanta y tira buena onda. Así que bajamos y nos fuimos para Cabildo para tratar de pescar un bondi. Yo me fui adelantando con Leticia, que parecía bastante enganchada con lo del programa, y de paso como que nos íbamos cortando del resto. Cuando llegamos a Cabildo, le pregunté dónde vivía. Me dijo que para el otro lado: zona norte. Nada que ver para donde estábamos yendo. Que le daba mucha paja ir para Barracas, eso me dijo, pero que al mismo tiempo no quería cortarse sola; era viernes a la noche y andaba con ganas de hacer alguna. Yo me dije: «Acá me la tengo que jugar». Como dice mi viejo, «al fierro lo doblás en caliente»; y sin pensármela dos veces le propuse que nos fuéramos pateando juntos para el lado del puente Saavedra, que así podíamos seguir charlando. Me tiré a la pileta. Si había agua, bien, si no, Arbolito en Barracas. La vieja historia, ¿no?; el hombre propone y la mujer dispone. Porque a mí, la verdad, eso de ir hasta Barracas me parecía una pelotudez; yo quería estar con ella, y medio que se lo di a entender. Aunque el argumento que utilicé fue que a mí los conciertos y las multitudes me rompían las pelotas, que prefería tomarme una birra, o un vino, o lo que fuera, je, je (la carcajada seca del Pela, para con sus propias ocurrencias, es genial; y contagiosa); tranquilo, con ella, y charlar; no andaba con ánimo de quilombo, le dije. «Te pinta el viejazo a vos», me dijo; «Ya desde pibe», le dije. Y se cagó de risa. Ahí me anoté un poroto. Era un momento crucial. No podía caerme de la rama. Y mientras le decía todo esto, los otros estaban por ahí revoloteando; nos habíamos parado en una esquina de Cabildo y era todo un poco confuso; ese momento en que sabés que todo depende de tan poco, de cómo lo decís, de cómo lo interpreta ella; y de cuánta presión uno mete en el asunto; porque ahí todos saben de mi historia con Pepa, pero, al mismo tiempo, todos andamos bastante proclives a las ideas del amor libre y la poligamia, y nadie sabe muy bien quién juega con qué reglas y quién con qué otras, y está muy bien así, porque podés tener una relación abierta e igual no querer que tu pareja se entere.

—Y viceversa.

—Sí, claro. Pero yo con Pepa nada que ver. Es más, creo que si se entera no le va a gustar ni un poco; capaz que hasta me saca tarjeta roja. Le va a doler, sobre todo, la va a pasar mal. Y yo, la verdad, que prefiero no pasar por eso. No hay necesidad. A mí me pasaría igual. Por eso mismo no se tiene que enterar. Después, por los otros, yo sabía que además de que estaban re en pedo, y como yo mismo, refumancheados, cualquier cosa que les diera por batir, yo la podía desmentir, je, je; es así. Además, tampoco es que te vas a andar aferrando como un condenado. Si tiene que ser, será, y, si no, a otra cosa, mariposa.

—*Si no hay amor, que no haya nada…* —canturrié.

—Ponele —dijo el Pela, junándome de reojo—. A ver, el Gordo me dijo que era después de pasar la quema, un basural o algo así. Ese de ahí puede ser. Y después un cartel de una gomería…

Seguí con la mirada para donde apuntaba el Pela y lo que se veía todo a lo largo de la ruta era justamente un basural humeando acá y más allá; extendiéndose en pequeñas montañas; con gente; niños, perros, que escalaban o bajaban; como si estuvieran deambulando algo perdidos, pero buscando; agachados, sacando cosas, separando lo útil de lo inservible; y más allá unos caballos, o capaz que eran unos burros.

—Habría que dar vuelta la moral —dije, más como por decir algo—; que estuviera prohibido coger con la mujer de uno y permitido con todas las otras.

—O que nada estuviera prohibido y ya —dijo el Pela, buscando el cartel de la gomería.

—Eso ya sería más difícil, me parece. Nadie se pondría en pareja.

—Ese es el riesgo. Por eso es que también está prohibida la prostitución: si fuera legal y en buenas condiciones, se acaban los casorios… Es acá —dijo el Pela, poniéndose de pie; y sea porque el timbre no andaba o porque este no sabía cómo hacerlo sonar, es que acabó pegando el grito—: ¡Parada, che!

El bondi nos dejó de escape una hermosa estela de humo negro. El Pela mira para todos lados, palpándose los flancos del pantalón. Saca del bolsillo de la camisa un pucho y un encendedor rosa. Hace un bollo con el paquete y lo tira para arriba. Cuando cae, alcanza a darle de taquito. Zapatillas de lona azul, cordones blancos bien ajustados, suela mínima.

Estamos junto al toldo vencido de lo que parece una herrería. Un hombre de bigote blanco, apostado sobre una mesa, corta un caño con una sierra. La vereda es anchísima, de unos veinte metros o más, y en el bulevar que divide la avenida, un poco de pasto y unos árboles sin hojas; residuos de toda clase se amontonan entre los escombros. El Pela empieza a caminar hacia la esquina y enseguida dobla. Yo lo sigo. Me tengo que apurar si quiero darle alcance. Siempre camina igual; pasos cortos y concisos, ritmados, como uno de esos muñequitos a cuerda. Parte de su carácter, así, nervioso, hacendoso…

Vamos por una calle de tierra surcada de huellas; huellas que hacen pozos, que se hacen charcos. Hay tramos en los que apenas podemos pasar, vadeamos el agua sobre una tabla.

—¿Estás un toque ubicado? —le pregunto.

—Creo que sí —me dice, sin detenerse—. El Gordo me explicó que era todo derecho hasta donde hay una especie de viaducto. Ahí hay que doblar a la izquierda un par de cuadras y después doblar otra vez, pero a la derecha, cruzando un puente. Me dijo que era una boludez.

La mayoría de las paredes muestran las junturas de cemento, entre los ladrillos, sin revocar. Cada una es diferente según quién la hizo; parejas y prolijas; y de las otras, a la marchanta, sin ninguna simetría. Los cables y los caños a la vista. En los techos, entreveradas entre los tanques de agua, antenas satelitales de televisión.

Muchos perros. Algunos trajinando, otros tirados, algunos roncando. Se oyen ladridos, llantos de bebé al ritmo de cumbia. Una moto pasa por entre los charcos con tres tipos encima. Detrás, una camioneta con megáfono dice comprar de todo: heladeras viejas, motores, colchones. Las puertas están todas precedidas por rejas de barrotes cuadriculados por donde no pasa ni la cabeza de un gato.

La gente que nos mira, corte que se pregunta qué hacemos nosotros dos acá. Supondrán que somos evangelistas, o militantes, o que venimos a buscar falopa. Una de las tres, porque las tres juntas debe de ser algo más bien raro. Podemos también venir a buscar fierro.

Por esta zona debe ser mucho más fácil conseguir una escopeta recortada que un árbol bonsái. Un par de semanas atrás habíamos visitado la casa de un cumpa, allá por Aldo Bonzi, y lo que me llamó la atención no fue que hubiera dos pistolas apostadas en lo que era un pituco modular y que nadie se preocupara en esconderlas, sino que la casa estaba llena de gurises chicos correteando de un lado para el otro.

—Y, entonces, ¿cómo siguió la cosa? —le pregunto, pegando un salto.

—¿Cómo siguió la cosa? —repite el Pela, algo desconcertado, como dándose tiempo para retomar el hilo, pero sigue mirando para adelante, y dice—: Necesito puchos. Si ves un quiosco o lo que sea que se le parezca, me decís.

Un poco más adelante, veo que al otro lado de la calle se juntan jaulas con animales y una pizarra negra con un número borroneado y el signo de pesos. No puedo no detenerme. Sé que no debo hacerme notar. Soy consciente de ser una suerte de turista en el barrio. No hay muchos blancos a la vista. Es tan evidente, me digo, que casi da igual. No me puedo ocultar. Y, además, nosotros somos compañeros, estamos con el pueblo, pienso, no sin algo de sorna, como para darme ánimo.

—¿Querés llevarte una mascota para tu casa? —me pregunta el Pela, parándose en la mitad de la calle.

—Mirando, nomás, chamigo. Pero no te voy a negar que caer con un conejo en la casa puede estar lindo, ¿no?

—¿Y dónde lo metés el conejo en el departamento?

—Lo meto en la bañadera. ¿Te imaginás? «Hola, mi amor; mirá lo que te traje. Vos que decías que no colaboraba con nada». Y vos ahí, al lado mío. «Un regalo del Pelado». ¿Cuánto puede costar uno de esos bichos?

—Depende si lo querés con la jaula o así no más, suelto…

—Suelto más bien. Es recruel tenerlo en una jaula.

—No podés tener una iguana suelta, te come todo.

—Le enseñás, boludo.

—La perrita esa de mierda que tenés no te dura ni un día, boludo.

—Hay loros también. ¿No querés un loro, vos?

—Ya tengo loro.

—Por eso. Otro para que se hagan compañía y puedan conversar.

—El loro de mi vieja es mudo.

—Capaz que porque no tiene con quién hablar.

—No te preocupes, que mi vieja le habla todo el día. Mirá, hay un mono también.

—¿De dónde sacaron un mono? Y no se va a la mierda…

—Está atado, boludo. Ahí, con una cadena…

—Uh, qué bajón. Pobre mono.

—Me parece que le gustás, Rubia. Mirá cómo se matraquea.

—Y… Mucho más no puede hacer…

—¿No querés un mono?

—Ni en pedo pago por un mono.

—¿Y si te lo regalo?

Seguimos todo derecho hasta que finalmente damos con el tal mentado viaducto. Bordeado de casas a un lado y al otro. No hay puerta ni ventana a la que le falte su reja correspondiente. Y las medianeras con vidrios clavados en lo alto.

—Fijate que acá también la gente tiene la persecuta e de la inseguridad, ah —le digo.

—No, pelotudo. Si acá son todos testigos de Jehová —me responde el Pelado.

—Terrible mafia son esos. Están en todos lados.

—Los que están en la calle son altos guías. Ya me pasó un par de veces, de estar buscando una calle, o un lugar y, zas, los testigos de Jehová. Primero te miran corte; sí, hermano, ven a mí; pero, en cuanto le preguntás, ya te cambian el tono y te hablan como cualquier tachero facho que se la pasa escuchando tango. Son los mejores guías del mundo. Si una vuelta estás perdido, acordate de lo que te digo; te buscás un testigo de Jehová y le preguntás. Son tu mejor salvación en un momento como ese. Fuera de joda te digo.

En una de las rejas se agitaban, vacías, unas botellas de plástico. El Pela se acercó y, al no ver a nadie, aplaudió un par de veces. Yo me fui alejando hacia el lado del viaducto. El agua estancada largaba un tufo bastante espeso. Seguí con la vista el terraplén y vi varias bolsas de nylon, de distintos colores, desparramadas por el pasto. Más allá, lo que parecía un animal desventrado. De ahí venía el olor.

Allá enfrente, junto a una reja, una mujer me estaba mirando. Nos quedamos un momento así. Llevaba una minifalda negra y un tapado de leopardo. Abierto. Con una mano se apoyaba en la reja y con la otra apretaba un pucho. Era rubia, con el pelo cayéndole hasta la cintura. Parecía rusa, o polaca, o ucraniana. Algo así.

A pesar de la distancia, y de la circunstancia, pude adivinar que había algo en su rostro; como de haber vivido, y de haber soñado; y sobre todo de saber mucho más de lo que yo podía saber sobre la vida, sobre los hombres, y sobre mí mismo. Estaba masticando chicle, y, justo cuando hacía un globo, apareció el Pelado por atrás:

—¿Querés unos mangos y te cruzás? —va y me dice—. Yo te banco un toque si querés. Tengo puchos y además pegué unos pastelitos de membrillo, que, según la doña, son caseros.

—¿Es una peluca lo que lleva en la cabeza? —le pregunté, disimulando el sobresalto.

—Eso no lo sé, amiguito. Pero si querés, te cruzás y te sacás todas las dudas.

—Es muy linda.

—Me dijo la quiosquera que por diez mangos te hace uno de los mejores petes de zona sur. A negociar, eh.

—¿Eso te dijo la quiosquera?

—Y acá en el barrio es así; se conocen todos. No van a andar poniendo un aviso en el Clasificados. Además, me dijo que si esta no te gusta tiene otras que te pueden interesar. Tiene de todo, me dijo, menos chinas…

—No, está bien, a mi las chinas no me gustan.

—Bueno, pero decidite de una vez, porque, si seguís mirando nada más, nos van a venir a cobrar el derecho de espectáculo.

—No, dale —le digo y empiezo a caminar—. Si no, vamos a llegar tarde.

—Andá sin culpa, che; que entre rubias seguro que se entienden —me dice el Pela, dándole unos golpes secos al paquete de puchos. Después le saca la tirita al celofán y extrae dos cigarrillos.

Enciende uno y me lo pasa. Después enciende el otro, da una pitada, y me dice:

—A la vuelta si querés paramos.

Señala el puente que se alza a un costado de la calle.

—Desde acá son cuatro o cinco cuadras todo derecho. Lo tenemos que ver; es un local con banderas, y además ya debe de estar tocando alguna de las bandas. El Gordo me dijo que va a haber movida. Varemos como es el agite acá por estos lados. Parece que hay hasta choripaneada. ¿Vos morfaste ya?

—Eh… si, mate; antes de salir.

—Yo estoy igual. No comí nada, y con el desgaste de anoche ya me está agarrando una lija…

—Si querés nos sentamos un toque acá para fumar otro pucho a la sombra.

—No, está bien. Sigamos. Vamos manducando estos pastelitos a ver qué onda, así llegamos de una vez. Allá seguro que hay algo para papear. Agarrá y me decís. Además, te sigo contando, porque una vez que lleguemos, entre los amplis al palo de los punks y las quenas de los Querandies, no vamos a poder hablar mucho.

—Sí, dale… ¿Qué pasó?

—Me dijo que sí, la loca. Todo muy piola.

—Está bueno el pastelito, che. *Ta* bueno el hojaldre.

—Me dijo que los hace ella. El membrillo medio escasani, pero por lo que vale está buenísimo. En fin, yo mientras se lo decía medio que seguía haciéndome el boludo, corte el cumpa que le está tirando una onda, pero sin compromiso, vio. Si querés te lo llevás, si no, lo dejás…, y al final resultó todo como sobre rieles, porque los otros también venían de a cuatro, y se iban pasando el porro y la tuca que quedaba, y les importó tres carajos que les dijeramos: «Chau, chau, nosotros vamos para allá»; «Bueno, chau, pásenla bien, nos vemos»; «Cuidense». Leticia le tiró algo a Célina, corte, yo me voy para mi casa, estoy cansada; o algo así. Y yo, tranqui, de querusa, sabiendo que yendo para General Paz yo también tenía un bondi, el 21, que me podía tirar para el lado de Liniers. Como que había versiones, coartada. Final abierto; nadie iba a poder decir pasó esto o aquello. Yo me cubro, viste, por si las moscas…, fuimos andando para el Puente Saavedra, y como veníamos medio entonados, y en buena onda, cuando los otros se rajaron fue como que se incrementó la complicidad, viste. Ni nos habíamos alejado tanto, creo, que Leticia ya se me colgó del brazo. Y yo ahí; Maradoo, Maradoo. Subimos a la General Paz, llegamos a la parada. Y el primer bondi que llega, ¿cuál es? Un 21, sabelo: con un cartel enorme adelante que decía Estación Liniers. Yo, como si nada. Para mí no estaba todavía muy claro eso de si nos íbamos juntos; y si era así, tampoco sabía a dónde habíamos dicho de ir. Yo a la casa de mi vieja no podía llevarla. Esa era una fija. A un telo estaba complicado, y más por esa zona. Tenía que ser en su casa. Pero yo tampoco sabía si vivía con alguien o qué. Creía que vivía sola, o al menos así había entendido. Pero no estaba seguro de nada.

—Vos sos bastante inseguro en realidad, Dolape.

—Sí, puede ser. Es la edad. Vos tenés que entender, Rubia, que para mí es diferente. Yo ya tengo casi treinta pirulos; y las pibas, cuando tenés veinte, hasta veinticinco, diría, y no tenés un mango, medio que te siguen el mambo; podés decir un montón de boludeces, que nadie sabe si la vas a pegar o no; tenés todo el tiempo por delante; y eso, a su vez, te da confianza a vos también, claro. Pero a mi edad, y pobre, ya no es lo mismo. Estás más gastado, y las minas te ven, y medio que se dan cuenta de que ya perdiste el bondi... Cuestión es que apareció un 15. «Hay que ver si es el que para en todas», me dijo ella. Y sí, era el que paraba en todas. Yo todavía tranqui, viste; si subíamos juntos o no; medio que me hacía el que me quedaba. Pero ahí ella me tiró un: «¿Venís?»; que era más un: «Boludo, ¿qué onda?». Subimos, pagamos y nos acomodamos en una asiento de a dos. Y viste que ahí en el bondi, con una mina que te gusta, se da como una especie de proximidad muy particular que no se da en ningún otro lado. Es como estar en el cine, pero más pegado...

—Y además está el movimiento del bondi —dije, pispeando que allá adelante podía estar el lugar a donde estábamos yendo.

—Eso, y sumado; las piernas que se rozan, los brazos; mismo cuando no hablás. Viste que hay formas y formas de estar sentado uno al lado del otro. Hay algo en la presión, en la manera de quedarse pegado al otro; no sé, como un imán diría.

—Debe de ser ahí —dije, señalando hacia la esquina donde había una bandera multicolor, y de donde salía el *riff* de una guitarra un tanto distorsionado.

Cuando una voz en el micrófono dijo:

—Un, dos, tres… Un, dos… Probando… Salchicha; Sal, ¡chichi: cha!

—Sí, creo que es ahí —dijo el Pelado—. Ese debe ser el Gordo.

—La voz que tiene el hijo de puta.

—Es inconfundible.

Saltamos la zanja que separaba la calle de la vereda y entramos.

***

La felicidad debe de ser algo así como levantarse a la mañana y que las tostadas estén listas, y Ariana trayéndote el café con una sonrisa y un buen día. Echarse una meada y decirse que, a pesar de todo —de la resaca, de las boludeces—, hay un nuevo día que existe y que empieza bien. Ariana me habla de la elección de las nuevas cortinas, instaladas desde ayer. Porque las que estaban dice que la deprimían.

Me había pedido que colocara las nuevas, pero le dije que no, que estaba cansado. Aunque la verdad era que la idea de comprar cortinas me parecía la pelotudez más grande del mundo, pero tampoco quería decírselo y que las cosas se pusieran incómodas. Al fin y al cabo, uno no es quién para andar diciéndole a la otra lo que tiene que hacer y lo que no. Eso se llama madurez. Pero lo que no voy a negar es que las nuevas cortinas son bonitas y le dan otro estilo a nuestro salón. Es el hecho de haberlas comprado y de haber pasado tiempo en eso lo que me desconcierta. En fin, me parece idiota, pero ya está hecho.

Además, esta semana arranqué como mozo en el bar de la Cooperativa. De ocho a dieciséis, para servirle. Después me estuve cruzando hasta Ciudad Universitaria. Estoy haciendo las cosas bien. Como un grande.

Ariana tiene sus horas en la radio, las clases de tenis y los domingos por la mañana aparece como conductora de un programa de deportes de la Televisión Pública. Un resumen de los eventos deportivos —*amateurs*— de la semana; desde el bádminton hasta el salto con garrocha.

Estamos bien. Las cosas están saliendo bien. Encajan.

Hoy es sábado, y estamos desayunando junto a la ventana del salón. Allá abajo se ven los jardínes de las casas vecinas, algunos con algún árbol, alguna palmera, todos bien cuidados. Entonces, ella me propone que la acompañe a una de sus clases; me dice que el lugar me va a gustar; que tiene una laguna, donde puedo sentarme tranquilo, a leer, mientras ella termina de dar las dos clases que tiene que dar. Que así podemos pasar el día *juntís*; y la perspectiva, la verdad, es que no me parece mal. Además hay sol.

«No puede fallar», me digo. Y pienso: «No tengo que hacerme expectativas».

Y la acompaño.

Es en un barrio privado. Un *country*. Eso lo supe justo antes de salir porque Ariana me pidió que llevara mi documento. En la entrada hay una garita, y Ariana debe presentar nuestros papeles. La barrera se levanta. Avanzamos por calles impolutas; casas con amplios ventanales rodeadas de jardines con riego automatizado y piscinas reflejando el celeste cielo. Árboles jóvenes conservan hojas de colores.

Es un día hermoso y tardamos un momento en encontrar las canchas de tenis; por suerte, un móvil eléctrico de Prosegur se detiene a nuestro lado y nos indica la forma más fácil de llegar. Divino. Un empleado fosforescente pasa barriendo con un rastrillo. Una bolsa sujeta a su cinturón donde va echando las hojas muertas.

Hace exactamente una semana que yo estaba del otro lado. En la escuela de Sausalito donde da clases el Pelado. Un Bachillerato popular, que es en realidad la única escuela de la villa. Aún negociando con la gente del Gobierno, del ministerio —o con punteros de la zona; para que les suelten un mango, para la escuela, para los profes (que por ahora laburan de militantes).

Fue la tarde del viernes, y se habían armado talleres con los chicos del barrio, con los padres, y la gente que se había ido arrimando, ya más tarde, cuando sonaba la cumbia y el humo de la parrilla invitaba a juntarse. Alitas de pollo; cientos de alitas a las brasas. Tierras que se habían tomado recientemente, y las casillas habían sido levantadas un poco a la apurada. En uno o dos días te levantan uno de esos ranchos, provisorios, como se dice; prohibido como está de construir con concreto, porque ahí sí vienen y te las tiran abajo, los milicos, y la cosa es que es un barrio nuevo, y la gente viene un poco de todos lados, del interior, de Paraguay; buscando armarse su casa. Y se estaba hablando de hacer un par de trámites para conseguir el agua potable, las cloacas.

Cuando yo hablé, Javier no dijo nada. Pero se le notaba en la cara, para cualquiera que lo mirase (que creo que fue nadie), que no le estaba gustando mucho lo que oía. Y yo seguí, embalado; sobre todo porque los pibes —de quince, de dieciséis— estaban prestando oreja a este loco que los arengaba a considerar que los culpables de la pobreza, de su miseria, de que en la escuela lloviera más adentro que afuera eran esos que estaban del otro lado; los que se robaban la mayor parte de la torta, los que no dejaban más que las migas. Unos pocos que se habían apropiado de todo y unos muchos que no tenían nada. Una realidad que se había instalado como algo normal, como si fuera normal el paisaje que los dividía. De un lado, un barrio sin agua potable; del otro, *jacuzzis.* De un lado, techos de chapa; del otro, piso flotante. De un lado, los futuros habitantes de las cárceles; del otro, los que hacían yoga, y las leyes y tenían proyectos. Separados por una fosa, un muro y un alambre de alta tensión.

Y, ahora, que estoy sentado en el asiento del copiloto, escuchando el rebote de la pelotita contra las cuerdas, recuerdo la cagada a pedos que me pegó Javi una vez que estuvimos en el bondi de regreso. Porque en el momento no me había dicho nada; después habíamos cumbiancheado, escabiado y bajoneado de lo lindo unas cuantas alitas.

Ahora estoy intentando concentrarme un mínimo en el libro que me dio por traer, acaso únicamente por esta manía de jugar a la contra; *El 18 Brumario.* Del cual, y como es lógico, no puedo sacar en claro ni el contenido de una sola frase. Leo y levanto la vista, distraído. Colgado y divagando, cuando leo, y cuando no, también.

Total es que prendí la radio porque me acordé de que, a esta hora, puede que esté el programa de Aliverti. Ni idea cuál es el dial, así que voy cambiando, dejando el ruido blanco entre cada apretada, hasta otro ruido blanco, hasta otra música confusa, hasta dar con la voz gruesa y atildada que en este momento está hablando de la desaparición de Jorge Julio López, por segunda vez; está preguntando por qué el Estado no podía garantizar la seguridad de un testigo tan importante; por qué, habiendo tantos desocupados, ¿30, 40 %?, ninguno se podía ocupar de velar por la vida de un hombre, de un anciano que había declarado contra uno de los represores más importantes de la última dictadura cívico-militar; y que ahora, en este instante, nadie podía ni tan siquiera imaginar las torturas y vejaciones de las que pudo haber sido víctima. De las que puede estar siendo víctima. Porque, hasta que la persona no aparece, el crimen se sigue cometiendo. Como bien podría ser el caso.

Jorge Julio López había salido esa mañana de su casa en el barrio Los Hornos y ahora estaba, otra vez, desaparecido. Entonces Aliverti, dejó un silencio en el aire, que duró unos cuantos segundos, y ahí encajaron con el audio en que López testimoniaba.

El viejo iba haciendo un recuento de las torturas, de las frases que oía; de las voces de los secuestradores, de lo que decían. Subí el volumen al máximo. Un escalofrío me recorría el cuerpo cuando un tipo se me acercó al trote con una raqueta en la mano para conminarme a que la cortara de inmediato con ese ruido. «Con ese ruido…», repetí, obedeciendo.

Después, apagué la radio, y me fui a caminar al borde del lago.

Parecía calmo. Un cartel explicaba las tareas de drenado que habían hecho posible ese lago ahí. Decía que había peces.

Desde que nos habíamos mudado al departamento, ya no había vuelto a ver a los padres de ella. Y, exceptuando la vez del cementerio, tampoco a los míos. Ni falta me hacía. Repetía que los padres eran lo peor que podía pasarle a una persona. Siempre convencidos de conocer la experiencia; de saber qué era lo mejor para sus hijos; y, encima, aconsejar.

Al principio, había ido un par de veces a la casa del *country*, donde me habían recibido sin indagar demasiado sobre mi presencia ahí. Ya bastante tenían con sus propios problemas (papá jubilado buscando actividades como huerta o carpintería; mamá en depresión crónica, amargada, rubia y seca), abulia suficiente como para andar fisgoneando en el chongo de su hija. Seguramente me tomaban por una presencia pasajera, un capricho de su hija, que a los treinta años no había encontrado nada mejor que filtrear con un flaquito diez años menor.

Pero el conflicto se iba haciendo más evidente porque yo prefería hacer cualquier cosa antes que encontrar a mis suegros, o a sus amigas y sus parejas; a su hermano, o a cualquiera de esas personas que se esmeraban por alcanzar lo más pronto posible una vida confortable y hacerse fotos con sonrisas.

Ariana dice que me estoy volviendo un tipo prejuicioso. Que condeno a las personas sin siquiera conocerlas. Así, con esos argumentos, medio que tuvo que obligarme a que la acompañara al programa de radio. Ese día iba a ir su hermano como invitado, para cantar la canción que lo había hecho famoso durante una temporada. Canción que era la música de corte del programa.

Fuimos en el 206, sin pronunciar ni una sola palabra. Ariana al volante, y yo a su lado; aunque le había insistido un par de veces a su hermano para que se sentara adelante. Era un gordo de pelo largo que había sido parte de Los Decadentes, con quienes había hecho un par de giras, hasta que en una vuelta lo dejaran boyando, al otro lado de la cordillera, en el que este pegó terrible onda con los barras del Colo-Colo, y de donde lo tuvieron que ir a rescatar los padres para internarlo en una clínica de rehabilitación de tan zarpado que se había puesto con la merca y las anfetas.

En el estudio hablaron del club, llamaron oyentes. Un momento muy ameno entre aficionados. Después nos fuimos para la casa donde vivía su hermano, con su mujer, su hijo y un perro. Parecían inquietos. Pasaban de instantes de euforia a una especie de introspección monomaníaca, como si estuvieran sedados. El niño pasaba de treparse al respaldo de una silla y lanzarse de cabeza y a los gritos a quedar planchado en el suelo con los ojos fijos bien abiertos. Igual que el perro, que se te abalanzaba o se quedaba con el hocico pegado a la estufa y los párpados caídos. El televisor encendido, la radio, la computadora, los mensajitos que llegaban a los celulares, un pez dando vueltas en una pecera y ellos fumando sin parar. Puchos y porros. Pidieron pizza por teléfono. Haciendo el esfuerzo de pasar un buen momento, como una familia normal.

Apenas salimos no tuve mejor idea que responder a la pregunta de si la había pasado bien con que hubiera preferido quedarme en casa tranquilo sin tener que caretearla. A lo cual Ariana me respondió, algo nerviosa, que yo era un flor de hijo de puta, que no me interesaba compartir nada con ella, y que todo lo que ella decía o hacía me repugnaba. Y que estaba harta. Habíamos tomado mucha cerveza. Yo intenté no darle demasiado la razón, pero sin omitir que en este momento no estaba muy interesado en reuniones del estilo: «Qué bien que te quedan las extensiones, ni se te notan» o «¿Dónde compraste esas botas? Son divinas».

Puede decirse que fue la primera *gran* discusión. Y en algún momento Ariana había decidido irse al *country*. Y yo, sintiéndome fatal, llorando como un boludo, llamé al Pela, a Javi y al Griego. Les dije que los necesitaba. Y vinieron, y nos pasamos el sábado fumando en los sillones; y a la hora de las confidencias lo que pude sacar en claro fue mi dificultad para decir lo que me pasaba, que de golpe todo se me hacía un nudo; y, que como la mierda en algún momento tiene que salir, terminaba por decir las cosas todas juntas y que no se entendía nada.

El domingo nos despertamos los tres en la cama: el Pela, Javier y yo. Nos dimos piñas y patadas, hasta que yo le encajé una de lleno a Javier en el pecho y lo saqué del *ring*. Era día de elecciones. Supuestamente teníamos que ir a laburar como boca de urna. Topito nos llamó unas cuantas veces y dejó varios mensajes. El país elige presidenta. Las dos candidatas mayoritarias son mujeres. Una lleva un crucifijo enorme en el pecho (aunque las dos son católicas); ambas mucho maquillaje, mucho bótox. Alguna de las dos jurara por Dios y los santos Evangelios.

Votar es obligatorio y secreto. Pero hay porro en la lata y aún quedaba *pizza* en la heladera.

Ariana volvió esa noche. Los pibes hacía rato que se habían ido. Yo había andado por Cabildo, donde una *hippie* me había hecho una rasta. Yo asombrado por mi incapacidad para hablarle. Sintiéndome un imbécil al lado de esa piba que curtía la verdadera vida.

Ariana entró, echó una mirada y, aunque se podía adivinar la desaprobación en sus ojos, no dijo nada; llamó por teléfono a la *trattoria* de la esquina y pidió un vacío al horno con papas. Mientras esperábamos nos metimos en la bañadera con aromas esenciales de lavanda y palo santo, y nos reconciliamos.

Yo pensé que no hacía falta hablar, ni estar de acuerdo, para echarse un buen polvo y quedar planchado.

***

Era un galpón con un escenario improvisado con tablones. Cables que serpentean y se enredan por el suelo; un micrófono, algunos instrumentos, parlantes y, al lado, una consola que el Gordo intenta maniobrar siguiendo las indicaciones del tipo que hace un rato punteaba unos acordes en el bajo y que ahora le está diciendo algo con una púa en la diestra y un pucho entre los labios.

Hacia la pared del costado hay una mesa larga con botellas, vasos de plástico y paquetes de *snacks*. Fauna variopinta merodea el espacio: punks, indígenas, piqueteros. En grupos; de a pie, o desparramados por el suelo. Todo parece tranquilo. Alguna que otra lata de cerveza, una leve baranda a porro. Hablan entre ellos o miran a los lados como esperando algo. Hay otra mesa con folletos, fanzines, CD, libros y remeras estampadas.

Busco al Pela con la mirada, y lo veo junto a la consola pegando una carcajada. Me quedo un momento relojeando para todos lados, haciéndome una idea de hacia dónde puedo rumbear. Voy hasta la mesa de las publicaciones. Una de las remeras lleva impresa la frase «El capitalismo mata» y la estampa de una pistola disparando.

—Está buena esa —digo, en voz alta, señalándola—; podría ser el capitalismo viola, o el capitalismo te la mete de prepo y sin vaselina; pero así está buenísima.

No me dirijo a nadie en particular. Quizás a los pibes que están allá contra la pared. Ultimamente suelo pronunciar frases así, al aire. Es una forma de diálogo conmigo mismo. Me cuento historias, imagino frases que podría haber dicho, y me río. Cuando estoy borra es peor. Cosa que por ahora no es el caso; aunque ya me he percatado de que en las botellas de gaseosa hay un líquido burbujeante y amarillo al que muchos acuden.

—Hacia allá voy en breve —me digo, volviendo los ojos hacia la mesa.

Los fanzines son un mamarracho. La falta de guita, supongo. Pero también un cagarse en el gusto burgués. Un vómito en pleno sentido del orden.

Tampoco entiendo por qué los punks se disfrazan con indumentaria militar. Si se trata de una burla, de un modo contestatario de apropiarse de la ropa de los uniformados, para deformarla y dar batalla, o si se trata de alguna otra razón. Pantalones de camuflaje, borcegos, esas cosas. Entiendo que les preocupa oponerse a las conductas convencionales, pero no llego a captar la razón por la cual ponen tanto empeño en construir otro disfraz que a la larga resulta tan absurdo como al que intentan oponerse.

—Bueno; tampoco hay nada que entender —me digo, siguiendo con este dialógo de mí a mí.

Y sigo mirando. Barruntando que es complejo, o hasta imposible, criticar (en el sentido kantiano, como dice el Pela) la conducta de los otros, estando alejado —como yo lo estoy—, de sus hábitos y de las causas que los llevaron hasta ahí.

Los libros son más o menos los mismos de siempre. La novedad es el de Orwell, el *Homenaje a Cataluña*, que hace rato que no se veía por ningún lado. Hay publicaciones fotocopiadas de Malatesta, de Kropotkin. Todo a precio popular. También algunas ediciones de Utopía Libertaria. Y un libro bastante raro, viejo, de un tal Reiner Schurmann. Lo hojeo un toque y pienso que podría interesarle al Pela. Después vemos.

Lo mejor son las pegatinas con frases:

«Donde hay autoridad, no hay libertad».

«Sin igualdad, no hay libertad».

«El socialismo, sin libertad, es el cuartel».

«Exponer y proponer, más nunca imponer».

Esta última me la llevo. Alguien desde el micrófono anuncia que en un rato va a dar comienzo la conferencia de Chumbita.

Me doy vuelta y deduzco que el anciano que en ese instante asciende con dificultad hasta el escenario debe ser el tal Chumbita.

—Qué hecho mierda que está como para haberse animado a venir hasta acá. —Y como no parece haber nadie que me escuche, yo mismo me respondo—: ¡Ese es el compromiso militante, carajo!

Y empiezo a aplaudir, secundado por unos pocos.

Chumbita arranca titubeando. Algunos se han ido acercando, y se han sentado en las primeras filas. Gente vieja, con boinas, sacos a cuadros, seria. La calidad del sonido no ayuda, porque el viejo habla bajo, y, por más que otros se han aglomerado en los costados en un evidente esfuerzo por sumar con su presencia, la dispersión es notoria. El mensaje queda supeditado a los asistentes de su misma generación. Rostros concentrados y adustos. Tremblantes. Vejetes que las han pasado ásperas y que ahí siguen; en la lucha. El inconformismo nunca es gratuito, y menos en estas tierras. Lo raro es esa persistencia en mostrarse respetables. Capaz que no les queda otra.

Los más jóvenes están en otra. Como en las cenas familiares: no están obligados a escuchar. Algunos hacen acto de presencia y hasta capaz que escuchan. Se mantienen más en la onda bar; siguen escabeando, discutiendo, se besan o divagan.

La idea expuesta por el viejo era que los indígenas habían sido masacrados. Y que esta violación no acababa de resolverse. De reconocerse, siquiera. Que el Estado argentino, en este caso, hacía caso omiso de las reivindicaciones legítimas de los pueblos que ocupaban los territorios antes de la invasión (lógico). La cual se negaba (superlógico). Pregonando que habían traído el idioma, la religión, la civilización. El Estado, decía Chumbita, desde sus formas dictatoriales, y desde sus formas progresistas, o neoliberales. Siempre había hecho lo mismo. Acorralar hasta destruir culturas enteras. Con diferentes métodos, pero con el mismo fin.

Habían sido obligados a abandonar sus territorios; primero por un ejército profesional, después por leyes que respaldaban la infamia. La invasión se prolongaba. Se trataba de un genocidio no reconocido, a manos del mundo autoproclamado civilizado. Les habían robado sus tierras, los habían deportado, y se habían servido de ellos como esclavos. Y que, ahora mismo, la ley continuaba decretando el despojo. Que para eso estaba, sobre todo, esa ley; para legitimar la propiedad privada. (Abucheos).

Y aún se seguía negando esa historia. Se habían derogado leyes internacionales, pero en los hechos poco y nada había cambiado. «Estas tierras estaban desiertas», se oye decir al ciudadano común; «Los indios no cuentan». Se ha impuesto una lógica. La que es común a cualquier genocidio: la víctima es despojada de su condición de ser humano; porque es diferente, porque tiene otra manera de concebir los hechos.

Ahí los vemos, a los conquistadores, que siguen apareciendo como próceres. En monumentos, nombres de calles, de pueblos. Desde los manuales escolares. Obligándolos a acatar las reglas de los vencedores. Despojarlos de sus recursos naturales; de sus ríos, de sus montes. Ya sea el estado o el mercado. Para que después, cuando la gente se pone enferma y está desesperada, te vienen a vender los medicamentos. Y a eso lo llaman progreso. Que es más o menos a lo que se vienen dedicando los estados, como cualquier poder institucionalizado, desde hace siglos; a socavar la libertad, manteniendo el discurso de que están haciendo lo contrario, y a someter a los individuos de tal modo que queden desposeídos de cualquier dignidad; sometidos y obedientes sin que ni siquiera se den cuenta.

Porque ese es el método, no solamente un grupo de gente sobre otro; sino también un conjunto de normas (morales y legales) que anquilosen esta situación; como tantas otras, por lo demás, desde las formas más sutiles hasta las más groseras. Siempre imponiendo la norma del vencedor, ayer como hoy, como siempre. Muchas gracias.

El aplauso sacó del letargo a más de uno. Incluso al propio Chumbita, que, más allá de lo encarnizado del discurso, hubo momentos en que parecía que se iba a echar una siesta ahí mismo sobre el escenario. Y que ahora agradecía con un gesto de la mano e invitaba a seguir con el debate. Ya se oían unas cuantas voces entonando: «Cinco siglos resistiendo...», cuando recibí una palmada en la espalda.

—Qué hacés, pibito. —Se me arrimó el Gordo, con su pelo largo y su barba rala, y esa postura tan suya, como descuidada. Morocho, panzón, y con una remera negra desteñida, que le iba como carpa.

—Acá, escuchando... —le dije—. Un capo el viejo. ¿Vos, qué onda?

—Estoy con lo del sonido, allá adelante. Y estoy buscando... a Esteban. Hace un rato que lo busco y no sé dónde mierda se metió, ¿vos no lo viste?

—Lo saludé hace un rato, de lejos...

—Debe ser eso —me dijo el Gordo, distraído—; es por lo de la consola; no sé bien cómo funciona, no sé si es la humedad o qué mierda; ¿vos conocés algo de sonido?

—Naranja.

—Naranja; qué boludo. Decime —dijo, señalándome las piernas—; ¿te cortaste el pantalón de la escuela privada?

Tenía razón: se parecía al pantalón gris de cualquier escuela privada. Típica del Gordo, captar un detalle, y pincharte por ahí. Pensé en explicarle que no, que lo había encontrado en una caja con ropa, en la calle. Que no era de ninguna escuela, pero me quedé callado. Entonces el Gordo sacó un pucho de detrás de la oreja.

—No te convido porque no tengo más —dijo—. Pero, si querés, compartimos.

—Dale.

—¿Tenés fuego?

—Sí.

El Gordo mechó y espiró el humo para un costado.

—Me dijo el otro que te mudaste. Con una piba. Bien ahí.

Me pasó el pucho.

—Después capaz que arrancamos para allá —le dije—. Si querés, te venís.

—*Ta* piola, después vemos. Yo voy a seguir buscando a este boludo, que en un rato tocamos. Te venís para adelante para agitarla, eh. ¡Anarkumbia Tirapiedra! — chilló—. Y servite algo para escabear, che, que veo que andás sin nada.

Me devolvió el pucho y se fue tirando unos pasos de cumbia.

—Qué Gordo hijo de puta —me dije.

Lo habíamos conocido en una de las juntadas que se hacían en el Puente Pueyrredon. En la estación, más precisamente. La que ya empezaba a llamarse Darío y Maxi, en lugar de Avellaneda. Durante esos días se cortaba el puente; dos o tres días, según lo que se estuviera reclamando. Mejoras en los subsidios, perpetua para los asesinos (y para los autores intelectuales). El resto de la semana, se hacían talleres, debates, asambleas. Venía gente de todos lados; de las distintas organizaciones, de casi todos los MTD. De Varela, de Echeverría, y cada cual venía con sus cosas para contar. Lo que estaban haciendo, y cómo; lo que querían hacer. El Gordo venía con los del MTD de Solano. Y ya en ese entonces los de Solano llegaban con una mística que los precedía. Después era cuestión de conocerlos, de tomarse unos amargos o unos tintos.

Ni siquiera cuando estaban en pedo se ponían densos. Ni la iban de predicadores, ni de profetas, ni nada por el estilo. De toque —y con el trato— saltaba la ficha de que no eran los típicos militantes que estaban lavando culpas y van por ahí pregonando las respuestas a todas las preguntas, como si estuvieran esperando salvarse en el atrio de los elegidos. Estos tenían otros quilombos, y otro estilo. Contaban lo que tenían que contar y no se andaban con melindres.

Porque en estos barrios persistía la ley del más fuerte, del que mejor habla; de delegar en los otros la toma de decisiones; las responsabilidades. Y lo que se estaba armando era algo bien diferente. Que en la asamblea no decidiera la mayoría (salvo en los momentos de conflicto mayor, como fue más de una vez en el caos de un desalojo, una represión fuerte, y que se veían obligados a actuar raudos), ni tampoco la minoría. Sino que se discutiera, y se debatiera hasta el consenso.

Ahí donde los hilos se cruzaban con la Educación Popular; exigiendo que cada cual tomara la palabra, esa herramienta. La dinámica era exponerse, y para muchos, sobre todo al principio, como para mí llegado el caso, esto resultaba catastrófico; demasiado tiempo acostumbrados a callar, a repetir para no molestar, para no incordiar —incluso, y sobre todo tal vez, a uno mismo—. Y ahora se buscaba decir, delante de los otros. Dejar la voz ir. Y eso lleva tiempo.

De todos modos, y eso estaba claro, el objetivo no era expandirse. No era conquistar, ni cooptar, ni convencer, ni justificarse. Ni ninguna de esas cosas que los venían excluyendo desde antaño. Ya llevaban siete u ocho años. En algunos casos, nueve.

Lo primero había sido una panadería. La Conquista del Pan, la llamaron. Y al principio había estado destinada para los compañeros del MTD. Después, cuando comenzaron a producir más, pudieron abastecer también al barrio. Entonces los desalojó la gendarmería. Porque decían que estaban ocupando un predio municipal.

De ahí se habían pasado a la parte de atrás de un taller en ruinas; en un baldío cavaron un pozo. Fue duro porque era invierno, y costaba conseguir leña que no estuviera húmeda. Hacían fuego y tiraban las brasas en el pozo. Ahí ponían la olla; con panes o con facturas, dentro. A veces, hasta con una torta de bizcochuelo. Le echaban la tapa y arriba le tiraban más leña.

Así estuvieron un tiempo, hasta que un vecino les cedió un cuarto que tenía junto a su casa. Consiguieron otra cocina. Surgieron otros emprendimientos. Empujados por la necesidad, la cosa se fue haciendo. Telares, huertas, granjas; una bloquera donde además se almacenaba todo lo que pudiera servir para la construcción; una imprenta, biblioteca; centros culturales, gente que hacía prensa; una marroquinería donde se hacían sandalias y zapatos.

Cada barrio tenía su asamblea reuniéndose una vez por semana. De ahí salía un delegado que iba a la asamblea general de todos los barrios. El delegado era siempre uno distinto. Y se ocupaba de llevar y traer el mensaje; no de decidir. Una vez al mes se hacía el recuento de lo aportado por todos los sectores y, según la necesidad de cada sector o barrio, se repartía. Guita o materiales.

No había ningún puesto fijo. Lo cual obligaba a que el saber se transmitiera lo más rápido posible.

Pero con eso no alcanzaba. Había que pasar a la acción directa. Se coparon hipermercados. Se coparon frigoríficos (donde la mayoría de la carne y de los cueros iban al extranjero). Y se ocuparon edificios y fábricas.

Desde Mosconi y Cútral-Co ya algo se venía dando. Y en el 2001 ocurrió el batacazo: ¡que se vayan todos! ¡Que no quede ni uno solo!

Las manifestaciones, la gente en la calle: ¡hasta la clase media! Piquetes o barricadas, gomas quemadas. Este método de lucha surgido en el interior, ahora se expandía. Las asambleas vecinales en cada esquina de cada barrio.

«¡Todo el poder a las asambleas!», se lee y se grita.

Y es en ese entonces que Javier me convence de ir a una casa okupada; para ver qué onda, para ver si hace falta dar una mano. Ha visto un cartel en la puerta anunciando que ese día hay comedor comunitario. Es una casa vieja, de esas de cuando Almagro era el campo. Y se llama Ñande-Retá, que en guaraní —y esto lo vamos a saber después, significa, 'nuestro lugar'—. También vamos a saber que la casa había sido chupada por una hipoteca; es decir, que ahora pertenecía (en los papeles) a un banco.

Nosotros éramos muy pibes, catorce, quince años; y es ahí donde conocimos al Pela, que ya andaba con la Pepa. Ahí conocimos a la gente que vivía en la calle, a los pibitos del barrio que venían a sacarse al hambre. Los talleres, las clases de apoyo escolar, de guitarra. El armado de la biblioteca, las fiestas. La cocina. La amenaza del desalojo, las discuciones, la marihuana. Otra forma de hacer las cosas. Algo concreto, con el otro. Sin esperar otra retribución que lo que ocurría en ese momento, en esa experiencia.

Una de las pibas (eran todos más grandes, universitarios, artesanos) nos llamó los Conchuditos. Y Javier, con esa capacidad suya de hacerse querer, llegó a ser llamado el Hombre Nuevo. Eso, y el puterío de cogerse a la mina del otro; o al tipo de la otra. Cosas así. El poder concretito y en carne propia. No allá; sino acá.

Los juegos, las conversas que rebalsan ceniceros. Las contradicciones, las paradojas. Las canciones de Jara sonando en la tarde y con la puerta abierta. Los teléfonos pinchados, las amenazas en la calle. Un mundo diferente al que entrábamos de contrabando.

***

Se jugaba la final de la Libertadores y Javier y el Pela se vinieron para el depto. El partido de ida había sido tres a cero a favor nuestro; sin duda una regia diferencia como para ir a aguantarla allá, en Brasil. Acomodarse en los sillones, armarse unos porros; birra en la heladera, *pizza* en el horno. Se venía fiesta, relajados. Ariana se sumó para verlo con nosotros. El estadio explota cuando los equipos salen a la cancha. Mucha gente fue hasta Brasil. Las banderas de Budge y de Bulonge copando la primera bandeja.

—Saja y Schiavi son altos vendidos —comenta Javi cuando ya están sonando los himnos.

Ariana habla con el Pela. Y yo no sé si este asiente por condescendencia (haciendo sí, sí, con la cabeza), o si realmente le interesa lo que ella dice. O por alguna otra razón. En principio, tienen casi la misma edad. Ariana hace resúmenes de partidos del ascenso y a veces le toca cubrir alguno que otro de la Primera División, los viernes a la noche; por eso está bastante al tanto de lo que pasa. Además juega al fútbol; en un equipo de chicas, que hasta disputan un torneo, allá por Nor-Delta, en canchas de sintético.

El Pela le pasa el faso y Ariana hace un gesto con la mano abierta, hacia abajo, como si saludara. Entonces, el Pela extiende el brazo hasta mí, que por el rabillo del ojo he visto la jugada, y que sin sorpresa, he pensado; qué careta. No porque no quiera fumar, cada cual hace lo que le parece mejor; sino por no agarrarlo, y luego pasarlo. Como quien brinda aunque no beba. Gesto simple y amistoso, que no cuesta nada.

Por cierto, que si de imbecilidades se trata, nadie está a salvo. A mí, por ejemplo, me hacía gracia que una mujer jugase al fútbol. ¡No lo podía evitar! Y además era absurdo, porque jugaban bastante bien. ¡Pero que al menos lo hicieran con pollera! Aunque todavía son bastante torpes. Se nota que no están dándole a la bocha desde que nacieron. Lógico que tengan un estilo diferente.

Es entonces que el Pela comienza a hablar de lo que él (y solo él) denomina las intrigas palaciegas.

—A mí me encantan las intrigas palaciegas —aclara.

Y yo me pregunto qué estará entendiendo Ariana por esa frase, y percibo que hace un gesto como de asentimiento, pero hay también algo de duda, de duda incómoda; como quien busca en el archivo del cerebro y va bajando rápido para dar con el dato que nunca aparece y quiere pasar a otra cosa, al ejemplo que va a decodificar lo que quiere decir.

—Hay que confrontar la información —está diciendo el Pela— para deducir datos más o menos precisos. A mí, la data me llegó por una revista de hace años, una de las cientos que tiene guardadas mi viejo por toda su casa; en el baño, debajo de la cama. En todos lados tiene revistas viejas mi viejo. Esta era una *Goles*, no sé si la tienen. Era una que salía en los noventa, bien de esa época.

Sacan ellos. Boca con *short* amarillo.

—¡Dale, loco! —alienta Javi y aplaude.

Pitazo.

—Era un artículo sobre los *hooligans*. Hacían como un resumen, medio histórico, y tiraban un par de hechos. Cuestión es que hacen referencia a un partido, fines de los ochenta, donde murieron como cien personas. Hinchas del Liverpool eran.

—¡Dale, Cardozo; poné huevo! —pega el grito Javi.

—Pero en la nota no te explicaba qué pasó en realidad, solo te tira que había sido un desmadre entre *hooligans*.

—Sospechoso —acota Javi.

Yo me levanté y seguí escuchando desde la cocina. Saqué la *pizza* del horno y metí otra (congelada). La voz del Pela me llegaba mezclada con la de Macaya Márquez, que explicaba las virtudes de Banega para equilibrar la mitad de la cancha y generar espacio en la distribución. Me pareció un comentario bastante acertado; una de mis teorías era que a la gente del fútbol no se le daba muy bien al momento de la construcción de frases, y que solían enredarse al querer decir las cosas más sencillas. Bueno, era fútbol, no literatura.

—¡Oh, papá! Qué olorcito… —comentó Javi cuando me vio llegar haciendo equilibrio con la tabla, la cuchilla y una Quilmes.

—Atentí que está quenchi —advertí, deslizándola sobre la mesa.

—Entonces me fui a un cyber y lo gugleé. Vos sabés cómo soy —explica, aunque ninguno aparta los ojos del televisor—. Y lo primero fue buscar el contexto histórico. Bueno, no fue lo primero, pero ahora que lo estoy contando, es lo primero. Porque lo primero fue que era la semifinal de no sé qué mierda, en cancha neutral, Liverpool contra otro…

—Tottenham —tira Javi, que desde que juega a la Play se conoce los nombres de los clubes europeos.

—Ponele. Y ahí me saltó la ficha de la época. Inglaterra, años ochenta, liberalismo puro y duro, con la Tatcher. El quilombo que se estaba armando con la desocupación; sobre todo por el cierre de las minas. Lo de siempre: privilegios para los ricos, mierda para los pobres, y, cuando se quejan, la yuta a la calle.

—Un clásico —dice Javi, despegando la muzarela que amarra una porción a la otra.

—Nada nuevo bajo el sol —sostiene el Pela—; después decía que había estado todo muy mal organizado. Que ya desde la ruta estaba mal indicado, algo así. Que la gente llegó sobre la hora y se armaron colas increíbles. El partido estaba por empezar y adentro ya no cabía ni un alfiler. Los que estaban afuera se impacientaron, querían entrar a como diera lugar. Empezaron los empujones, y la rati, de a caballo, no podía aguantarla.

—Román, además de que la pierde por colgado, después tira indicaciones —dice Javier.

—Yo, a esa altura, todavía estaba esperando encontrarme con corridas, tiros, cagadas a palos. Me imaginaba a los *hooligans* dándose masa con la montada. Pero nada que ver: en un momento, llega la orden desde arriba de que abrieran las puertas del estadio.

Faltaban estilo tres minutos para que empezara el doparti, y ahí se armó la catanga. «Vamos, todo el mundo adentro», dijeron los organizadores desde uno de los palcos. Y la gente se metió sin saber para dónde iba; nadie conocía el estadio; primero se embutieron en un tunel y, después, los que pudieron entrar se fueron amasijando en la tribuna. Y la cosa es que, por alguna razón, la tribuna estaba llena de rejas. Los de atrás empujando como locos, y los de adelante no podían salir. Muchos murieron ahogados, pisoteados. Pero al parecer nadie entendía lo que estaba pasando.

—¡Cardozo, sos un muerto! —decretó Javier.

—Para que se den una idea; la cancha era más o menos como la de Ferro, ese estilo de cancha chica. Murieron pibes y pibas, jóvenes casi todos. En un momento, iban seis minutos del partido nada más, la gente invadió la cancha. La policía al principio pensó que se trataba de los barras y se amotinaron: tardaron bastante en entender que había que abrir las puertas. Algunos habían empezado a entrar al campo, mientras que otros se trepaban a la bandeja de arriba. Un desastre, pero ni un solo *hooligan*. De hecho, la Tatcher y las autoridades inglesas barrieron todo bajo la alfombra, para variar, diciendo que los hinchas se habían zarpado. ¡Le echaban la culpa a los hinchas! Una vez más, los que la cagaron, bien cagada, no se hacían cargo, y no asumían las responsabilidades; los legajos se archivaron y recién hace poco parece que empieza a salir de nuevo a la luz.

El primer tiempo terminó cero a cero. La ventaja intacta. La locura nuestra también. Reconocemos que Román la está rompiendo; que desde que volvió de Europa está hecho un avión; a todo lo *crack* que ya era ahora le sumaba la velocidad, la experiencia.

—Lástima que sea tan pecho frío —chicanea Ariana.

—No le hace falta tirarse al piso para jugar bien al fútbol —le digo.

—¿Vos de qué cuadro sos? —le pregunta el Pelado.

—Familia de cuervos —le responde Ariana con una sonrisa.

—Están contentos ahora con Ramón —le dice el Pelado.

—No tenemos a Román; pero tenemos a la Gata —dice ella.

—¿A un jugador de San Lorenzo le dicen Gata? —pregunta Javi, que sabe menos de fútbol que una garrapata.

Lo cual evidencia como uno sigue ciertas tradiciones familiares. Es como una ara renion de creencias. Sería imposible explicarle a alguien que no le gusta el fútbol la pasión que uno puede encontrar cuando veinte tipos corren detrás de una pelota. Lo cual no es así. Porque el fútbol tiene su táctica y su estrategia. Y es en la inmediatez de una jugada donde puede revelarse un instante de magia. No hay más que ver el gol de Román en esa noche de Brasil. Dos toques y adentro; desde un ángulo, que, por más que lo analicés, parece imposible. Después, el espectáculo es ya otra cosa. Y todo lo que vino antes, y los errores, y también la suerte. Porque un rato antes se nos frunció el orto con un zapatazo que sacó el 6 de ellos, y que pasó rozando el ángulo de Caranta, que ni se movió.

Y así seguimos un rato. Comentarios, efemérides, chicanas. La herida del mundial todavía abierta.

—¿Cómo puede ser que un arquero no pueda seguir jugando en un ara re así? —cuestiona Ariana—. Le sacó un cambio al equipo y encima para que entre uno que estaba muy frío.

—¿Cómo puede ser que Pékerman saque a Román en un ara re así, cerradísimo, en el que vamos ganando uno a cero? ¿Cuál es el ara jugador del mundo si vas ganando uno a cero, en Alemania, contra Alemania, y tenés que ara ren la pelota? —pregunté yo.

— El mismo pidió el cambio porque no ara ni ara ren las piernas decretó el Pelado.

—¿Tenés pruebas de eso? —lo atajé yo.

—La prueba es que los bosteros solo juegan en Boca —dijo Ariana.

—¡Y encima para meter al gato de Cambiasso! —dije yo.

—¿De dónde salió Pékerman? —preguntó el Pela.

—De las juveniles —dijo Ariana.

—Sí, pero antes —insistió el Pela.

—Manejaba un taxi —dije yo.

—¿¡Y qué se puede esperar de un tipo que antes manejaba un taxi!?

Hay que parar en algún momento, si no, nunca entendés nada. ¿Hay que...? No sé, no sé nada; se dice fácil. Otra rama donde agarrarse en pleno remolino. Total, que todas las cosas piolas que pueden pasarte en la vida estarán siempre rodeadas de momentos de mierda. Es así, y no hay otra. Estar vivo es la posibilidad; lo posible invita al juego; el juego a la perdición. Poder. Poder elegir.

Siento que me vuelvo el viejo Oliveira. ¡Podría ser mi abuelo! Como mínimo. Además, hay que tener un poco de coherencia. No se puede ir saltando de una orilla a la otra. ¿Y por qué no? Así no vamos a ningún lado. ¿Quiénes no vamos? Por cierto, ¿hay que ir a algún lado? *Coherencia* es una de mis palabras fetiches en estos días. La otra es *responsabilidad.* Lo que me falta.

Lo que me sobra: paranoia. Ya no sé qué es lo que pasa, ni lo que escucho. Cada vez que estamos los tres, con el Pela y Javier, no paso de la primera ronda del churro que ya empiezo a escuchar insultos y provocaciones. Todo puede que me caiga del lado obtuso. Ahí donde toda palabra me convence de que soy un boludo y de que estos dos no hacen más que remarcarlo, y de reírse. Está bien, después de todo, divertir a los amigos. Algo es algo. Pero me siento humillado, y sin poder decir ni lo que oigo.

—¡Ustedes me están bardeando! —exploté el otro día.

Hay un personaje de Dostoievski que es así. Patético y lamentable a más no poder. Los otros se miran y hacen como que no entienden. Y vuelven a reírse; lo cual empeora considerablemente las cosas. Ellos siguen hablando, y yo sigo callado. Javi y el Pela pueden estar toda la noche hablando sin parar. Cada uno cuenta con una verborrea incansable por la que discurren historias y bromas; anécdotas propias o ajenas, reales o inventadas, delirios que se les van ocurriendo, y que entreveran el de uno con el del otro. Y yo me pierdo. Hace tiempo que no puedo seguirlos. Cada vez que nos juntamos no tardo demasiado en sentirme como el ojete.

Me estoy yendo. Escucho ese disco de Los Redondos sin parar. La misma canción una y otra vez. Fumando pegado a los parlantes, a oscuras:

«Están contando chistes; detrás de las paredes

Si de reír se trata, creo: son verdaderos dramas».

La voz del Indio atronando, como la frenada de un auto viejo. La brasa encendiéndose en cada bocanada; el día afuera, las persianas cerradas. Esas canciones me están hablando a mí. Tienen un sentido; interpretan mejor que nadie lo que me está pasando ahora:

«El bote roto, ¿a quién le importa?

Toda esa guinda, si te sofoca, ¿a quién le importa?».

Sé muy bien por qué me pasa lo que me pasa. Porque he vivido equivocado. Porque viví una vida que no me correspondía. Porque fui anulado por mis progenitores. Castrado por mi viejo. Engañado por mi vieja. Por todas esas estúpidas certezas martillándome las mañanas; por toda esa violencia disfrazada de bondad. Porque nunca, jamás, fui escuchado. Porque tuve que adaptarme durante mucho tiempo a un mundo mediocre y convencional. Prejuicioso y retardado, que se autoconsideraba virtuoso y superior.

«Puro veneno: ¡risas que duelen!».

Sé que durante mucho tiempo seguiré siendo este imbécil que no entiende nada. Que repite las necedades de gente imbécil y perversa. Maestros, profesores, familiares; voces que habitan en mí. Presencias que son parte mía, por más que pretenda lo contrario. Por eso es por lo que admiro tanto a mis amigos, como si estuviera enamorado. Es algo así, como una forma de devoción. Por eso sé que se burlan de mí. Y muchas veces se burlan de mí. Porque eso es lo que uno hace entre amigos. Y más cuando hay uno que sigue mambeando sandeces, que ni se rescata de su mezquindad a la hora de repartir las palabras y los gestos.

—Este se mete los cepillos de dientes en el culo —digo, a la defensiva total, dándome vuelta en el asiento del 71 y señalando con el pulgar a Javier.

—Vos sos realmente un pelotudo —replica este sin hacerse rogar. Y le explica al Pelado—: Este gil, porque una vez le dije eso, cada vez que puede lo repite y no se da cuenta de que siempre queda como un salame.

Ellos dos se ríen. Los tres sabemos que es cierto. Javier lo dice con bronca. Está cansado.

—Vos sos un cuatro de copas —me dice—. Eso es lo que sos.

Y cuando el Pelado habla de su proyecto con la banda de cumbia, Javier le sigue el juego:

—Yo puedo tocar el teclado —le dice.

—Ya tenemos a Ramoncito en los teclados; buscate otra cosa —le responde el Pela.

—El rayador entonces —dice Javier y hace el gesto de tocar ese instrumento y va tirando la cabeza hacia atrás.

—Listo, vos el rayador, y vos rubia, ¿con qué te sumás?

Y yo siento que ya está. Solo atino a negar con la cabeza. Apenas llego a decir «no, gracias», como el nene bien educado que soy. El colectivo se ha ido llenando, y ya hay gente parada. A mí, todo esto me avergüenza. No me gusta la cumbia. Hace días que me llaman así: Rubia. Eso es porque no me respetan. Y yo estoy a punto de pedirles piedad. Que yo no le hago mal a nadie. No entiendo por qué tanto maltrato de estos dos, que, supuestamente, son mis amigos.

«¡Tu careta es injusta, Lobo!
La moldearon allí:
«En un manantial frío», dije.
¡Frío de bisturí!».

Pero no digo nada. Últimamente nunca digo nada. Así aprendí: a callar. Ni siquiera cuando me preguntan. Y aún menos cuando me preguntan.

—A este lo ponemos de bailarina —sigue Javier sin escatimar elogios—; una pollerita cortita, una linda peluca rubia; rubia platinada, eh; no este pelo de paja que tiene y que no se lava nunca. Y que se ponga a bailar.

—¿Te va Rubia, de bailarina? —me pregunta el Pelado—. Yo creo que te saldría bien.

Javier hace el ritmo con las manos y el Pela suelta su carcajada.

—A ver, Rubia, cómo hacés —aclama Javier—; dale, che, mostranos un poquito nada más. Bailá un poco para los pibes.

—Le falta un poco de ritmo a esta Rubia —comenta el Pelado.

—Le falta, le falta —admite Javier—: hay que darle tiempo para que afloje. Dale, Rubia, baila un poquito.

—Está ortiva la Rubia.

—Ofendida la nena.

Ambos me miran y se ríen.

—¿Qué le pasa? —pregunta el Pelado, después de un rato—. Es como si se desenchufara.

—Se hace el boludo —explica Javier, desviando la vista hacia la ventanilla.

«¡Puro veneno! Risas que duelen…

Y maté, y maté, y maté».

***

El laburo en principio me resultaba tranquilo. O al menos soportable. Arrancar a la mañana, salir del depto, cerrar la puerta, saludar al portero, escuchar los primeros pájaros, los primeros motores, el olor del otoño. Subirse al bondi en la avenida, viajar sentado, entre otros que como yo se arrancaban del sueño para bregar otra jornada. Ser parte de ese ritual. Además, no es que voy a laburar a cualquier lugar de mierda; voy a la Coope. Y eso me motiva.

No puedo entender la gente que hace un laburo de mierda, durante años, consciente de que no le gusta ni un poco. Ya sé la respuesta; soy un burgués que nunca conoció la necesidad. Pero hay mucha gente que hace laburos que no le agradan y que igual nunca pasaron hambre. Creo que es porque no me gusta laburar. Además he leído a Henry Miller: no puedo sacarme de la mente ese día en el que se prometió nunca más hacer un trabajo de mierda; así tuviera que cagarse de hambre. Puede tener una fuerza demoledora una frase así.

Es increíble cómo uno puede hacer suya la frase que ha escrito otro. Yo estuve meses dándole vuelta a una de Neruda a propósito del juego. Se refería a los juegos de mesa. Yo pensé en las barajas, en el TEG, en la rula. El poeta decía que era un pasatiempo que impedía conocer a los otros, o algo así. No recuerdo bien. La cosa es que trataba al juego como una forma de embrutecimiento que no contribuía al vínculo con el otro. Y yo me la apropié. Hasta que la otra noche, después de pasármela jugando al truco, pensé que seguramente Neruda había leído eso en alguno de los manuales de marxismo donde se imbuía de ideología, y por esas cosas de la doctrina la reprodujo, y yo, a mi vez, viniendo del gran poeta, me la creí.

En fin.

Soy una persona influenciable. Última cita: en *La Busca de Averroes*, de Borges; en Alejandría alguien dijo que la única forma de no cometer una falta es ya haberla cometido y haberse arrepentido. La pensé. Al principio me resultó genial. Y es genial. Pero es pura retórica. Yo me he mandado cagadas, me he arrepentido, y después cometí la misma, pero peor. Así que ya me dirán ustedes…

Lo reconozco: estoy a *full*. Entro diez minutitos antes de las ocho y empiezo a organizar el boliche. Bajar las sillas, lanzar la máquina de café, abrir las cortinas, traer las facturas, pegar una barrida. Hasta que llegan los primeros clientes. Sobretodo de Sociales (la facultad está a la vuelta) y del hospital militar (en la esquina).

La responsable del truno es Karen, una piba que no brilla justamente por su simpatía. Pero que resulta hipereficiente detrás de la barra, además limpia los baños cada mañana. Ella debe pensar que soy un chetito hijo de papá; y yo debo de pensar que ella es una negra cabeza. No sé. Porque mucho no hablamos. Lo mínimo e indispensable: «Buen día», «chau»; «dos cafés», «tres cortados»; «voy al baño»; «salgo a fumar»; «ese tipo es un ortiva»; «hay que buscar más medialunas en la cuadra». Y no mucho más. Queda establecido entre nosotros un silencio que es algo cortante, pero al mismo tiempo, justo. Sin margen para boludeces. Como separados por un puente estable, que ninguno de los dos tiene demasiado interés en atravesar.

Y eso que tenemos la misma edad.

Lo poco que sé de ella me lo confió la Sabri, la chica que llega al mediodía. Karen me dijo una o dos cosas, pero de manera más bien evasiva. Yo nunca le dije nada de mí. Porque no me pregunta y porque sospecho que, al lado de lo que ella vive, lo mío no son más que niñerías; pura metafísica y confort. Es jodido aceptarlo, pero es la base. Aceptar quién uno es. Cómo uno es. Un hijo tiene la Karen, de dos años, en junio. Su compañero, el Chucki, recién ahora ha logrado la libertad condicional. Sale a la mañana del penal de Ezeiza y vuelve a la tarde. Labura en la cuadra.

Guardado por secuestro y extorsión, al parecer, la había sacado barata. No llegaron a acusarlo de *dealer*, que era al parecer el meollo del asunto.

— Porque un guacho —cuenta Karen— se le estaba haciendo el salame y no le quería pagar.

Después no dice más nada. Sabri amplía:

—Lo secuestraron, Chucki con otros dos. Lo tuvieron, nada, dos días. Ponele, creo que fue a la tarde y al día siguiente ya cayó la rati y lo encontraron al Chucki con una 32 en la cintura y al tipo secuestrado atado a una silla. Y ni siquiera es que le habían dado duro.

Lo primero que pensé fue que el Chucki era un loco de cuidado. Y lo segundo que se me ocurrió fue que el FMI hace lo mismo con pueblos enteros y que los bancos con los créditos; y a todo el mundo le parece recontranormal.

Yo me encargo de servir los desayunos. Cafés, tés, medialunas. Hasta ahí va más o menos tranquilo. Hay un momento al mediodía en el que hay que acelerar, pero ahí ya está Sabri y le agrega como una bocanada de oxígeno. Igual que los demás viene desde la loma del orto. Ni sé de dónde. Me lo dijo, pero lo único que recuerdo es que tiene que tomarse un bondi, después el tren y después otro bondi para llegar hasta Almagro. Y que también tiene una hija de casi la misma edad, dos años, y por lo que sé no hay papá en los alrededores. Es re buena onda la Sabri. Y siempre tiene porro. Nos vamos hasta la vueltita, y fumamos muy canutos. Tiene aritos en la oreja, en el labio, en la nariz. Tiene los dientes un toque torcidos, y esa manera de hablar, y de gesticular. Y sus llantas deportivas, y sus tatuajes. Divina, la Sabri. Le mete una onda impresionante para remontar la pendiente de la media tarde. Ahí cuando te va ganando la modorra y te tiemblan los parpados.

El menú es siempre el mismo. Fideos o arroz, con salsa boloñesa. Lo mismo que comemos nosotros. Después hay pizetas, sanguches, tartitas de jamón y queso. El lugar es limpio y huele a madera. Las estudiantes son lindas y huelen a *shampoo*, o a suavizante, o a desodorante.

A las tres llega Marco; quien me hizo la gamba para entrar en la Coope. Alto, de pelo largo y barba; comediante; militante. Ahora preparando su partida. Se va para España. A probar suerte. Allá, como ya se sabe, la cosa está mucho mejor que acá. Europa… Y yo vendría a ser como una suerte de posible remplazo de Marco. Ya veremos…

Porque. Los clientes. Los que pagan. Parecen cada vez más dispuestos hacia la petulancia. O la extravagancia. Capaces de hacer toda una historieta por un pedazo de tomate en el sándwich o por un exceso de leche en el cortado. A mí, de por sí, laburar no me gusta. Pero de ahí a joder al que labura ya me resulta el colmo de la ingratitud.

De las chicas no he podido ganarme más que una sonrisa ladeada o alguna que otra mirada apenas sugestiva. Me consuelo diciéndome que ellas están demasiado concentradas en el estudio y que yo ya soy un proletario. Ellas, formales; yo, libertario. Ya quisiera yo conversar un rato, invitarlas a fumar uno al parque. Pero hasta ahora no he tenido suerte. O soy un pelotudo. A la postre no me queda más que volver al depto, cada tarde. Al consuelo más efectivo.

Marco hace una fiesta de despedida en su casa. Una terrazita con dos piezas en pleno Almagro. De la Coope vinieron solo los que laburan en el turno de la tarde. Ninguno de los otros se podía permitir el viajazo de horas y horas para asistir a la fiestita de Marco. Al que, por cierto, no consideran como uno de los suyos. Difícil de imaginar que alguno haya puesto las patas alguna vez en un aeropuerto. En lo que tardan en ir y venir de la Coope, Marco ya va a haber cruzado el Atlántico.

Único militante joven, hasta que llegué yo. Los otros vienen todos de centros de rehabilitación, de la cárcel; del segundo, o tercer o cuarto cinturón urbano. Y antes del interior, de tierra adentro: Misiones, Corrientes, El Chaco.

El que sí vino es Vicente. Había que verlo al viejo subiendo las escaleras, tambaleándose, con la jeta roja y el nazo a punto de explotarle. Cayó con un regalo para Marco, un libro. *La Política*, de Aristóteles.

En algún momento empezó a correr la onda de irse para el Fantástico, porque esa noche tocaban los Pibes Chorros, y porque estaba ahí cerca, en Rivadavia. Yo andaba revoloteándole de cerca a la Sabri. Diferente de cualquier piba con la que hubiera estado, el opuesto de Ariana, y de cualquiera de las pibas de la facultad. Alta onda pegamos. Sobre todo después de unas cuantas birras.

Pero, una vez en el baile, sordos de cumbia, entre las luces y el tufo de la birra derramada, yo empecé a sentirme un poco desorientado. El ambiente de la cumbia es muy particular, y para mí era la primera vez. Alguien me pasa un faso. La gente a mi alrededor empieza a resultarme grosera, agresiva. Y, para variar, me entra alta paranoia. No entiendo una mierda de los códigos que se manejan. Sapo de otro pozo, las cosas empiezan a ocurrir muy rápido. Hay una trifulca entre unos pibes. Los patovas entran a codazo limpio, y se los llevan trabados por el cuello, como si de títeres se tratara. En el movimiento algo vuela en el aire. O al menos esa es la impresión que me agarra, y que no tarda en convertirse en una certeza. Alguien ha arrojado una droga. Y me convenzo de que me está haciendo perder todo asidero con la realidad. Siento que me ahogo. Tengo que hacer un esfuerzo para inmiscuirme entre la ronda de los de la Coope, que bailan en su salsa, y recuperar mi campera. Sin saludar a nadie me abro paso entre los cuerpos y el sudor. En un rincón veo a Sabrina chamuyando con un pibe con gorra, apretando junto a una columna. Creo que me voy a desmayar.

Cuando al fin logro salir, el aire de Rivadavia me despeja un toque. Las luces de la avenida se mezclan con las sirenas de los patrulleros. Hay gritos, exclamaciones, insultos; corridas; alguien lanza una botella. Me escabullo, como puedo, lo más rápido posible. Voy hasta la parada del bondi, con la extraña sensación de ser impulsado hacia atrás. Llegar a la parada se convierte en una odisea. Subir al bondi, pagar el boleto, hundirme en un asiento de a uno. Me quedo dormido. Sueño: imágenes inconexas, mucho movimiento, luces, embates, sacudidas. Me despierto de un sobresalto, y reconozco que me he pasado unas cuantas paradas. Tengo que volver andando. Los pájaros comienzan a chillar, el sol se levanta en alguna parte.

Luego de varios intentos acierto a introducir la llave en la cerradura. Por suerte no hay ningún vecino a esta hora. Tampoco han repuesto la lamparita. Pero han puesto un papel con cinta *scotch* explicando que, debido a los sucesivos hurtos, el consorcio se ha visto en la obligación de no renovarla. «Mejor así», pienso mientras subo los escalones hombreando la pared. Otra cerradura. Esta vez la tanteo con el dedo. Al fin entro. Me desvisto junto a la cama y me aprieto contra Ariana. Me recibe con una levísima ondulación. Tengo una erección inmediata. Cogemos.

A la mañana, voy hasta al baño y, tras un amague de arcada, me digo que, desde ya, es una suerte no vomitar hoy.

El lunes llega la noticia de que a Marco le han negado la entrada a la Unión Europea. Estaba demorado en Barajas. Lo iban a deportar. Por lo que supimos, tenía mucho equipaje y muy poco dinero. Lo mandaban de vuelta.

Ya hacía un rato que la gente había empezado a irse, y yo estaba juntando las botellas de las mesas, vaciándolas en los vasos que quedaban, cuando levanté la vista y vi a mi viejo plantado en la puerta del bar con esa postura suya de jefe, de patrón, en *jean* y zapatillas. ¿Qué hace acá? Lleva una bolsa en la mano. Me ve, y viene hasta donde estoy, con una mueca que se quiere cómplice: me da una palmada en la espalada y me pellizca la mejilla.

—Buenos días —dice con esa voz impostada que es todo menos amable.

—Buen día —le respondo.

Dejo las botellas sobre la mesa, procurando que ninguna se caiga. Que nada haga ruido.

—¿Mucha gente? —pregunta, mirando para los lados donde las mesas muestran los rastros de platos vacíos.

—Normal —le digo.

—Te traje esto —me dice, entregándome la bolsa—: fijate si la podés poner en la heladera; es un pechito de cerdo para hacer al horno.

No doy crédito a lo que estoy escuchando. Es como si estuviera en una mala película argentina, donde los hombres intercambian gestos de camaradería estúpidos y vulgares, como si hicieran parte de un mismo clan. Como si… En ese momento, veo a Karen, que se acerca, y le digo que me banque un toque, que ahora vuelvo.

—Anda, tranqui —me dice—; ya esto se calmó. —Y sigue de largo.

Mi viejo, lo sé, estaba esperando que lo presente. Pero para mí ya es demasiado tenerlo ahí parado, a mi lado: sintiendo que desentona como nadie es capaz de desentonar en este lugar. En la pared hay un estensil enorme que pregunta: «¿Dónde está?». Mi viejo tiene una chomba a rayas amarillas metida dentro del pantalón. Esa postura de ganador, piernas separadas, de «yo me la banco donde sea, y a mí nadie tiene nada que reclamarme». Me da la impresión de que es una mezcla de jugador de fútbol devenido empresario, o, peor, de dictador centroamericano frente a las cámaras. Solo le faltan los lentes ahumados.

Le digo que salgamos a la vereda. Ya está otra vez empezando a hablar, a explicar. Lo de siempre, el recuento de sus pareceres. Yo, yo, yo. Yo sé, yo hice, yo haré. Insoportable. Y lo peor es que no se da cuenta de nada. Sin contar el pechito de cerdo. Siempre fue difícil hablar con mi viejo. Nunca parecía capaz de tomar en cuenta a su interlocutor; o sea, a mí. Aunque las únicas veces que lo había visto intercambiar con alguien solo era por motivos comerciales; incluidas las frases de rigor sobre la señora y la salud.

Por eso lo corté en seco. El día de laburo y las tres secas que me convidó la Sabri hacía un rato son suficientes como para no querer seguir escuchando otro monólogo más. No tengo pensado nada para decirle, aunque, con todo lo que llevo rumeando —mucho más de lo que hubiese querido—, tengo suficiente hilo en el carrete como para que las palabras vayan saliendo, y las frases se vayan armando.

Me tiembla un poco la voz. Le estoy diciendo que no quiero que se aparezca más por acá. Que no es posible, que no es así. Encima con un pedazo de carne (bastante pesado por cierto; y que tengo todas las ganas de devolver, pero la culpa, claro: vernacula culpa de no querer herir la sensiblería de los fachotes). Porque el tipo enseguida pone su cara de ofendido, de incomprensión. Esa cara del tipo que está convencido de haber hecho todo bien y en regla y que no es capaz de aceptar, ni mucho menos de asumir. Libre de culpa y cargo, como quien dice. Lo cual me obliga a explayarme hasta el punto de decirle que no quiero volver a verlo.

—¿Cómo? —pregunta, aún incrédulo.

Estoy a punto de gritarle.

—Eso —le digo, sacándome un enorme peso de encima—: No quiero volver a verte.

—¿Por acá? —insiste.

—Por ningún lado —le confirmo—. No quiero volver a verte.

Siempre había sido él el que ponía las normas. El que decía hasta dónde sí, y hasta dónde no. Y probablemente confiaba en que eso seguiría siendo así. Pero no.

—Y se puede saber por qué —vuelve a preguntar.

Y yo lo primero que pienso es decirle que estoy cansado, que ya se lo dije mil veces, que da igual, porque nunca me escucha. Que hace como que me escucha, pero que en realidad lo único que le importa es lo que a él le pasa por la cabeza; que ni siquiera a él mismo es capaz de escucharse. Por eso está incapacitado para dialogar.

Pero ahora ya no importa. Porque ya es tarde.

Saco un pucho del bolsillo, y lo enciendo. No voy a decirle nada de todo eso. Lo sé. Y empiezo a hablar de política, de ideología. Tal vez el camino más fácil, o al menos el más entendible entre nosotros dos. Más simple que lo íntimo, y que tiene mucho que ver con miles de discusiones que ya hemos tenido en el pasado.

Yo, cuando empecé a leer política, fue para desmentir a mi padre, para discutir con él. Yo no leí a Freud; con Daniel Guerín y su *Historia del anarquismo*, me alcanzaba para matarme con mi viejo. El capitalismo, la injusticia, me chupaba mucho más un huevo que el poder de desenmascarar a quien nunca me bancó.

Y, aunque en este momento pueda parecer raro (para mí lo es), las palabras se van armando para ese lado. Y más se van, porque están nombrando otra cosa. Diciendo lo que es, pero de una manera transversal, aunque, sin duda, hipersanguínea. ¿Qué otra cosa es la política sino cuerpo y sangre?

La voz me sale sola, y yo mismo me sorprendo. Porque ahora soy yo el que habla y a él al que le corresponde escuchar. Ese hombre que me taladró sus verdades desde chico —desde siempre—, y ahora lo tengo ahí, para decirle que no. Que no estoy de acuerdo. Que es un cagador.

Eso le digo. Que es un patrón. Un explotador. Un capitalista. Alguien que se aprovechó siempre del trabajo de los otros para enriquecerse; y que lo peor de todo es que se autoexplotaba. Para nada, solo para seguir un mandato. Y no sé si me da más bronca que lástima o al revés. Bronca por lo de autoritario y lástima por lo imbécil.

Y lo peor en ese momento es que el viejo intentara defenderse. Lo cual no haría más que agravar las cosas. Lo que estoy diciendo me resulta tan evidente, tan elemental, que solo un imbécil no se daría cuenta. Solo un imbécil podría ignorar que eso que mi padre hace no es más que una mascarada, una postura como cualquier otra. Solo que él cree, está convencido de su verdad. Y no se calla. Habla. Como siempre.

Dice que él siempre respetó a los obreros («siempre y cuando te obedecieran», pienso yo). Que él siempre era el último en irse (para llevarte la recaudación) y el primero en llegar (porque nunca confiaste en nadie). Que su vida había sido hacer negocios…

Ahí ya lo tuve que parar. Le dije que no se gastara (aunque en realidad era que no me gastara). Que no valía la pena. Que se fuera. «¿Entonces?», vuelve a preguntar. Entonces, lo ya dicho.

Ahí recién pareció entender. Y yo entiendo que esa es la única manera que a mi padre le ha sido posible entender: con un golpe. Y en ese mismo instante siento que me embarga una tristeza enorme, y me sorprende a mí mismo una voz maliciosa, que desde dentro está aclamando, que ese hombre se dé vuelta, y que, por una vez, se la juegue. Y que se la juegue de verdad, con valentía. No con esa bravuconada trucha que le ha servido siempre de máscara. Que me diga algo, que me dé un abrazo, que se salga de sí mismo. Pero no. Asiente. Se aleja tosco, obedeciendo la orden. Rígido, como una caja de mate, hacia Río de Janeiro. Lo veo alejarse, lo veo desaparecer al doblar la esquina.

Vuelvo al bar. Meto la bolsa bajo el mostrador, en la heladera.

—¿Era tu viejo? —me pregunta Karen al sesgo.

—Sí —lo admito.

—Se parecen —me dice.

—Gracias —le respondo y me voy hasta la mesa donde había dejado las botellas vacías, y veo que allá en el fondo está el Pela esgrimiendo una sonrisa cansada, con un libro abierto entre las manos.

—¿Cómo anda el trabajador? —me dice a modo de saludo.

—En caída libre —le digo, estrechándole la diestra y bajándome a darle un beso. El Pela me aprieta el hombro y me mira a los ojos.

—Se te ve bien —me dice.

Yo pienso, para variar, que me está jodiendo.

—Hace un rato pasó mi viejo —le digo.

—Ah, ¿y qué onda?

—Lo mandé a la mierda.

—Bien ahí. Por eso se te ve bien. En serio, che, te veo entero. Yo también vengo con quilombo por el lado de mi viejo. Si tenés un rato, charlamos.

—Ahora a las cuatro termino, si me bancás nos vamos para el parque a mechar uno.

—No hay problema, chamigo. Yo me quedo acá. Me chiflás cuanto estés.

—¿Qué es eso?

—Lo acabo de pegar en uno de los puestos —me dice, dándole la vuelta y mostrándome la tapa—; hace banda que lo estaba queriendo leer. ¿Vos tenés churro?

—Qué pregunta, tiburón…

—No sé, como a veces…

—Es que tenía pensado irme para la facultad.

—Ah; es por eso.

—Sí, me ayuda a concentrarme.

—Claro, te vuelve más lúcido, ¿no?

—Me relaja. ¿Vos querés algo de acá?

—Sí, la morocha que está sentada ahí junto a la ventana.

—Dale, ahora voy y le llevo un café de tu parte.

—Traéme uno para mi ya que estás.

Yo podría irme ahora mismo. La situación lo amerita. Pero dejar solas a las chicas, ahora que Marco no está, es medio una forrada. Endilgarle todo el laburo a ellas, que sumado al cansancio de todo el día, estudiantes y doctores van a caer presurosos, todos al mismo tiempo, por un café caliente y un sanguche tostado.

Además es solo una horita la que me queda; de simple empleado, rápido y funcional. Sin demoras. Cuanto menos lo piense, más rápido pasa. Algunos estudiantes ya ni saludan. Y se entiende. Están preocupados por otras cosas: tampoco les sobra el tiempo.

De vuelta a la normalidad hay que reconocer que el público puede resultar algo muy desagradable. Y más para alguien remiso a la sociabilidad. Y entre Karen y yo, no sé cuál de los dos puede resultar más reacio. Aunque de los laburos que me han tocado no podría decir que este sea el peor. En el *snack* de comida rápida era mucho peor, sin duda. Y, claro, menos tranquilo que el de paseador de perros, andando por las calles y sin tener que tratar con gente. Me acuerdo cuando llegué a la Coope y le referí a Graciela que ese había sido mi empleo, durante algo así como seis meses, me miró y me dijo que ese no era un trabajo de verdad.

Debe ser la falta de oficio, me digo, mientras meto la escoba debajo de una mesa desocupada. Además, la visita de mi viejo me ha dejado con una sensación de extrañeza, de estar y no estar; y que además es viernes. Tengo que dejar las mesas limpias y después me voy. Mañana no laburo. Cómo puede ser, me digo, que uno este tanto tiempo rodeado de imbéciles, pretenciosos y fachos, de gente que repite y repite, sin tomar ningún riesgo de verdad. Será que yo mismo soy un imbécil: eso es seguro. Por eso me quedo lo más piola posible. Y eso es lo peor: no querer incomodar a los fachotes y sus cómplices camuflados. Gente muy sola, muy frustrada.

Barro las migas y las junto con la pala. Eso soy ahora; un obrero, y no es en la universidad donde voy a encontrar el saber que ando buscando. Por lo menos no en las aulas. Porque ahí cada vez entiendo menos. Se habla de mañana, y yo apenas tengo este hoy que se cae a pedazos. Y en el que quisiera poder cruzar esos mundos: de los libros, de los cumpas de la Coope; la calle, la marihuana.

A las cuatro y un minuto salimos para el parque. El Pelado me resume un poco la situación con su viejo. Dice que está jodido. Cada vez chupa más, y es cada vez más difícil encontrarlo sobrio. Casi imposible. Ya desde la mañana le está entrando al *whisky*.

—¿Pero tu viejo no está laburando? —le pregunto.

—Sí, sí. Pero eso no le impide nada. Es un peligro, pero ya está acostumbrado. Yo no sé cómo hace para manejar el torno estando escabio. Pero ya hace tantos años que dice poder hacerlo con los ojos cerrados…

—O completamente en pedo.

—No tanto, porque mi viejo a la tarde ya casi no atiende y a esa hora todavía le queda un resto largo. Y lo más extraño es que ya no sabés cuándo está en pedo y cuándo no… Anoche casi ni dormimos. Vino Pepa y todo. Mi viejo se había persuadido de que tenía que salir a la calle para cargarse un rati. Mi viejo tiene un fierro. Siempre lo tuvo, creo. Pero nunca se lo había visto sacar. Yo crecí con mi viejo en una época donde, ahora lo sé, siempre estaba enfierrado. Una vez, de hecho, no sé si te conté; yo era muy chico, íbamos en el coche con mi viejo y un amigo de él; yo iba atrás lo más tranqui; y me acuerdo de ver a los militares detrás de la ventanilla; un retén supongo; y que mi viejo se diera vuelta y me pegara dos cachetazos. Yo, por supuesto, reaccioné como se esperaba: me puse a gritar y a llorar. Mi viejo bajó entonces la ventanilla del coche y logró lo que quería; que nos dejaran seguir. Ahora está como loco desde lo de Fuentealba. Todo el mundo sabe que la rati lo mató por la espalda, y que la Justicia no va a hacer nada…

—Es probable que tu viejo esté pensando en vos en ese momento…

«Razones no le faltan», pienso. Sentados a la sombra, le paso el porro que acabo de armar con una servilleta del bar porque ninguno de los dos tenía lillos. Queda bastante bien, hay que decirlo.

—Yo sé que tiene razón —dice el Pelado tras la primera bocanada—, pero tiene sesenta años mi viejo; hay veces que hasta le tiembla la mano y no puede ni alcanzar la botella. Ya no está para estos trotes.

—Capaz que por eso se la quiere jugar: para dejar un mensaje a las generaciones futuras —le digo, recibiendo el faso, y sin demasiada ironía.

—Qué generación futura, ni generación futura. A mi viejo lo que pasa es que se pasa el día mirando la tele y chupando *whisky*. Cuando se encuentra con una secuencia como la de Fuentealba, se le sale la chaveta y le puede pintar salir a hacer cualquier cosa. Pero lo hace de borracho; de borracho peleón, nada más.

—Me gustan los borrachos a mí —le digo.

—Eso lo decís porque no es tu viejo el que sale al balcón con un fierro y en calzones en pleno Villa del Parque… Sería mejor que saliera a regar las plantas que tiene y que se le están secando todas…

—Tomá —le digo, pasándole el faso—. Fijate que está prendido, pero pitá porque se apaga.

El Pela pitó tres veces, haciéndole casita con las manos, hasta que la brasa volvió a arder correctamente. Tosió una vez y dijo:

—Y, hablando de eso, tu viejo, ¿qué onda?

— Muerto.

***

—El que no hace cualquiera es un boludo —estoy diciendo en voz alta; aunque nadie pueda escucharme. La cosa está en cagarla; esa es una fija. Solo cuando llegás al límite entendés algo de lo que pasa. De lo que te pasa. Desobedecer y desobedecerse: cero proyecto, *no-future*. Pero esta banda es un desastre.

La música está al palo. No, definitivamente: no entiendo nada del punk. O al menos este tipo de punk, que, por si fuera poco, parecieran querer decirte lo que no tenés o lo que tenés que hacer. Imperativo. Hace un rato una piba me tildó de cheto. Mi reacción fue la inmediata ofensa —para variar—; pero, en un toque, y de revés, me percaté de que capaz la piba me estaba tirando onda. La idea era vestirse mal, estar sucio. U otra cosa relacionada con la apariencia que a mí se me escapa. La constante de mi vida, de hecho; que las cosas se me escapen. Una suerte de disidencia, me digo, aunque sin nada de heroísmo.

—Pero estos tipos hacen demasiado ruido —dije, casi resignado, cuando vi al Pelado acercándose con dos vasos, uno en cada mano, mirándolos como si fueran ofrendas, manteniendo el equilibrio entre la gente.

Le tendí la mano, y el Pela me alcanzó con una sonrisa.

—¿Y en qué anda el Coco? —me preguntó.

Coco era mi nuevo apodo. Me lo habían endilgado con el Javi, al salir del casino, hacía un par de días. No sé si fue el miércoles o el jueves, a la noche, corte a las once, que estos dos pasaron a buscarme, ¡en taxi!, por el depto para ir al hipódromo. Era una furia que los tenía fanáticos; jugar a la ruleta. Todo el día hablando de números, haciendo cábalas, estadísticas. Apostar: ¡mierda o plata!

—Pienso en lo que hablamos hace un rato. En realidad, era algo que decía mi viejo, de que había que equivocarse lo menos posible. Pero me da la sensación que decir eso es como decir que hay que vivir lo menos posible. Digo; vivir te lleva al error. Es la regla del juego.

—Como el *off-side* —dice el Pelado—: pero sí entiendo a lo que vas, es la idea del mérito, de los que creen que trabajando, o lo que sea, van a triunfar.

No era fácil hablar sin tener que gritar en la oreja del otro. Por un momento, nos quedamos los dos mirando para el escenario donde chillaban los punks contra las mentiras de los medios, del progreso, de los discursos que engañan. Recordé la frase de Luque a Peretti y me reí solo: «Te engaña tu mujer, no te va a engañar la publicidad», los dos superporreados en el coche. La canción terminó y algunos de los presentes berrearon agitando las aspas, aunque sin demasiado entusiasmo. El Pelado se me pegó y me preguntó algo que no entendí.

—¿Qué?

—Si te gusta la banda.

—Sí, me encanta —le dije, sin mirarlo.

—¿Vamos afuera y fumamos uno?

Abriéndonos paso entre la gente, salimos a la calle, y al día. Se venía nublando. Nos apostamos contra un árbol y le pregunté cómo había seguido la cosa.

—Me quedé pensando en lo que decías antes. Y creo que es algo que se da mucho: hay como una tendencia que nos tira hacia el orden, a darle una forma precisa a las cosas; y, a su vez, lo contrario; la idea de que en lo caótico, en lo salvaje, está la liberación.

—Sí, pero yo te preguntaba por la mina, la de filo; me dejaste entrando en la casa…

Se prendió el faso, mirando para los lados (no sé si esperando a alguien o por la rati), y estuvimos un rato así, en silencio, hasta que el Pela se fijó en el cielo y dijo que capaz que iba a llover, y después de soltar el humo hacia lo alto, me pasó el churro y retomó el hilo. Yo pensé que la marihuana era realmente una planta muy inspiradora, que te hacía olvidarte, y al mismo tiempo y por eso, te abría.

—Sí, Leti; ahora te cuento… Llegamos a su casa, y, al parecer, vivía sola. O por lo menos no había nadie en la sala-cocina, las luces estaban apagadas. Enseguida era evidente que ahí no había ninguna onda de macho. Pero, siempre hay un pero, no vivía sola sola. Y escuchá, no es un detalle menor. En cuanto abrió la puerta se le vinó encima una mole peluda, que a mí, y ya de entrada, me encaró bastante mala onda. Y eso que a mí, ya sabés, me recaben los bichos, y es raro que no pegue onda. Pero este estaba muy a la defensiva. Yo no sabía si me olfateaba o me gruñía.

—¿Era grande? —pregunté, pasándole el faso.

—Una especie de ovejero, pero todo negro. Le pregunté qué raza era, y me dijo que mezcla entre ovejero y otro que no me acuerdo. Pero, bueno, te imaginás, una bestia de tamaño considerable. Corte que no da como para tenerlo de enemigo, y menos en casa ajena. Entonces resulta que Leticia lo calma, y se va con él, le da de morfar, lo chamuya un rato y logra que el perro, Lupo, como Tom Lupo, el de la radio…

—Como 'lobo', en latín —lo interrumpo.

—Ah, mirá; no sabía. —Y me devuelve el faso—. Menos mal que no dije nada.

—Yo lo sé por el disco de *Lobo suelto*.

—Estás a *full* con la ricota vos.

—Ese disco, si me preguntás, hoy, te digo: es el mejor de la historia del *rock*.

—¿Mundial?

—Sí, de una.

—Corte que exagerás.

—Seguramente —concedo y le paso la tuca—. Tuya.

— La cosa, sigo porque, si no, no terminamos más, y en un toque tengo que entrar…

—¿Qué hay ahora?

—Un debate, corte educación popular, algo así que organiza el Gordo, y hay que estar, vos también… Bueno, cuestión es que yo me hago el boludo —retoma el Pelado, tendiéndome con el índice lo que queda del porro, y yo con el pulgar, hacemos un movimiento imbricando los dedos— y empiezo a mirar los libros que tiene en la biblioteca.

—Lindo momento.

—Yo lo hago en todas las casas donde voy. Encima acá era una biblioteca blanca, todo bien prolijo.

—¿Y qué había?

—Filo sobre todo. La piba es una loca de Derrida, y tiene varios. Y banda de manuales raros también. El tipo de biblioteca donde hay muchos libros nuevos. Libros caros, que se editan en España, en euros... Me pusé a hojear uno donde Derrida habla del lenguaje escrito como predecesor del lenguaje oral, y yo medio que ahí me pierdo un toque, pero, no sé, me intrigó en ese momento, hay una materia en la facultad que tengo colgada hace mil años, y se me ocurrió que ese libro me podía servir, y que se lo podía pedir prestado; cuando de repente caigo en cuenta que en todo ese tiempo Leticia no hizo otra cosa que estar chamuyándose al perro...

—A Lupo.

—A Lupo, sí. Pero corte que ya muy melosa la cosa. Y yo ahí pensé, sin sacar en ningún momento la vista del libro...

—¿En ningún momento?

—Bueno, sí. Pero entendés lo que te quiero decir. Relojeando, digamos, como quien no quiere la cosa. Pero sobre todo escucho, y Leticia le está explicando...

—¿Al perro?

—¡Le está explicando al perro, boludo! Quién soy yo, y de dónde vengo, y ahí arranca medio que a tirarle detalles sobre lo que «probablemente» vamos a hacer; que él ya sabe y que se tiene que quedar tranquilo, que cualquier cosa ella lo va a llamar. Yo ahí empecé a preguntarme si estaba todo bien o si lo mejor era que le pidiera el libro y que me fuera por donde vine. Corte que por un lado me tranquilicé con la idea de que, bueno, la piba está muy encariñada con el perro, viste como son las minas con los animales, las ganas del hijo y esas pelotudeces, pero al mismo tiempo me dije: «Esta llama al perro cuando me la estoy culeando...».

—Y encima la tenés agarrada de los pelos, y capaz que le estás encajando una buena nalgada y el perro se te va al humo creyendo que la estás maltratando; ahí cagaste.

—¡No, boludo! Yo ahí ya entendí que me iba a tener que portar bien. Pero yo qué carajo sabía dónde mierda estaban los límites. Era cuestión de... Viste que en una de esas tirás alguna que te parece que está todo bien, y resulta que no, que nada que ver, chiflido general, la tribuna se te tira en contra, y vos estás en bolas, indefenso como quien dice, y esta llama al perro con esa vocecita de gata sumisa que sabe poner: «Lupo», «Lupo, vení»; así bien punteada en los agudos la voz, y el rope viene y me morfa una gamba.

—No hay San Roque que te salve.

—Ni San Roque, ni el gauchito Gil. Directo San la Muerte.

—¿Vos sos creyente, Pelado?

—¿Y vos, sos pelotudo?

—Sí, un poco... no te lo voy a negar.

—A mí también me agarra, depende del momento.

—Es como la valentía.

—Pero no. Nada que ver. El perro se quedó tranqui en el sofá, y ella vino y hablamos un toque de Derrida, y ahí me salió con un nombre que yo no conozco muy bien, pero capaz que a vos te puede sonar, un tal Barthes...

—¿Francés?

—Sí, creo que sí, con ese apellido. Ella lo dijo con un acento raro, creo que francés, sí. Yo igual no le iba a preguntar, la dejé hablar. Igual, vos viste, son todos franchutes, o alemanes. Andan todos por ahí.

—¿Y acá qué tenemos?

—¿Acá?... Tenemos a José Ingenieros, y a... José Ingenieros. No, no tenemos muchos. Acá la filosofía es un chiste...

—Ese Barthes, decime, ¿es pelado?

—No sé. El que es pelado es Foucault.

—Y puto.

—Sí, pero a ese nivel no hay barreras morales, vale todo, hay que experimentar.

—¿Vos querés decir que todos los filosofos son topus?

—Y... empezando con Platón, que ya eran altos bujarristas.

—¡Como los curas!

—Sí, no... No eran tan pendejos entonces. Al menos de los que habla Platón ya son tipos, adolescentes diríamos hoy...

—Están acá ustedes. Hace rato que los estaba buscando.

El Gordo se llegó hasta donde estábamos y dijo que el taller ya iba a empezar.

—¿De qué hablaban las chicas?

—De Platón —le dijo el Pela.

—Como dijo Platón, las últimas gotitas siempre van al pantalón.

—De que era alto toca pibes.

—Como Perón.

—Ah, ja, ja... Como Perón.

—¿Vienen las chicas?, *vamo* pa dentro.

—Sí, vamos —le dijo el Pelado.

—Yo me quedo un toque, ahora voy —dije yo.

Los dos se fueron para dentro, y yo me fui alejando por esa calle de tierra, buscando un lugar donde poder mear tranquilo. No queriendo importunar a nadie y al mismo tiempo pensando que mear en un árbol no podía hacerle mal a nadie. Anduve un rato y me colgué con un par de cosas, me obligué a mear rápido y después volví y entré. En un rincón del galpón vi un grupo de gente entre los que estaba el Pelado. Me fui acercando hasta poder oír lo que decía el Gordo con un mate en la mano, sentado en el piso:

—Reivindicarse como desocupado hoy en día —estaba diciendo con esa voz de bocina, y esa postura suya, falsamente negligente— requiere asumir la condición de excluido. Bancársela desde ahí. Aunque quieran criminalizarte. Significa que, en un sistema donde para comer y tener un techo, y hasta una salud y una educación digna para tus pibes, es necesario el dinero; donde todos los lazos han sido cortados. Ser excluido, entonces, ser desocupado, después de una, o dos, o tres generaciones; de la posibilidad de ganar dinero, otra vez, insisto, en condiciones dignas; es ser acribillado, vos y tu familia. Eso significa ser desocupado hoy en día. Por eso querer reintegrar un sistema que de por sí excluye, resulta o suicidario o criminal. Por eso lo que yo quiero proponerles ahora que hagamos…

Y en ese instante, acuclillado como estaba (no había llegado a sentarme) me incorporé, y aunque supe y sentí algunas miradas, me di vuelta y, con sumo sigilo, me dirigí rumbo a la puerta, como quien ha olvidado algo. Pensé, como excusa, que enseguida volvía. Pero la posta es que estaba demasiado fumado como para prestar atención a algo tan preciso. Necesitaba salir y respirar. Colgarme un rato tranquilo.

Salté la zanja y me fui pateando piedras por el medio de la calle. Estuve así, bartoleando, parándome a mirar un árbol que parecía un candelabro; hacia el local de los Querandiés: un mural que daba vuelta a la esquina, de indígenas con lanzas y manos grandes y pies grandes; de miembros exageradamente robustos. Un estilo bien de los setenta, pensé, bien peronista.

También me pregunté por qué lo llamaban indígena. Que es como decir gringo. Y por qué los habían hecho mierda. No creo que ningún Gobierno haya tenido otra actitud con respecto a ellos que no sea la represión o el asistencialismo. No sé qué puede resultar más llamativo de esta masacre; si la estupidez o la brutalidad. O las dos cosas.

Y así estaba, divagando enmarihuanado, que ni me rescaté, y de súbito tenía a un viejo pegado a mí, ensangrentado, sucio y desgreñado, balbuciendo algo, reclamándome. Pidiéndome ayuda. Nada menos.

Lo primero que pensé fue cómo no lo había sentido llegar. Ese viejo vino arrastrándose, rengueando, bufando, gimiendo tal vez; y yo, como un boludo. Ahora lo miro. Detrás veo pasar una nena con un gurí chico de la mano (su hermanito o su hijo); ni nos miran. Tengo que hacer algo. El viejo tiene la boca apestada de alcohol, y un tajo que le cruza la cara. Pienso en salir corriendo. Meterme en el local y derivar la información. Pero, en lo que tardo en reaccionar, el viejo se me pega más, y con una suerte de impulso repentino se me cuelga de los hombros. Otra vez que no me la veo venir. Dos en menos de un minuto. Además de boludo y cagón, soy un sorete porque el primer reflejo es el de correrme; o sea, dejarlo caer. De cerca veo que el tajo le atraviesa la cara desde la frente hasta el mentón y de que es mucho más profundo de lo que me pareció hace unos segundos. Tengo que hacer algo (mi especialidad), ¡y ya! ¡Y no escaparme! Ni gritar.

La actitud del viejo, para empezar, no es para nada amistosa. Y a mí me agarró el miedo. «¿Por qué me pasa esto?», me estoy preguntando cuando veo aparecer por la puerta la figura del Gordo con un pucho en la mano. Un segundo le alcanzó para calibrarnos y comprender qué estaba pasando.

—Vamos —dijo.

Atravesó la calle hasta el Taunus, que estaba estacionado enfrente, y en tres resoplidos lo puso en marcha. Giró todo el volante y se apostó justo donde estábamos enlazados; el viejo y yo (que me había quedado mirando todo la secuencia como si no me incluyera, como si ahora pudiera volver a mis delirios, y dudando si ese «vamos» imperioso, lanzado por el Gordo, también me incluía a mí). El viejo se adelantó medio paso, y el Gordo se giró todo en el asiento y le abrió la puerta de atrás.

El viejo subió, y yo le cerré la puerta. Quedándome ahí parado, listo para despedirlos y hacerles chau con la mano. Pero el Gordo me estaba haciendo señas para que me apurara y me pasara para el otro lado. Que subiera.

— Dale, boludo, qué esperás, subí.

Sí, estaba incluido.

—Mierda —dije y le di la vuelta al capó.

Me instalé en el asiento del acompañante, hundido y ladeado, y me giré para mirar al viejo, que parecía roncar con la cabeza apoyada en la ventanilla abierta por la mitad. ¿Él la había abierto o ya estaba así desde antes? Imposible saberlo.

El Gordo había arrancado, y nadie decía nada. El coche arremetía por la huella, tocando abajo, cuando se hundía un toque demás. Parecía saber para adonde estábamos yendo. «Tengo que tranquilizarme», me dije cuando noté que tenía las piernas rígidas y las manos apretándome las rodillas. «Estoy muy loco», me dije. Y el que sí habló fue el viejo. Se inclinó hasta el Gordo y le dijo algo. El Gordo sacó el cambio y se estacionó frente a una especie de tienda. Increíblemente, el viejo se bajó.

La vereda estaba sobrelevada, en concreto, y el viejo, que la alcanzó, arrastrando los pies, la montó, y a duras penas pudo aplaudir al llegar a la ventana. Como si cada movimiento requiriera de una decisión y una determinación específica. Pensé en preguntarle al Gordo si el taller ya había terminado, pero no me pareció la pregunta adecuada.

El viejo volvió con una cajita de tetra abierta, y se empinó un trago antes de volver a subir. El Gordo cerró la puerta y arrancamos.

—Es al pedo pretender que un alcohólico deje de tomar —pareció reflexionar el Gordo, sin dejar de mirar hacia adelante, como si hubiera adivinado el rumbo de mis cavilaciones.

Me sorprendió su capacidad de síntesis y que hablara como si el viejo no estuviera ahí. Aunque era evidente que no podía escucharlo.

—Mi viejo era un tomador incansable —siguió—, y nunca, nadie, pudo hacer que parara. Hasta lo encerraron en una pieza con llave. Pero así y todo, el viejo se las rebuscaba para seguir escabeando. No se sabe cómo se hacía llegar su botellita a la habitación. Y así fue hasta que la quedó. Y se fue de viejo, casi ochenta tenía.

Pegó el coche al zanjón y sacó la llave. Abrió su puerta, y después la del viejo. La vereda se inclinaba en una explanada hasta una pared lisa pintada de verde agua y con una cruz roja en lo alto. Evidentemente, habíamos llegado. Pensé en quedarme en el auto, pero la perspectiva de quedarme ahí, solo, me persuadió de juntarme a los otros.

Miré al Gordo, señalándole el tetra-brik con el mentón, y medio que tuvo que arrebatárselo a la fuerza. Yo volví hasta el auto y lo dejé sobre el techo. Volví y entramos. Yo el último.

Lo primero que vi fue a un tipo recostado sobre unas sillas, apretándose el estómago, con una camiseta de Laferrere, empapada de sangre. Más allá, bajo una ventana, cuatro personas, con mucha ropa, tiradas en el suelo. Boca abajo, sobre unos cartones, tal vez durmiendo. O al menos eso quise creer.

A la izquierda una puerta se abrió y apareció una mujer con una camisola blanca, indicándonos que pasáramos. El viejo quiso avanzar, pero el Gordo se quedaba mirando al hombre ensangrentado sobre las sillas, hasta que la mujer dijo que por él no nos preocupáramos, que ya lo estaban por venir a recoger.

—De todas maneras acá no tenemos nada —explicó.

—¿Le dieron algún calmante? —inquirió el Gordo sin dejar de observar al hombre, que se quejaba con un gemido sordo.

A mí pareció que decía mamá, pero no podía estar seguro.

—Sí, pero lo vomita. Lo trajeron hace como media hora, pero yo no puedo hacer nada. Es una nueva esta —siguió explicando mientras entrábamos en la salita—; llegan, los tiran en la vereda y se van. Ya es el tercero de la semana. Yo sola los tengo que cargar hasta acá.

—¿Y la camilla? —preguntó el Gordo, mirando para los lados.

—También se la llevaron. Los de la ambulancia que vinieron ayer no tenían otra. Y ahora tengo que esperar que la devuelvan.

—Ah —dijo el Gordo, y recién entonces me miró.

—En este momento no tenemos ni gasas, así que yo no puedo hacer gran cosa… Pero, ustedes, ¿para qué están? ¿Qué le pasó al abuelo?

Y lo hizo sentar en una silla, pero el viejo apenas si se dejaba tocar. La mujer me pidió que saliera a buscar agua en el baño que estaba al lado. Y jabón, si es que había. Encontré una ollita, sin asas, y esperé a que el chorrito de agua llegara casi hasta el borde. Volví y la mujer metió un trapo dentro y se dispuso a limpiar la herida. Me preguntó por el jabón y le dije que no había. Nos preguntó si éramos familiares o solo conocidos. El Gordo negó con la cabeza, con un gesto que podía significar cualquier cosa: ni una cosa ni la otra, o también: no sé por qué carajos estamos acá. Pero la médica no insistió y dijo:

—Ahora te limpio bien, abuelo, y después voy a tener que darte unos puntos. Aguja tenemos, gracias a Dios. Hilo nos queda, tienes suerte.

Pero, en cuanto se dio la vuelta para agarrar lo que decía, el viejo saltó de la silla, con sorprendente agilidad, murmuró algo así como «quiero irme» y encaró para la puerta.

—¿Qué hace? —preguntó la médica—. No puede irse así, se le va a infectar.

—Y que se infecte —dijo el viejo sin mirarla, y esta vez se le entendió clarito.

La mujer alzó los hombros, como resignada a ese tipo de salidas. Y el viejo ya estaba cruzando el umbral. Recién entonces noté que le faltaba una zapatilla.

—Llévense esto —nos dijo la médica, ofreciéndonos el hilo y la aguja—, capaz que a ustedes los deja. Es importante…

Pero el Gordo ya seguía al viejo, y yo miré a la médica y le dije que gracias, y que, bueno, este, chau, sin saber si debía agarrar lo que nos ofrecía o no. Lo agarré, en fin, y me di la vuelta, para volver a encontrarme con el hombre que ahora apenas se quejaba.

El viejo estaba entrando en el auto y el Gordo le pasaba el vino. Me fijé en que había vuelto a sangrar. Subí al auto y arrancamos. Esquivando baches, llegamos hasta una calle asfaltada donde el viejo volvió a inclinarse y el Gordo volvió a detenerse. Yo pensé que era para vomitar o algo así. Pero, cuando el viejo se bajó, empezó a caminar y se alejó hasta doblar en la esquina. «Por lo menos, ahora tiene el vino», dijo el Gordo, metiendo la primera.

Después me propuso acompañarlo hasta la ruta donde una amiga estaría por llegar. Me pareció una buena idea y le dije que sí.

—Tiene que estar por llegar. Le dije que la iba a buscar a la parada, pero me dejé el teléfono en el taller, ¿vos tenés hora?

—No —le dije.

—¿Vos también te dejaste el celular en lo de los querandíes?

—No, no lo traje.

—*Hippies* de mierda —rezongó el Gordo—. No importa, mejor así. Vamos.

—Vamos.

A esa altura de la tarde ya se había armado el bailongo. Muchos de los viejos y varios de los punkis ya se habían rajado. La cumbiancha sonaba a pleno clásico: de Antonio Ríos a Damas Gratis, pasando por La Nueva Luna y Amar Azul. El fernet cola corría como liebre en el campo, y, por supuesto, la birra. Para fumar había que irse a la parte de atrás o a la calle. Aún quedaban algunos niños, correteando, escabulléndose bajo una mesa, agregándole una onda bastante familiar al asunto.

Afuera había unas chapas y una montaña de escombros. Yo había salido para mear y el Pelado, al pasar, me dejó medio churro. Me quedé ahí, fumando, de espaldas al local, un poco apartado, tomándome una suerte de pausa, en ese patio baldío suburbano; cuando vi salir a una piba, bastante alta, algo robusta, que, sin rescatarse demasiado, se alejó, se bajó los lienzos, la chabomba y se acuclilló para echarse un cloro.

«Esto es revolucionario», pensé. Esto es feminismo: que una piba ose pillar así. Una boludez seguramente, que aquello que, siendo tan simple, sea tan completamente tabú, aún en las mentes más liberadas.

«Como depilarse», me digo; cuando la chica se alza y se reviste: no hay casi margen de elección, de estética individual. Pura ideología impuesta. Y ahí es donde tengo que reconocer que yo prefiero unas gambas sin pelos, unas axilas sin pelos, sin olor. Y acá es donde todo se va al recarajo: imponerle a una persona los cánones de una supuesta belleza es, como mínimo, perverso. Ahí donde se impone la frontera entre el bien y el mal, lo bello y lo feo, de lo aceptable y de lo que no; así los casilleros de un formulario para hacer parte de una sociedad que no hace más que reproducir un absurdo. De inculcar la obediencia, de dictar cátedra. Cátedra para maniquíes. Como seguir trayendo niños al mundo, sigo; otro absurdo, ¡es demencial incluso!, y sin embargo…

En estos momentos, lo que prefiero es hundirme en mi vaso y bajarme el fernet de un trago. Se suponía que nada iba a sacarme de mi cara de póker, esta misma mañana, de mi escepticismo, de este yo-yo que la tengo clarísima; y, de repente, los otros van apareciendo para sacarme de mi ostracismo: un viejo golpeado que desaparece tras doblar la esquina; un taller; un amigo; una mina meando entre unos escombros en la zona supuestamente más peligrosa y violenta de toda la República Argentina. Miro todo a lo largo de la mesa hasta divisar la única botella a la que todavía le queda un fondo. Distancia considerable e, incluso una vez que la haya alcanzado, tengo la obligación «moral» de ofrecer al resto de los concurrentes cercanos, aunque deseando *in corpore* que ninguno acepte. Haciendo acopio de valor, voy y para fortuna la única que acepta —con una sonrisa— es la amiga del Gordo. No recuerdo si se llama Cintia o Vanesa.

—¿Cómo te llamás vos? —le pregunto para sacarme la duda; duda idiota, si las hay, que no cambia en nada.

—Vanina.

Asiento; mientras voy sirviendo. Medio vaso de fernet cada uno y luego me estiro para alcanzar la Super-Cola.

—Me dicen Nina.

— No hay hielo, Nina. Salú —dije, extendiendo el vaso para brindar.

—¡Salú! Y revolución social —dijo Nina.

—Creer no cuesta nada.

—Cuesta imaginación.

Y ambos bebemos, sentados en ese banco de madera frente a todo lo que ha quedado del mitin y de sus participantes. Nina tiene el pelo negro y un racimo de pecas esparcidas a los lados de la nariz.

—Está más piola el ambiente ahora que hace un rato —le digo—. Corte más fantasmagórico.

—¿No estuvo bueno lo de antes?

—Sí, habló este… Anguita.

—Ah… ¿No se llama Chumbita?

—Puede ser, es más que probable.

—Está bueno el fernet —dijo Nina.

—¿Vos estás en la facultad?

—Sí, en Lomas.

—¿Trabajo Social como Adrián?

—Sí, de ahí nos conocemos. Y, vos, ¿qué onda?, ¿qué hacés?

—Nada, laburo.

Entonces apareció un flaco mangueando unos pesos «para la causa del escabio». Le di unos pesos y le pregunté si quería que lo acompañara; pero el tipo me dijo que no hacía falta; tenían un chango, dijo y señalo un carro de supermercado que estaba junto a la puerta de entrada y donde ya estaban apostados los envases de cerveza vacíos.

—Están bien organizados —le dije.

El tipo siguió con la colecta, y el Pelado se me acercó para preguntarme cómo andaba. «Diez puntos —le dije—, capaz que en un rato podemos arrancar todos juntos para mi casa».

—Le decimos al Gordo —dijo el Pela—, así de paso arrancamos con el coche. Aunque para eso hay que ver si el Gordo se anima a entrar en Capital…

—Y la piba —agregué yo, cabeceando hacia mi derecha, donde ya no había nadie.

—Estuvieron chamuyando un rato, vi… Es buena onda, ¿no?

—Sí, pinta que sí…

—Es amiga del Gordo, creo…

—Vos, ¿qué onda?

—Medio fisura a decir verdad. Porro, fernet, birra; mucha mezcla para mi edad.

Nos quedamos un buen rato mirando el espacio y la concurrencia. Siguiendo los movimientos, sin decir nada. Hasta que vimos aparecer a los pibes que entraban con el chango cargado y que fueron recibidos con vítores y exclamaciones varias. De toque empezó a sonar Tambo —Tambo, una de las pocas bandas de cumbia que conozco—, y no pude evitar irme hacia los parlantes donde tres mujeres tiraban unos pasos muy divertidos y que me recibieron como si hubieran estado esperándome hacía rato. Bailé toda la canción, con una sonrisa que me ocupaba toda la cara y sin casi abrir los ojos. Las mujeres me guiaban con sus manos, y yo me dejaba guiar. Hasta que una me dijo que era supuestamente el hombre el que guiaba. Tuve que entreabrir los ojos para mirarla y pensé en decirle algo, pero solo negué con la cabeza y seguí bailando. En algún otro momento, tal vez hubiera sentido algo de vergüenza por una frase así. Pero ahora estaba borracho y estaba bailando. La frase podía ser nomás una provocación. Las tres mujeres siguieron bailando, riéndose, ebrias; y probablemente también divertidas por la absoluta falta de sincronización entre el ritmo de la música y el de mis pies.

Cuando la canción terminó (empezó Gilda), volví a la mesa en busca de mi vaso y me encontré con los ojos del Pela escrutándome con júbilo.

—¿Qué onda, Pelado, pito flojo?, ¿vas a terminar de contarme la historia con la piba? —le lancé a quemarropa. Constatando en ese instante que había dos vasos con un líquido negro y burbujeante esperándome. Agradecí, y brindamos, chocando los vasitos de plástico.

—¿Por dónde andaba? —preguntó el Pela, limpiándose la comisura de los labios con la manga de su campera.

Yo le respondí alzando los hombros. Demasiada pereza como para decirle que en verdad no importaba; que retomara desde donde se acordara, o desde donde tuviera ganas. A esta hora de la madrugada, no nos íbamos a poner mañosos con las precisiones cronológicas o con los detalles omitidos. Pero, sobre todo, la paja de hablar; yo le tiraba el centro. Que cabeceara él si llegaba; que hablara él si tenía ganas.

—No sé ni dónde mierda estaba —«Claro que tenía ganas», pensé—. Pero no importa: te resumo. La casa de la piba, la biblioteca, el rope. Hasta ahí estamos bien, ¿no? Subimos; entrepiso de madera, alfombra, botella de totín. Una ventana alargada sobre la catrera. Chamuyamos un toque, fumamos otro porro. Ella pone un CD de Norah Jones, creo, algo muy tranqui, pero con onda… Y en fin, nos sacamos la ropa. Bombachita negra, hermosas tetas, un tatuaje. ¿Para qué te digo? Un bombón, la piba. Yo estaba re en pedo, además; y fumado…

—Para variar —acoté.

—Sí, más o menos como ahora, pero con la motivación de un par de tetas y una conchita pelirroja. Así que no era exactamente lo mismo que ahora…

—¿Vos decís eso porque las nenas acá son más bien tirando a oscuras?

—¡Ja!; yo no discrimino, papá: no soy como vos… Por cierto, ¿vos la tenés a la Moni?

—¿Qué Moni, boludo? —pregunté, dudando si ese era el nombre de Pepa.

—Vos la conociste; Mónica, la del Bachillerato allá…

—¿La gorda que bailaba con el Javi el otro día?

—Gordita, sí. Esa, ¿la ubicás?

—Sí, claro. La Moni.

—¿Vos le das a la Moni?

—Ni con un chorro de soda.

—Bueno, así como la ves, acá el Kia se la pasó por las armas.

—Bravo, Pelado —le dije.

— No hay que discriminar, es lo que te digo. Además, que no sabés cómo la agita cuando está arriba.

—Me imagino…

—Lo que no te imaginás es lo de Leticia. Así como la ves, toda deconstrucción, y fin de la metafísica; está más limada que…

—Disculpá que te interrumpa, Pelado, ¿pero de verdad tiene los pendejos pelirrojos?

—Sí, de una. Yo también estaba intrigado por eso. Más tirando a rubiones, capaz. No tan rojos como los de la sabiola quiero decir…

—Ah…

—Pero dejáme que te siga contando, porque ahora viene lo mejor: una vez que nos sacamos la ropa, que ya estábamos en bolas, me empezó a preguntar por Pepa. Yo ahí dije: «Uy, la puta madre, ¿justo ahora ma va a salir con la psicológica; la fidelidad, la solidaridad femenina y la puta madre que la parió?». Y de toque, porque yo empecé a dudar, me preguntó si no tenía una foto de ella. Sí, capo, como la escuchás.

—Loca, loca.

—No, esperá. Porque da la puta casualidad que sí, que yo andaba con unas fotos que nos habíamos sacado en Gesell el verano pasado. Las tengo acá en el morral. Y la loca corte que me insistía para que se las mostrara; y yo me dije: «Ma sí. Está chapa, *vamo* con esa: le doy locura». En el sentido extramoral como decía Nietzsche. Saqué las fotos y, mientras se las mostraba (estábamos sentados en su cama), ella se empezó a meter los dedos y a sacarlos con sangre. ¡Y empezó a tirar trazos en las fotos sobre la cara de Pepa!

—¿¡Y vos tenés esas fotos acá!?

—Sí, boludo. No las podía dejar, ¿entendés? Yo ahí corte que me asusté. Era corte brujería, viste; magia negra, vudú, esas cosas. Y me agarró un poco el pudor, no te lo voy a negar. En un tiro me daba cagazo, pero al mismo tiempo me cabía… Y además no daba como para tirar la toalla justo en ese momento.

—La tenías dura.

—Y cómo… Pero eso no fue lo más zarpado. Lo más zarpado vino después. Cuando ya estaba a punto de empernarla, pegó un chiflido seco. Y directo se oyeron las pezuñas del perro arrastrándose hacia donde lo llamaban. Y a mí me ordenó que me le subiera encima… Alto delirio. Yo ya no sabía qué pensar, ¿para qué carajo estaba llamando al perro? Pensá que ya estábamos los dos en bolas, y el sonido de las patas del perro, las uñas repiqueteando sobre la madera, el animal subiendo. Yo dije: «Este acá me descuartiza. Ya está, hasta acá llegué». Era una muerte noble. Así que, una vez ahí, dije: «Dale que va». Sin entender bien de qué iba la cosa, me le puse encima; a horcajadas; y medio que tuvo que guiarme porque yo estaba bastante perdido; no sabía lo que quería; y sumale al contexto la aparición del perro por el hueco de la puerta que se nos viene al humo. Te digo que fue la experiencia más rara de toda mi vida. Y de toque, así como lo oís: yo estaba arriba de ella con la japi en su boca y, cuando me di vuelta y relojeé por encima del hombro, lo vi: ¡el perro meta lamerle la concha como un experto hijo de puta!

***

—Me agarro unos manices y vamos —dije.

—Llevate la bolsa si querés —dijo el Pela, manoteándose los flancos de la campera.

—Así, con un puñado, estoy.

—Guarda que los manices dan pedos.

—A mí todo me da pedos.

—Por eso te lo digo. Pero los manices son lo peor; «son como bombas pequeñitas» —canturreó el Pela, ya arrancando.

Rumbeamos por el Camino Negro que, como su nombre indica, no cuenta ni con un solo farol que lo alumbre; así que entre coche y coche se da una oscuridad casi total. Para colmo, al Taunus le falta la luz derecha, así que había que estar atento por si alguna bicicleta o si alguna moto viboreaba al borde del abismo. Vanina de toque se durmió pegada al aire de la ventanilla a mitad abierta. En el estéreo sonaba un casete de Los Gardelitos, un grupo que el Gordo adora. Yo iba atrás, incrédulo de la capacidad del Gordo para conducir ebrio. Sencillamente porque yo no hubiera sido capaz de hacerlo. Aunque con ese argumento uno no se subiría ni a un tren ni a un bondi. Y mucho menos a un avión.

—¿No te jode andar con una luz de menos? —le pregunté, inclinándome hacia adelante.

—Este anda solo —me dijo el Gordo, pegándole dos manotazos al volante—. Es solo sentir las llantas, y el corcoveo que hace a los lados. Es como una carreta, pero más grande..., después si es por la rati, sí, puede haber quilombo, pero a esta hora y por acá ya no queda ni uno. Están todos a la salida de los boliches a ver si pueden cazar algo... Igual la otra noche me pasó volviendo de lo de Armando, allá en Derquí, saliendo de la colectora había un retén; acá adelante estaba María Luisa con Libertad en brazos, justo dándole la teta, cuando vimos las luces de la patrulla. Yo seguí avanzando resignadísimo; pero el rati que nos miró, se rescató de toque, y nos hizo el siga, siga. No les interesa joder cuando hay pibes. Además que se dan cuenta de que no tenemos un mango. Y no están ahí para hacerte la boleta…

Después el Gordo subió la música y solo la bajó cuando dio vuelta el casete para intercambiar un par de frases cortas con el Pelado; me incliné para oír lo que decían y escuché al Gordo explayarse en sus teorías sobre la militancia juvenil.

—Los pibes lo que quieren a esa edad es tirar piedras; contra la policía, contra la milicada; hacer quilombo, quemar llantas, explotar bancos…

—Mejor que quedarse teorizando en la calidez de un bar —replicó el Pela.

—Eso lo debés saber vos mejor que nadie; solo que te falta el otro lado; el de la historia con mayúscula; la que se curte en la calle y no en los libros; por eso los pibes son los más locos, siempre, porque se la juegan al mango…

—¿Vos querés decir que leyendo se te van las rabias?

—Digo que, cuando estás cómodo, se te va el hambre. Te volvés más reflexivo, capaz; y en un toque eso ayuda para enfocar justo. Pero, una vez que ya adquiriste ciertas cosas, es difícil que querás arriesgarte; y es justo ahí donde puede molestarte que alguien la esté bardeando. En cambio, los pibes no tienen nada; qué les importan los bancos si no tienen un mango; qué les importan los coches si, al menos que los choreen, no les pertenecen; qué les van a importar los laburos, si ellos, ni sus padres… Si no tienen nada, ¡más vale que es en ese momento cuando están listos para destruirlo todo! ¿O, no?

—No sé —dudó el Pela—…, pienso en los desaparecidos, que ninguno tenía más de veinticinco años; eran todos muy pendejos, y pendejas… Y al mismo tiempo pienso en las maras, los cárteles…

—La cosa es quién les baja línea, entonces…

—Ponele, pero es más complejo… Cuando estás desesperado, puede pintar cualquier cosa… Cualquier boludez te va… Eso es lo que digo; tenés dos sotas y un dos de otro palo y gritás la falta. No sé si justamente la cosa está en bajar línea...

—¿Está o no está? —lo apuró el Gordo—. ¿Qué decís? No te hagas el filósofo conmigo, y ¡tomá partido!

—Yo creo que no...

—Un poquito al menos...

El Pelado se dio vuelta para incluirme:

—Lo que pasa es que el Gordo es anarcoperonista, por eso...

—En los barrios no podés hacer política si no sos peronista —dijo el Gordo—. En la facultad capaz que sí, sobre todo en Capital; ahí son todos extremistas de sobremesa; comprometidos para ir al cine cuando llueve... No tienen ni idea de lo que es vivir con las patas en el barro...

—Porque Perón sí —retrucó el Pela.

—Perón era un milico. Pero fue el que regaló zapatillas.

—Como el Turco con las cuotas y los créditos para lavarropas, televisores, viajes a Floripa...

Desviamos por la General Paz y el Gordo cambió de casete. Los Redondos, ¿cómo que no? El viento de la noche, las luces ahora sí encendidas. Y algunas hogueras a la vera de los barrios...

—Ahí ves —exclamó el Gordo—; podría haber dicho cualquier otra cosa, cualquier otra; por eso es un poeta. —Y sube el volumen y canta—: «¡La suerte del principiante, no puede fallar!»; podría cantar cualquier otra frase, pero esa, precisamente esa, dice más que cualquier otra.

El Pela se ríe, bajamos en Saavedra, pasamos junto al cartel donde aparece el Polaco Goyeneche y su media sonrisa taura. Vanina se recuesta en el asiento. El Parque Sarmiento, la embajada China, el Club Platense. Avenidas solitarias, bien iluminadas. Los carriles delineados con rayas blancas o amarillas; en las esquinas semáforos con muñequitos. El saxo derivando los embates del Taunus. La botella recortada con fernet va pasando de mano en mano; los brazos apoyados en la barra de la ventanilla, cada uno en la suya, el viento de la madrugada en plena jeta.

Ya en Belgrano, el Gordo comienza a achisparse. La visión de las casonas le insufla el entusiasmo. Le grita a cada uno de los pasantes que se cruzan. Son pocos, no hay casi nadie en las calles a esta hora. Por eso, cuando aparecen, se hace más llamativo. El Gordo ve a un punki y se la agita.

—¡No te quedés solo, punki: amotinate! —Y, adentrando la cabeza, prosigue con tono de fanfarria—: ¡Bienvenidos al barrio más cheto; donde a los anarquistas los protege la policía! ¡Yija!

Cuando ve a unas chicas ataviadas con sus ropas y sus botas, les grita:

—¡Chetas frígidas, váyanse a Nueva York!

Y así seguimos avanzando hasta estacionarnos en Los Incas.

—Los Incas eran los caciques —explica el Gordo una vez que logramos rescatar a Vanina de adentro del auto—. Seguro que acá lo dejo abierto y con la llave puesta y nadie se lo lleva.

—Capaz que lo confunden con un auto abandonado y se lo llevan como chatarra —advierte el Pela, lanzando una carcajada.

Apenas pasado el umbral del departamento, el Pelado cumple con el ya clásico ritual de desenroscar la bombilla de 60 kW que luce encendida en lo alto de una lámpara de pie muy coqueta, y que hasta ese mismísimo instante alumbraba el *hall* de entrada, para engullirla en su morral. Y yo, aunque prefiero esa tonalidad de semipenumbra, me avergüenza la perspectiva de que alguien —¿quién, el portero; algún vecino?— me acuse. El único cambio fue que esta vez lo hizo al llegar, y no al irse. De todos modos, entra la luz de la calle.

El Gordo y Vanina subieron por el ascensor, mientras que el Pela y yo fuimos por las escaleras. No se oía ni un solo ruido en todo el edificio y olía a madera encerada.

Yo, por un instinto que me resultó completamente evidente —como suelen ser los instintos—, le dije a Vanina que ahora iba a poder irse a dormir en el cuarto con Ariana. Hay un solo colchón, el de la habitación, y además en el salón nos íbamos a quedar nosotros haciendo bulla; así que lo mejor era que se fuera a la cama y que compartan la cama.

Mientras el Pela y el Gordo acomodan a Vanina en el salón, yo me meto en el cuarto donde, por supuesto, Ariana ya duerme. Me acerco y, sentándome en la cama, la despierto apenas como para explicarle la situación. Ariana me responde con refunfuñeos. Yo, entre susurros, insisto. Ariana repite que no, que la deje en paz.

—Dejame en paz —me dice y se da vuelta hacia el lado de la pared.

Yo, convencido de mi sentido de la solidaridad, me impaciento y voy subiendo el tono de voz:

—Hay una compañera —le digo—, una amiga de Adrián, que no se siente muy bien y necesita dormir. Un rato, nada más. Acá, vos viste, hay una sola cama: esta. Lo que te pido es que le hagas un poco de espacio para que se pueda tirar a descansar un rato. Nada más que eso.

Pero lo que a mí me estaba resultando de una lógica irrefutable a ella le estaba pareciendo de una estupidez inaudita; y de inmediato me lo hizo saber. Abriendo al máximo los ojos, de súbito crispada, me dijo:

—Vos estás completamente en pedo y drogado, ¿no?

Y yo, sorprendido por la virulencia de la acusación, creyendo que capaz ella estaba interpretando una segunda intención en mi propuesta; me quedé mirándola, como esperando que se le pasara el enojo, debido seguramente a la sorpresa, y aceptara hacerse a un lado.

— No hace ni una semana que nos mudamos —siguió— ¿y vos ya me traés una mina que nadie conoce y la querés hacer dormir conmigo en mi cama…?

—Vamos por partes —la atajé, creyendo que no nos estábamos entendiendo bien—. Sí, estoy en pedo, pero eso no tiene nada que ver con lo que te estoy diciendo. Vine con el Pela y el Gordo para estar un rato acá, charlando, tranqui; y Vanina, porque así se llama, y que es muy amiga del Gordo, tomó un poco demás y no se siente bien. A vos no te cambia en nada hacerle un mínimo lug…

—¡No! De una te digo que no. Que sos un desubicado y me estás faltando el respeto. Así que te ubicás, y ubicás a tus amigos —lo dijo recalcando el tono en el «tus»—; y que se quede en el salón; vos, tus amigos, y todos los que vos quieras; pero a mi habitación no entra ninguno. ¿Dónde te creés que estás? ¿Qué te creés que es esta casa, un aguantadero?

Resignado (la conversación parecía a todas luces no poder fructificar), volví a donde los pibes, que ya estaban enfrentando los dos sofas de pana verde para hacer una especie de cama para Vanina, que se tenía en pie a duras penas. «Im-po-si-ble», decreté y me puse a buscar una manta para cubrirla. Y mientras lo hacía sentí bronca. Entendí que, efectivamente, estábamos incapacitados para entendernos. Entendí que no tenía nada que hacer yo ahí. Encontré una sábana, y con eso y las camperas Vanina quedó confortablemente instalada en un rincón.

El Pelado se puso a armarse un porro, el Gordo a fisgonear por el departamento (sobre todo entre los libros; se agarró el de Severinno Di Giovanni) y yo a elegir la música. Un CD de Charly que, por supuesto, fue motivo de escarnio para el Gordo:

— Ay, *Filosofía barata y zapatos de goma* —remedó con voz de fifi, tomando entre sus manos la caja—; decime de dónde venís y te digo a donde vas. A ver, CD original y no copia, ¿de dónde lo sacaste?

—Me lo dio mi cuñado —dije yo algo sorprendido, pero ya considerablemente a la defensiva. Parecía evidente que el Gordo no me iba a dejar pasar una.

—Está bueno Charly —intervino el Pela, corte salvataje, sin dejar de picar sobre la mesa.

—¿Está bueno? —preguntó retórico el Gordo—. Este no quiere que cambie nada. Estos están rebién donde están. No necesitan que cambie nada. Hablan de sus grandes conflictos existenciales, de ¡ay!, como me duele el mundo; pero en el fondo lo que más quieren es meterse en sus departamentitos climatizados en Palermo. Decime de dónde venís y te digo a donde vas —repitió el

Gordo—. Mirá dónde vive, y cómo vive. Esta es la izquierda de la caridad.

—Mirá quién habla de caridad —saltó el Pelado, haciendo una pausa para lamer el lillo—. ¿No sos un cura con diploma, vos, con tu Trabajo Social?

—Yo soy un hijo del pueblo, Barbeta —replicó el Gordo; manos en los bolsillos—. A mí no me la cuentan. Yo no estoy de visita por el Conurbano. A este, cuando se le pasa la moda de estar junto a los pobres, vuelve a su casita de barrio alto, como papi y mami; y se acabó la rebeldía. Nosotros vamos a seguir en los barrios. Porque es ahí donde pertenecemos. Es una cuestión de pertenencia; ¿me seguís, Pelado?

Entonces apareció Ariana con pantalón de *jogging* y pulóver, forzando un media sonrisa de anfitriona, que alcanzó para que el tono de las réplicas se agiornaran a las circunstancias. De toque el Gordo se transformó en un pibe bien educado que no quiere molestar a la doña que le está por servir la merienda. El Pela, como siempre, le tiró un par de preguntas como si estuviera muy interesado. Intercambiaron impresiones sobre la nueva heladera (aún envuelta en celofán ahí junto a la pared) que Ariana había adquirido esa misma tarde. Pensé que tal vez había sido en el preciso momento en que con el Pelado dudábamos si traernos una chinchilla o un conejo para meterlo en la bañadera. Me di cuenta también de por qué no era difícil seguirle el hilo de la conversación a Ariana: decía siempre las mismas cosas y de manera casi idéntica. Así hablara de Venezuela, de Roger Federer o de una nueva heladera. Pero fue ella misma la que nos propuso que saliéramos a dar una vuelta; así podíamos estar más tranquilos, y la chica podía descansar. Que ella la cuidaba.

Y así, como siguiendo el curso natural de las cosas, nos fuimos los tres caminando hasta un bar-pizzería de la avenida Elcano abierto toda la noche, donde nos instalamos en una mesa del fondo.

Había, además de nosotros, una pareja que ocupaba una de las mesas, y un tachero acodado en la barra con un palillo entre los dientes.

—A ver este —me dijo el Gordo, señalando al Pela con el pulgar—, ¿qué es, para vos, un amigo o un compañero?

—Un amigo —dije yo, bastante más amedrentado que hacía un rato: el porro de la caminata había dispersado mis defensas y lo único que esperaba en ese momento era que llegara la *pizza*.

— Y yo «quiero tener un millón de amigos» —canturreó el Gordo, golpeando con las manos en la mesa— ¡para pedirle un peso a cada uno! Ja, ja, ja.

El tipo que atendía detrás de la barra nos alcanzó primero una Quilmes de litro con los vasos y después trajo una grande de muzza con anchoas sobre una tabla redonda de madera.

—Vos sos el gran provocador, ¿no? —le dijo el Pelado.

—Y vos, ¿de qué la jugás? —le replicó el Gordo—, del tipo grande que se las sabe todas, ¿no?

Alguien entró —yo estaba de espaldas a la puerta—, y se dispuso a ocupar la mesa que estaba justo detrás de mí.

—¡Eh, chico! —exclamó el Gordo, alzando el brazo y la voz—. O chica, no sé. Disculpá; depende, nunca se sabe bien; me podés pasar la...

—¿Chico o chica? —lo cortó una voz más atrás, que amenazaba más que preguntaba.

Yo decidí no darme vuelta.

—¿Tanta historia vas a hacer? —lo increpó el Pelado.

Me quedé quieto, como si supiera lo que estaba haciendo; cagado de miedo. Hubiese preferido pasar desapercibido; en cualquier momento algo podía caer sobre mi cabeza.

—¡La historia que te va a romper el orto, pelotudo! —respondió la misma voz.

—¡Eh, eh! —saltó el Gordo—. Está bien, está bien. No venimos a pelear acá. Fue un error, nada más: no se chiven, muchachos.

—¿Está bien, qué? —dijo otro de los de la mesa.

—Está bien —repitió el Gordo—; tranqui, no pasa nada. Disculpen.

El Pelado les seguía clavando la mirada. El Gordo insistió en que estaba todo bien, en que era él el que se había equivocado. Yo seguí sin darme vuelta, asombrado por el espíritu conciliador del Gordo, consciente de que la primera revoleada de cosas me iba a caer a mi de pleno en la cabeza.

El Gordo comandó otra cerveza.

—Ya dije que estaba bien —dijo el Gordo—, ya les pedí disculpas: ya está.

Después seguimos un rato en silencio, comiendo, y comentando cosas al azar. Hasta que el Gordo me preguntó si conocía bien a las amigas de Ariana. Le dije que sí, que más o menos; pensando que pretendía que le presentara a alguna. Pero me preguntó si no sabía de alguna que estuviera justo por comprar una casa. Le dije que no, que no sabía. Entonces se largó a explicarnos cómo se podía hacer para asaltar una inmobiliaria en el momento preciso de una transacción. «Es muy sencillo —dijo—. Se trata solamente de llamar varias veces y de presentarse a la inmobiliaria otras tantas mostrando un interés especial en alguna compra. Cuestión de hacerse conocer. Y, claro, tener el dato del día y del momento exacto en que se haga la transacción».

—Y, para eso, nadie mejor que vos en este momento que te codeas con la *jay-society*.

Y, al notar mi cara (¿anonadada, perpleja, agobiada de tanto porro y *rock and roll*?), agregó a quemarropa:

—¿O vos, de qué lado estás, amigo? ¿Con el pueblo o con los burgueses?

Y como yo (que ya me parecía demasiado todo esto) no hacía más que mirarlo y callar; el Gordo dedujo:

—Con los burgueses, ya veo. Típico, ¿no ves lo que te digo? —preguntó, girándose hacia el Pela, que seguía muy divertido tan animada conversación.

—Vos sos medio paranoico —le lancé yo.

—Para… ¿qué? ¡Andá, discursito psicológico! Eso demuestra una vez más de donde venís. Para, pará: ¡lenguaje proletario, che!

Entonces se puso a contar la secuencia de una vuelta en la que habían asaltado una remisería y después una inmobiliaria. Todo muy sincronizado al parecer. Pero algo se complicó en algún momento, y se vieron persecuteados por la policía de la provincia. El Gordo iba de chófer. Los otros (eran cuatro en total) iban armados con pistolas y una recortada (no era gran cosa); y se habían llevado, además del coche (un Ford Fiesta bastante tuneado), por lo menos cincuenta lucas verdes repartidas en un bolso de mano y una mochila. Cuestión que la cosa se jodió en serio, porque, si bien el Gordo decía haber rajado a los santos pedos, por caminos de tierra a ciento veinte por hora, los ratis se habían ensañado y no les perdían pisada, sumándoseles al paso dos motos que habían empezado a tirar. Y que esos no jodían: tiraban a matar.

—Y tuvimos que negociar —admitió el Gordo, agenciándose medio chop de un trago—. El Chamo, que iba al lado mío, me dijo: «¡Pará, Gordo, porque, si no, acá somos boleta! Y la verdad es que no teníamos mucha capacidad de réplica. Entonces frené. Pero el Chamo, que era una especie de supersuperhéroe, y que ya había curtido la tumba un par de veces, y sabía lo que se le venía (en el mejor de los casos), manoteó los dos bolsos que estaban en el asiento de atrás y, sacándolos por la ventanilla, él con medio cuerpo afuera, sentado en el marco y con los pies en el asiento, los puso en el techo y gritó: «¡Esto es todo lo que hay! ¡Mitad para ustedes, mitad para nosotros!». Y, así como lo dijo, les lanzó la mochila, una de esas viejas Adiddas, y con el otro se metió adentro del auto y supertranquilo, como si fuera la reflexión más centrada que había tomado en su vida, me dijo: «Vamos, arrancá…», y metí primera, despacio; pero los trullas se quedaron donde estaban. Ni se movieron. Yo los veía alejarse por el espejito retrovisor sin podérmela creer, hasta desaparecer. Es en esos momentos donde podés de verdad amar a un tipo, le agradecés con todas tus fuerzas, ¡qué grande el Chamo! Con parte de esa guita levantamos el piso de arriba en mi casa. Sabés que María Luisa nunca me preguntó de dónde había salido la plata. Y ahora es ahí donde duermen mis hijos. Por eso es que siempre digo que la violencia de los de abajo no es violencia, sino justicia. ¿Sabés cuántos años tendría que haber laburado, si no, para comprar esos materiales? Igual el cagazo que pasamos, te digo, que vale por unos cuantos años de laburo. Un vuelto si lo pensás para muchos de los que viven en estos lugares; para el juez que nos hubiera encajado como diez años como mínimo; para él son chirolas, un mes de sueldo capaz; pero para nosotros son veinte añitos de trabajo esclavo. Por eso nos quieren sumisos los hijos de re mil putas. Y obedientes. Te dicen que es la fácil; pero yo te digo que no es sopa cargarse un fierro en la cintura; y mucho menos cuando la cagás, porque es obvio que en algún momento la cagás; y tenés la yuta corriéndote atrás; te puedo asegurar que, a la primera bala que te pasa rozando la cabeza, recapacitás en un segundo que capaz que era mejor levantarse todas las mañanas para hacerle de mulo al sistema… Y total que mucha opción no tenés…

Insistían para irse sin pagar. Pero yo no quería saber nada. Ellos, después, se iban, y no iban a volver. Pero yo vivía ahí, y tenía que pasar por la puerta todos los días cuando me bajaba del bondi. Al final nos fuimos para el lado de Los Incas, y nos subimos al coche. Rumbeamos para el lado de Chacarita; pasamos las ocho esquinas, el toldo negro del puterío. Nos paramos un par de calles más allá porque el Gordo vio en el vidrio de un bar la palabra *mínutas*. Exclamó que en un lugar donde decía *minutas*, no podía ser menos que un lugar para el pueblo. Nos sentamos a una mesa y pedimos más cerveza. Yo me fui para el baño deseando que no hubiera nadie. Mi incapacidad para mear en un mingitorio con testigos próximos.

Cuando volví, el Gordo hojeaba una revista. Mostrándome la foto de una actriz bronceada y rubia en bikini, me dijo: «Mirá, acá está Ariana». Yo ya me sentía como el orto. Hacía horas que estaba siendo víctima de los verdugueos del Gordo y ya no me quedaba ánimo para seguir soportándolo. Seguramente porque tenía razón en la mayoría de las cosas que decía; pero lo mismo, ya estaba bien. La dosis de gastada ya me resultaba suficiente.

Volvimos al departamento y, una vez allí, corté un pedazo de ladrillo y se lo pasé al Pelado diciéndole que ahora se iban y que nos veíamos en la semana; me miró con una mezcla de entusiasmo y curiosidad. Al Gordo le entregué el libro de Severinno (primera edición, firmada y dedicada por el autor), que también se sorprendió. Yo me dije que, a pesar de todo, Severinno era Severinno, y no daba para mezquinarlo, aunque en ese momento el Gordo me podía resultar la persona más desagradable del mundo.

Ariana los saludó desde la puerta, en piyama. Afuera había empezado a clarear.

Ya en la vereda, el Grodo insistía:

—Está bien, está bien; le decís. Está bien, así podemos volver, ¿no?

***

Los gritos de Ariana logran arrancarme del sueño. La confusión es total. Me lleva unos segundos entender algo de ese entrevero de llantos y reclamos. Al menos una cosa es evidente: me está insultando. Lo que no encaja, por ahora, es que no recuerdo haberme mandado ninguna cagada (ninguna que pueda considerarse grosa o evidente). Ni puta idea de qué me está acusando. Pero Ariana está de pie al borde de la cama, y está furiosa, y aún no es de día. La sensación de irrealidad que la escena me provoca hace que me mueva con una lentitud exagerada (más que lo habitual, quiero decir); intentando incorporarme y despegar los párpados.

—¡Tenés otra mina; hijo de puta! ¡Me estás engañando como si yo fuera la última de las repelotudas! ¡Sos un sorete! ¿¡Me escuchás!? ¿Ya estás despierto?

—Pará, pará —llego a decirle—. ¿Qué está pasando? ¿Qué estás diciendo?

—¡Pero no! ¡No podés hacerme esto vos a mí!; ¡lo quiero saber ya! ¿Me entendés? ¡¡¡Ya!!!

Reconozco que la sensación que todo esto me provoca se asemeja mucho a una suerte de júbilo. Es una escena que imaginé miles de veces y que ahora se está dando en vivo y en directo, ante mis legañosos ojos. Y yo soy uno de los protagonistas. No tengo que reírme. No se me puede escapar ni el más mínimo atisbo de una sonrisa. Porque, aunque sé que me está acusando de algo de lo que soy inocente —¿cómo no lo voy a saber?—, la confusión y el estado alterado de Ariana me provocan una nerviosa hilaridad. Ya se sabe: el drama empujado a su extremo se convierte en comedia. O, dicho de otro modo, nada le cuesta a la pasión, desmedida, irracional, en convertirse en parodia —de sí misma—; en volverse patética.

Es cierto que la estoy engañando. Es cierto que hay muchas cosas —importantes— que no le he dicho. Pero también es cierto que no hay ninguna otra mujer en esta historia. En cuanto a eso, estoy limpio.

—Que ya lo sé —me está diciendo—. Decímelo, sorete; no me sigas faltando el respeto. Estás con otra mina.

Parece convencida. A esta altura yo estoy dispuesto a dilatar la confusión. ¿La estarán escuchando los vecinos? Resulta tan conocida la escena que es como si estuviéramos haciendo parte de una representación. No la puedo dejar pasar así nomás. Tengo que disfrutarla un toque, me digo, ya que está. Pero me sale, para variar, el bueno; el piadoso; el conciliador. El cagón. Y le digo:

—Por favor, calmáte; y decime con qué estás mambeando, porque no entiendo nada. Es muy temprano, y sería bueno que empezaras por decirme de dónde sacás todas estas… certezas; que, por cierto, no tienen nada que ver con la realidad.

—¿Con la realidad? ¡Hijo de puta! Encima querés que me coma uno de tus cuentos. ¿De qué realidad me hablás? ¡Perverso, forro, mentiroso! Encima te seguís haciendo el boludo. Te digo que lo sé; ¿lo vas a seguir negando como el buen pedacito de mierda que sos? ¡Ya-lo-sé! ¡Todo! —insiste y pasa a explicar—: Encontré el equipo de música, ayer; y no dije nada; ¡hoy me encontré con la factura de una bombacha! ¿De qué realidad me estás hablando, sorete? Te estás cogiendo otra mina y te estás armando una salidera para irte a vivir con ella.

—Ah, con que con esas —digo y empiezo a entender por dónde vienen las piñas: las piezas del rompecabezas se acomodan—. Dos cosas te voy a decir, así dejás de hincharme las pelotas y me dejás dormir un rato más: primero; el equipito de música es para la Cooperativa; lo compré yo porque estaba más barato en el local de compra-venta de acá cerca. Segundo, lo de la bombacha; si te hubieras fijado mejor, te hubieras percatado de que sí, es una bombacha, pero una bombacha de campo. Y que la factura es de Pampero y no de Caro-Cuore. Y que es la misma que debe estar colgada en una de las sillas del salón. Y sí, también la compré, porque los dos pantalones que tengo están llenos de agujeros y no les queda ni un botón.

A medida que lo fui diciendo, y que el tono iba subiendo (porque al fin y al cabo tenía que cagarla un poco a pedos); que las palabras iban saliendo solas —sin que las hubiera pensado—, notando que el primer sorprendido era yo (sobre todo porque las frases se acomodaban bastante bien a la escena); y que Ariana medio que iba aflojando, de a poco; bajando la guardia (primero había tenido las manos en las caderas; después había cruzado los brazos; y ahora las había dejado caer a los lados del cuerpo); y a la mirada se le quitaba la rabia.

Y era ahora, esta nueva fragilidad, la que me tomaba de imprevisto. Contracara que se evidenciaba justo en el momento que más brava se había puesto; y que, al mismo tiempo, me dejaba como una sensación de alivio. Sabiendo que había zafado; que la había remado, y que la acusación (ella igual se daba cuenta de que había algo que no encajaba; y esto era, probablemente, lo que más la inquietaba —al menos eso pensaba yo; con lógica cola de paja—) caía en balde.

La posta es que yo no andaba en una muy legal. Llevaba un par de semanas buscando cómo rajarme, buscando una pensión para irme a vivir solo. Desertar de esta vida burguesa, y de la profe de tenis. Organizándome un toque, cuestión de no caer muy en bolas. Por eso el equipito Aiwa. Con eso y un par de botellas iba a poder arrancar donde sea. Ir tirando, los primeros días; cuestión de adaptarme, y ver venir.

Ariana había dejado de llorar, había puesto agua a calentar, y me preguntaba si quería un Nescafé. No estaba tan mal la confusión, después de todo. Podía estar agradecido. En un toque iba a tener que arrancar a tomar el bondi. Y, por primera vez en meses, abriría el puesto a horario.

Ariana se me acercó (cuando salía del baño) y me dijo que me amaba (sabía que la había pifiado), y me preguntó, a su vez, si yo la amaba. Dijo que necesitaba saberlo. Todo me hacía recordar demasiado las series que se veían en mi casa a la hora de la cena; cuando el televisor fungía como un comensal más —tal vez el más importante—. Le dije que sí, pero que no se trataba de eso. Se puede amar y no considerar en absoluto al otro.

Me dio un beso (largo, húmedo) y tomó su bolso para irse. La taza humeante aún en la mano.

—Y ahora te vas —le dije y recordé que así decía una cumbia de La Nueva Luna (ya se estaba yendo todo al carajo)—. Viste qué fácil. Hacés toda una escena —ahora me tocaba a mí, y zumbar en la herida era una de mis especialidades—; toda la secuencia de que estás por perder al amor de tu vida y toda la tragedia griega; y no pasan ni cinco minutos que ya estás lista para irte a trabajar.

(Pensé en agregar la frase de Oliveira; «para vos es más fácil, en el amor; vos lo cambiás, como cambiás de corpiño»—, pero me pareció demasiado)

—Y qué querés que haga.

—Así como si nada.

—No sé qué querés que haga.

—Nada. Yo, nada. Andá nomás.

(Era mejor así)

—No entiendo.

(Ya estaba bien de sentimentalismo)

—Yo tampoco.

Ariana abrió la puerta.

—Solo quiero que sepas que nadie va a amarte como yo te amo. Sabelo.

—Claro.

Y Ariana me miró como con lástima (¿de quién?) y cerró la puerta. El chirrido de las zapatillas se fue alejando escaleras abajo. Yo me metí en la cocina para ver qué hora era. Me reí pensando que esta vez sí que tenía una buena historia para contarle a los pibes cuando los viera. Eran casi las siete; no tenía sentido volver a acostarse.

TERCERA PARTE

Arrastrando las patas, llegamos al fin. La noche se disipa en un cielo nimbado de ojeras. Vamos por el barrio, dando vueltas; arrimándonos de a poco. Cuestión de no caer muy de madrugada a territorio minado. Sentados en umbrales, en algún zócalo de esquina; puteándonos, cantando, fumanchando; alguna que otra birra —confidencias guardadas—; y hasta nos echamos un sueñito corto. El ambiente muta a partir de la autopista; ese techo donde se refugian con sus bártulos, sus colchones, sus changos de supermercado; hombres roncando —tapados con cartones—; mujeres con niños. Perros custodiando bajo el constante rodar de las ruedas.

Voy empuñando una botella semivacía; por calles desiertas, entre locos; Javi sobre el asfalto, la guitarra en ristre, en un estuche negro y ajado. Diálogos entrecortados; gritos, estruendos, disparos. Invitaciones de travestis, guiños de putas y explícitas amenazas de peruanos; nos vamos acercando a la estación de Consti; los toldos de chapa verde donde aguardan apiñados otro bondi, los que vienen de lejos, los que se esconden del frío aunque es verano y miran el celular y bostezan. Puestitos con cremonas y facturas (las más baratas de toda la Capital); bondis descargando la tropa del ancho conurbano.

Y nosotros dos ahí; bolsito, carpa, las bolsas; esquivando bultos, tenderos, policías. Con las ansias de irnos, de no perder el pasaje. Pocos lugares representan mejor los favores del progreso que la Estación de Constitución. En todo sentido. Pibitos chicos dándole al Poxi Run; morenitas y morenitos llegando de todos lados para dejar relucientes los retretes de la Capital: todos ellos en la mira de esa Constitución decretada por hombres blancos, doctos; y para quienes la negrada es una amenaza, el peligro, la barbarie. Y no hace falta demasiado, andando entre esa gentuza, para reconocer la sensación de amenaza que despiertan.

«¡Aborto, no! ¡Policía Metropolitana, sí!». Reza una pintada. Firmado: los provida.

—Acá mismo mataron a Rodolfo Walsh —digo, señalando la escalinata que conduce a la estación—. No llegó a sacar el fierro.

—Como buen intelectual —dice Javi.

—¿Cómo puede ser que un tipo tan inteligente se haya hecho peronista?

—Vos porque sos flor de gorila.

—Entre gorila y peroncho, vos ya sabés. Pero de ahí a sumarse a las filas nacionalistas de un teniente coronel hay un largo trecho.

—«Donde hay una necesidad, hay un derecho».

— Sí, por eso iba empilchada con las ropas más pacatas de la época a llevarle el trigo a Franco, que la recibió como a una reina.

—Por eso fue la época en que se publicaron más libros, los chicos tuvieron zapatillas y las familias, casas.

—Muy buena estrategia, sin duda. Fijate que todavía son como los padres de la patria. Gracias, de verdad. Sobre todo comparado con lo que vino después. Entre el estado milicoliberal, y el estado protector, la ecuación es simple. Claro, entre Videla y Perón, te quedás con Perón, de acá a la China.

Javier se ha pelado el craneo a cero y lleva una camisa rosa, Polo, chillona. Mira hacia lo alto, donde se afichan los horarios de partida y los números de andén, pero, como igual no ve una mierda, acabamos siguiendo a la gente que lleva los bolsos más grandes, y las sombrillas, y las reposeras, y que se van amuchando cerca de una puerta lateral. Arriba un cartel vetusto lleva inscrito un despintado *Sala de espera.*

—De todos modos, a la clase media nunca le gustó el movimiento de masas, la gente en la calle.

—Sí, el pueblo que la yuga. La diferencia está en que unos te hacen cagar de hambre y los otros te llenan la panza de maíz transgénico.

—¡Maíz transgénico! Andá a cagar, *hippie* de mierda.

La gente se amontona como puede todo a lo largo del andén. Por el altoparlante se anuncia que el tren tiene demoras. Nos sentamos a mismo el suelo, y esperamos. Javier remarca una rolinga que se ha sentado cerca. Calzas negras y campera de *jean*.

—Me enamoré —dice.

—Me parece que no está sola.

En lo alto hay una pintada enorme que dice: «Patria o Colonia».

—¿Patria y colonia son términos que se excluyen?

—Sí, forro —me dice Javier de soslayo, más preocupado por seguir los movimientos de su nuevo amor que de discutir política.

—Nosotros viajando como ganado; ellos, en avión. La diferencia está en que con unos te morís comiendo de la basura, y con los otros la basura te la empaquetan y te la venden con el eslogan de que la patria es para todos. La diferencia está en que unos te dejan las migas y los otros no. Y las migas, cuando tenés la panza, vacía las festejás. Mientras, hacés decorado; laburá, robá, matá, cogé; se queja, comenta, festeja y obedece. Del trabajo a la casa y de la casa al trabajo. Porque el trabajo os hará libres, queridos míos. Y siempre agradeciendo porque ya sabés que bien podría ser peor. Agradeciendo que el patrón nos deja que nos dejemos explotar. Cinco mil nuevos puestos de trabajo, promete el ministro: gracias, y aplausos. Más policía, gendarmería, cámaras; para cuidarte a vos: gracias, y aplausos. Trabajen, agachen la cabeza y vuelvan a sus casas (si es que tienen). El Gobierno los protege. Y agradezcan que todavía no los han matado. Todos podemos alcanzar la gloria, y salvarnos. Todos participamos de la democracia —acabo por decir, algo agitado; entre la noche en vela y el entusiasmo de discursear en público.

Llega el tren.

Los primeros en subir lo hacen por las grandes ventanas abiertas. Los otros, más tradicionales, lo hacen por la puerta. Alboroto propio de los momentos previos a la partida, y a la instalación en un nuevo espacio donde se ha de permanecer por las siguientes seis, o siete, o no se sabe cuántas horas (todo depende del estado de la locomotora y de las vías y de que a nadie se le ocurra arrojarse a las mismas o arrojar a alguien; y atención a cerrar las persianas al pasar junto a las villas). Los asientos mutilados a resortes, de cuero marron, de a tres y enfrentados. Mullidos.

Al fin arranca. Expectación general al abandonar el hangar. Lentamente. Muy lentamente. El tren se detiene. Muros grafiteados, «Polo Obrero», «Justicia», «Ni olvido ni perdón»; el casi pretencioso «Nunca Más» como deseo, afirmación y utopía. «Ni botas ni votos». Y el tren vuelve a arrancar. Táperes gigantes llenos de pollo; abuelitos con mate y galletitas. Hay barbas, hay faldas; alejándose de la ciudad, yendo hacia el sur.

Pasado el riachuelo, Javier me pregunta si no me molesta ir sentado en sentido contrario de para donde va el tren. Me lo tiene que repetir tres veces, porque entre el ajetreo, el bullicio y mis auriculares con Llegando los Monos; y no, le digo, me da lo mismo.

Lo que no me da lo mismo, y no se lo digo, es tener en la mente respuestas para mi viejo, explicaciones para mi hermana y la siniestra bondad de mi madre. No tendría que haber pasado por ahí. Pero necesitaba dejar algunas cosas y agarrar otras. El precio fue tener que soportar las preguntas interesadas en mostrarse interesadas y las recomendaciones y consejos, y hasta los augurios de buen viaje, y todas esas cosas que las familias normales dicen cuando quieren quedar bien y demostrar y demostrarse que se preocupan por uno, y que estamos acá para lo que vos quieras. Y ahora no me los puedo sacar de la cabeza, y me detesto por no poder salir de ese círculo vicioso, y de esa gente que me tocó como padre y madre y hermana, y de esa casa que nunca fue mía.

Javier la hizo más fácil. Dejó una breve notita explicando que se iba a trabajar a la costa. Y ya. Lo cual ameritaba que se ponga a trenzar macramé: bolita, nudo, piedra, bolita, nudo… para venderlo lo más rápido posible. El problema iban a ser los dientes, que se le estaban cayendo a pedazos. Iba a tener que soportar despertarse con la sensación de estar masticando una Victorinox toda abierta, de madrugada, y abrir las cápsulas, a ciegas y temblando para echárselas en plena encía hasta que al fin hicieran efecto. E intentar volver a dormirse.

—¿Vamos a fumar uno? —me pregunta el Javi calvo, acabando de armar.

—¿¡Qué!? —pregunto, apartando el auricular.

Javier me agita el caramelo delante de los ojos.

—Voy allá entre los vagones —me dice—. Aguantá acá los bolsos, después cambiamos.

Y se levanta y se va. Ya estamos en plena llanura, estaciones abandonadas de estilo inglés. Cierro los ojos con el viento en la cara.

Javier me despierta de un codazo. Me dice que le pasaron el dato de que allá en la estación puede haber un retén de la rati.

—Voy a partir el ladrillo y encanutarlo mejor.

—Como quieras —le digo, poniéndome de pie, con lo que queda del porro entre los dedos.

Fumo junto a la puerta abierta, entre otros que están ahí, que viajan sentados en el piso o que van y vienen de un vagón a otro. Entro en el baño, que no es más que un hoyo en el suelo por donde se ven pasar piedras y durmientes; meador equilibrista entre el hedor. Y vuelvo, y atino a sacar mi cuaderno y garabeteo unas frases:

«Soy un alieneado/ un estúpido de salón/ un cagón.

Vino amigo/no voy a morir/al menos hoy.

Soy un depre/un boludo, un otario/Oprimido y opresor/Testamento/Temblando de miedo».

Estoy muy fumado para seguir escribiendo.

Vuelvo al espacio que está entre los dos vagones. La vagancia está de la cabeza; lista para empezar a treparse por las paredes. Lúmpenes literalmente desorbitados. Lúmpenes que, como su acepción marxista lo indica, no están politizados, y desconocen el sentido de la palabra *respeto* en términos humanistas-militantes; oscilando entre el indómito salvaje y el bandido urbano, al mejor estilo pibe chorro, que tanto lógico temor infunde en las ideologías lógicas; y son rápido procesados como barras bravas, o víctimas; como mafiosos o dignos de piedad; como violadores que no han tenido su oportunidad. En fin, no he dormido, ¿desde cuándo? Y encima la perspectiva de que me esperan al final del camino policías armados y con perros no ayuda demasiado. Por lo menos ya no es un temor infundado, sino real y concretito. Mucho mejor. Todo el campo se va metiendo por la ventana, dos o tres nubes a lo lejos, y el sol incrustándose de lleno sobre los galpones, sobre las vacas. Y el tren yendo al matadero: pintoresco el paisaje. Dios, el azar, la suerte; lo que mierda sea; denme una manito y haganme zafar de esta. No voy a preguntarle a Javier qué hizo con el ladrillo. Uno, no me salen las palabras. Dos, bastante ya lo sobré hace un rato cuando me advirtió de la redada.

No espero a que el tren se detenga que ya estoy de pie con el bolso en bandolera y la carpa en la diestra, listo a saltar, a escapar como pueda; o que me agarren y me maten y acabar de una vez con todo esto. A qué tanta historia. Yo, con mi faso, para ir a fumarlo cerca del mar; y ellos, armados me lo quieren quitar y encima culpar. Es demasiado para mí, en este momento. Hace mucho calor, y ahí están, en el andén, esperando que los pasajeros desciendan. Seguro que hay gente que, al ver tantos policías, se sienten protegidos. Entonces comienza la selección. Yo, con rastas, rapado en los parietales cual punki, remera sucia de días y *short* desflecado, soy, sin dudas, la presa ideal. Tan evidente, tan predecible, que ya no me quedan fuerzas ni agallas, ni nada.

Dos policías me rodean.

El más gordito, de civil, me pregunta si tengo algo de marihuanita, una puntita, una piedra, un ladrillito, algo para fumar, lo que sea.

—Sí —le digo.

Tal vez tuve miedo o quise ser irónico. No lo sé. Pero esa sola palabra alcanzó para que pase a formar parte de los detenidos. Ahora, parado acá junto a los otros rezagados, viendo pasar a los pasajeros que siguen andando, reconozco que entre todas las opciones de respuesta que tenía acaso no elegí la mejor. «No, seguro que no», me digo. Ahí va Javier, que ni me mira, camuflado con su camisa y sus mocasines. Todas las minas pasan de largo. No hay canas mujeres. Esta vez más me hubiera valido tener concha.

Ahora me doy cuenta de que si lo que quise significar era una ironía, ellos no lo entendieron. Obedecen. Por eso estoy acá. La clave es no dudar. La clave es la objetividad, la efectividad, el número, la cantidad. Ganar. «Hasta la victoria, siempre». A nadie le interesa contar en las filas del orden con sujetos dubitativos. El orden requiere respuestas precisas. Dios, patrón, dinero. Cosas así de evidentes como sí o no. Sin doble juego. Y yo dije sí.

Más boludo: imposible.

Dos jóvenes oficiales ya se ocupan de dar vuelta a mi bolso sobre el suelo del andén. Todo queda desparramado. No tengo ni la menor idea de si todo está acá, o si la mitad (como había dicho Javier en el tren), o si en una de esas no tengo nada. Tanto me intriga que estoy a punto de ayudarles a buscar. Pero me contengo. El reflejo de toda víctima: conducirse como si estuviera del lado del verdugo. Despliegan la carpa en el suelo y desparraman las estacas. Vuelven a preguntarme dónde la tengo. Pero, además de encontrarme anonadado, ni siquiera sé si soy yo el que tiene la yerba.

Lo encuentran (¡al fin!) dentro de un guiñapo de medias enrolladas. Ahora solo tengo que volver a meter todo dentro del bolso, enrollar la carpa y esperar. Nada menos. Esperar, ¿qué? Si ya tienen lo que buscaban: un apretado de flores, ramas y hojas, más alguna semilla que siempre detona cuando la mechás. Esperar a que lo pesen. Cincuenta y dos gramos, siete. Y hasta le sacan fotos; no a mí: al porro.

¡Pero qué devoción! Ni con los pibes hacemos una cosa así. Me ponen las esposas y me suben al asiento trasero de una camioneta. A mi lado va un rolinga. Arrancamos y tomamos la ruta. En la radio está sonando Ricky Martin. Los policías intercambian un par de frases entre ellos, al parecer muy divertidos. Pareciera que saliéramos de pícnic. Al llegar a la rotonda, se detienen y le dicen algo al rolinga; que se cuide y que camine por la sombra. Yo, por un segundo, pienso que también puedo bajarme. Espero instrucciones o más precisamente que me desaten las manos. Pero comprendo que no es conmigo la cosa. Que yo me quedo. Y seguimos. Entramos en Pinamar. Voy viendo, a través del cristal, esta ciudad que aún no conozco. Creo percibir el recelo de la gente con las que logro cruzar una mirada. Y no puedo evitar avergonzarme. Sé que tengo razón. Pero de nada me sirve. Estoy preso, y ellos están libres (o así lo creen) y disponen de mí a voluntad.

Nos detenemos junto a una suerte de pabellón donde me van a hacer una revisión médica. Al menos, y esto me tranquiliza, la cosa parece seguir el curso de cierta legalidad. Un policía muy campechano se me acerca y, apiadándose de mi suerte, me aconseja que, si quiero fumar, si eso es lo que me gusta, que lo haga, pero que lo haga en mi casa. Pienso decirle que esta es mi casa, y señalar hacia abajo, a la tierra (mezclada con arena) sobre la que apoyo mis pies. Pero me parece una exageración. Soy pelotudo, y estoy acobardado. Pero más estoy cansado y pretendo que esto pase rápido, que hagan su *show* y me dejen en paz. Solo eso.

Somos todos muchachos jóvenes sentados en una banqueta oblonga, en espera a que nos hagan pasar a un cuartito donde nos sacan fotos de frente, de perfil, del otro perfil; para después pasar a donde un médico me escudriña expeditivamente, y que pase el que sigue. El fotógrafo, el médico, yo mismo; cada cual cumple con su rol a la perfección. Entre todo llego a preguntarme si el faso que me quitaron lo van a comercializar ellos mismos acá; o si lo van a derivar para otro lado.

La celda que me asignan es como corresponde: exigua y maloliente. Con una plancha de cemento que ocupa toda una pared lateral y donde nos sentamos los tres que ahí estamos. Uno de ellos es el compañero de la rolinga que Javi había relojeado allá en Constitución. El otro es el primero en hablar:

—Menos mal que me sacaron los cordones, porque, si no, ya me estaría colgando.

No hay ninguna ventana. La única luz es la que cuelga de la pared del corredor y que nos llega a través de los barrotes cruzados por donde no cabría ni la mano de un niño.

—Es cierto que es horrible estar acá —admite el novio de la rolinga.

Yo no digo nada. Pienso en Miguel Hernández muerto de tuberculosis en un calabozo. Y tengo que descartar la imagen como para no echarme a llorar. Me veo en las calles de Almagro, sin nada que hacer ni para dónde ir; y me resulta el *summum* de la libertad. Y me odio por llorón. Por no poder evitar sentir indignación, nostalgia, y todo el barajuste de emblemas que ahora no me sirven para una mierda.

Por ahora nadie sabe cuánto tiempo vamos a tener que quedarnos acá. Si alguien quiere ir al baño, tiene que llamar para que lo saquen. En un momento nos vienen a buscar. Otra vez de vuelta en el patrullero. La fiscal, en su oficina, me invita a tomar asiento. Hay libros sobre los anaqueles y papeles sobre la mesa. Solicita al oficial que me acompaña que se retire, que espere afuera. Luego me pregunta si me siento bien. Yo la miro incrédulo. Le digo que no, que lo menos que podría decir es que me siento bien, ¿o acaso tengo la jeta de un maldito masoquista? La fiscal me pide que me explique. Empiezo diciéndole que lo insólito de la situación hace que tenga que ser yo el que me explique y no ella. «Usted está acá porque cometió un delito», me dice como si yo fuera un retrasado mental. «Sí —le digo—, el delito de tener plantas que da la tierra para poder sentarme tranquilo a mirar el mar sin molestar a nadie». La mujer me mira como si comprendiera, pero no sale de su papel. Nada de eso. «La ley está para cumplirla —dice—, y es para todos igual». Yo la miro sin dar crédito a lo que oigo. Soy incapaz de representar la comedia si es acaso eso lo que ella espera de mí. «Yo estoy acá para que la ley se cumpla —dice—. Y usted, por lo que puedo constatar, no tiene antecedentes penales ni de ningún tipo, pero deberá permanecer una noche en la comisaría hasta que se resuelva su situación». Y me lo dice como si me estuviera haciendo un favor. Lo cual tampoco deja de ser cierto dada la cantidad de violaciones y torturas, y cosas peores, que se dan cotidianamente en todas las dependencias policiales. Así que salir de esta sano y salvo (aunque sin el faso) puede ser considerado como un gran favor. Así que gracias, señora, buenas tardes, que tenga buen día.

Estar en una celda. En nombre de la justicia. La ciega, la equitativa, la justa. La que regula el buen funcionamiento de la sociedad. Por la fuerza. La única razón que prevalece. Vestidos de sonrisas, de palabras altisonantes. En nombre de la libertad. Ataviados con perfumes y esmaltes. Si no te gusta, te jodés. Si no estás de acuerdo, te jodés igual. Las cartas ya están dadas. Y te tiene que gustar, porque este —sí, señor— es el mejor de los mundos posibles. Sos libre de hacer lo que te plazca. Solo se trata de cumplir las normas, o de saberlas gambetear; pero ellas están ahí, marcando el ritmo, y ya. Sonría, lo estamos filmando.

—Vos, sos menor, ¿no?

Estoy sentado con los codos apoyados en las rodillas. Miro al rati y hago que sí, con la cabeza. Pienso: «Negrito poli, no sabés ni leer ni hablar, y tenés la llave de esta celda«. Me digo: «Estoy siendo facho. Pero es él el que me tiene encerrado».

—Tenés que darnos el teléfono de un mayor que confirme tu identidad.

—Ah —digo, sorprendido. Ahora resulta que alguien más tiene que estar al tanto de lo que me pasa. Pienso en el Pelado y en que podría ser divertido que lo llamaran. Pero no me acuerdo su número y es más que probable que no responda a su celular.

—No me acuerdo de ningún número —le digo.

El oficial está aguardando con una planilla y un bolígrafo.

—¿Cómo no vas a tener ningún teléfono?

—No, no tengo.

El policía se retira algo confundido. Es un pasillo con tres celdas. Casi nadie habla. Hay una bombilla pelada que arroja luces cilíndricas entre las sombras de los barrotes. La puerta vuelve a abrirse y con ella entra el murmullo de la comisaría. El oficial me anuncia:

—Si no nos das un número de teléfono que confirme quién sos, no salís.

—Ah... Si me lo dice así... —Y pienso: «¡Qué taradez!».

No me quedan muchas opciones.

—15-62-42-56-42.

—Copiado. ¿Nombre de la persona?

—Ariana Langa.

—Bien: viste que sí tenías.

Y se va. Los otros dos dormitan con la cabeza reclinada contra la pared. Se oyen sus respiraciones en el aire denso y húmedo y espeso. Si uno se convierte en delincuente sabe que, tarde o temprano, le puede tocar pasar una temporada a la sombra y encerrado. Pero, si uno es un dizque anarko-*rock*-autodidacta, clase media, pretende que, por lo menos, lo larguen lo más rápido posible. Policía vuelve a escena.

—La persona que nos pasaste dice que no quiere decir nada.

Lo dice, y por primera vez parece sonreír. Hay algo de sorna en el gesto, cierto brillo en los ojos, casi imperceptible. Un dejo de triunfo, pero también de compasión. Como si dijera: «Bienvenido a la vida real, pibe».

—¿Cómo que no quiere decir nada?

—Nos tenés que dar el número de alguien que responda por vos. La chica a la que llamamos dice que no quiere saber nada.

Esto sí es algo que no me esperaba en absoluto. Como una bofetada de prepo o un sifonazo. Decididamente, la vida está dispuesta a depararme una sorpresa tras otra. Vaya flor de encanto que tiene la realidad para asaltarnos con sus tan elocuentes arremetidas. ¡¡¡Pero si estuvimos juntos más de un año!!! Lo único que se le pide es que confirme que me conoce para que me dejen salir. No, no puede ser tan garca. No puede estar tan enojada como para dejarme tirado en una como esta. Ni siquiera es venganza. No puede ser que haya estado todo este tiempo con una tipa que es tan pelotuda como para cagarme en una situación como esta. No puede ser. Acá hay un error, un malentendido.

—¿Ustedes hablaron con ella?

—Sí, y dice que no piensa colaborar.

—Pero… ¿puedo hablar yo con ella?

—Voy a ver —dice el carcelero.

Y se va. Y yo me quedo pensando. Dudando de si todo esto no ha sido más que una farsa y que ahora estoy jodido. Más jodido de lo que creía. Empiezo a dudar de si en verdad me van a largar mañana. El policía vuelve, encaja la llave y abre la puerta. Pensar que ahora mismo pudiera estar metiendo las patas en el mar. La puerta se cierra, y lo voy siguiendo por un pasillo hasta un laberinto de oficinas y despachos, con mesas, con papeles, con teléfonos. Están todas vacías, menos una, donde hay cuatro polis.

—Ahí tenés el teléfono —me dice uno—, llamá. Y hacela corta.

Afuera es de noche. Dedo teclea botones numerados, procurando no equivocarse: tac, pin, pun… Suena tres veces y Ariana responde.

—Hola, che, ¿cómo andás? —le digo, al límite de una especie de excitación—; mirá, necesito que digas que me conocés; estoy en una comisaría… Es una boludez… Cómo que no, es resimple… No, no… no tenés que decir más que eso… Escuchame, sos la única persona de la que sé el teléfono… Pero es para que me dejen salir… No… Qué… ¿Hola…?

Miro el tubo del teléfono y los ojos se me llenan de bronca. De incomprensión absoluta. Todo junto y más:

—Si querés la llamo yo —dice el policía de bigote, sentado con los pies sobre un escritorio.

—Yo mañana voy para Capital —dice otro, levantando la vista de su celular—. Si me pasás el número, capaz que la llamo y la convenzo personalmente.

Risas; bromas; je, je; ja, ja: «¿Y cómo es la piba?». «¿Y qué le hiciste? Hay que tratarlas mejor a las minitas… Sino de acá no te saca nadie…». Y así…

Hasta que suena uno de los teléfonos, y alguien responde.

—Borensztein… ¿Como Tato Borensztein?, ¿lo conocés?

—Sí, es mi cuñado.

Me lo pasa. Me pregunta si estoy bien. Me cuenta la situación brevemente: Ariana llamó a mi hermana. Mi hermana, siempre atenta al celular (gracias a Dios) vio en la pantalla el nombre de su excuñada y dedujo que se trataba de su hermano. En ese preciso momento, estaba leyendo el menú en un restaurante esquinero de Almagro donde se celebraba el encuentro entre los padres de ella (los míos) y los de su futuro marido. Quien ahora me refiere los hechos, más para distraerme y hablar de otra cosa. Mi hermana pidió permiso y, tras escuchar el relato de Ariana, anotó el número de la comisaría de Pinamar en una servilleta de papel junto a la caja del restaurante. Volvió a la mesa y solicitó a su novio, quien la siguió hasta la vereda y llamó.

Yo vuelvo a la celda. Acompañado por el mismo policía que me había invitado a abandonarla. Luego me arrojo en el suelo utilizando las zapatillas como almohada. «La vida es una mierda», pienso. La vida es. La vida.

Después llega la liberación. Mi nombre queda inscripto en un legajo, luego tendré que presentarme en un juzgado para comparecer frente al representante legal de turno, que decidirá sobre los pasos a seguir. En el despacho donde aguardo para firmar, canto; «Si es rápido y es gratis, entonces, *why not?*», ante los oficiales que me miran como bicho raro; y es que no puedo evitar manifestar mi contento. Pero, atención, la advertencia está hecha; en cualquier momento podrán venir a buscarme.

En el bondi que nos lleva rumbo a Gesell, Javier me va relatando su versión de la aventura. Yo voy mirando por la ventana, apreciando como nunca los espacios, el movimiento, sentado en ese asiento sobre el eje de la rueda, sin poder decir casi nada, porque ahora es Javier el que ha tomado la palabra y, cada vez que yo intento decirle algo de lo que ha pasado, él me retruca que soy una chiquita que no tiene aguante, que una noche en una comisaría es algo que le ocurre a cualquiera y que no es cuestión, ni mucho menos, de hacer un drama.

Por su parte él ha bajado del tren y ha caminado por el andén sin mirar atrás. Tanto fue así que, cuando una voz de hombre empezó a llamarlo —«Eh, pibe; flaco, eh»—, él aceleró un poco más el paso que ya de por sí iba a zancadas largas; hasta que el hombre lo sujetó del hombro y le advirtió que del estuche de la guitarra se le estaban cayendo unos cables, y ahí recién entendió.

—Alto cagazo me pegué —me cuenta muy divertido.

Y que después, al llegar a la estación, y salir, y cruzar la ruta hasta internarse unos metros en el campo para sacar su parte de faso e incrustárselo en el calzón entre las bolas y el culo; justo en ese momento, vio una figura acercándosele, y con sudor frío levantó la vista y se encontró con un rolinga, de pelo largo y *jean* desflecado, que le preguntó si no tenía una puntita, algo de faso como para poder zafar unos días porque la rati le había confiscado todo lo suyo; y Javier, con ese tono que curtío bien en la Coope, le dijo que no, que nada que ver, que él no fumaba.

—La cosa fue que diez minutos después lo vi hablando con los ratis, muy de amigos, y fue el que se subió a la camioneta con vos.

—¡El hijo de puta que bajaron al llegar a la rotonda!

—Lo mejor fue la noche. Dejame que te cuente. Porque yo me quedé con la rolinga que habíamos visto en Constitución.

Le hago señas de que hable bajo, porque la rolinga y su novio, que es uno de los tipos que compartió celda conmigo, están sentados un poco más adelante.

—Tomamos birras, fumamos en la playa; alta noche pasamos…, alta picardía.

***

De la terminal de bondis de Gesell en un micro anaranjado, de esos escolares, por un camino de arena y ripio que va orillando dunas y esquivando baches. Pasando por Mar de las Pampas, ese complejo balneario para opositores al *statu quo*, lectores de *Página 12*, ecologistas de 4x4; todo el *kitsch* austero y poncho de vicuña; siguiendo unos diez o quince kilómetros más hacia el sur, entrando en el bosque de Mar Azul, donde al fondo, donde la carretera toca a su fin, está la entrada del *camping* Las Gaviotas. Pasado ya el mediodía y la brisa del mar con olor a pinos.

Al fin.

Esquivar la barrera, dejar los bolsos en el suelo de la recepción, pagar por dos noches e irnos por esos senderos a buscar el mismo emplazamiento cueva arbolada donde un año antes había acampado con Ariana. De hecho, Javier había venido con nosotros un par de días para pasar el año nuevo. Y recordé cómo me había picado la celosía paranoide marihuana al momento de meternos los tres amuchaditos dentro de la carpa canadiense. Siempre he tenido el recelo de que las mujeres prefirieran a Javier. Y esa vez había tenido que hacer el esfuerzo para contrarrestar la manía pacata monogámica que anida en mí, algo incontrolable de a ratos, diciéndome que debía confiar, en mi amigo, en mi novia, en el deseo de cada uno y en lo que, a fin de cuentas, si tenía que pasar iba a pasar; y solo logré dormir tras la inestimable ayuda de unos cuantos vasos de vino tinto entre el medio de los dos.

Para mi sorpresa, el lugar aún está vacante. Así que ahí mismo nos damos a la tarea de emprolijar el suelo, descartando ramas y piedritas, intentando despejar una especie de planicie. En lo alto las ramas, se alzan hasta la altura de un hombre y luego descienden, guardando esa forma cóncava que permite una sombra apenas interrumpida por pequeñas islas de sol. Más allá se alzan las dunas y más allá la playa y más allá el mar.

—Ponete la pulserita —me dice Javier.

—Ni en pedo.

—Te das cuenta de que por ese tipo de pelotudeces nos pueden echar a la mierda, ¿no?

—Yo no me pongo ninguna pulserita.

—Ay… el rebelde way, no se pone la pulserita…

—Pasame un par de estacas, vos, pulserita alienada.

—Alienada tu vieja —dice Javi y me arroja sin ninguna delicadeza cuatro estacas que caen en tierra.

—Al fin y al cabo, lo que más queremos es que nos dejen entrar en el sistema, ¿no es eso? —le digo, agachándome a rescatar los fierritos.

Esa misma noche nos sumamos a una fogata en la playa donde se guitarrea y se canta y se fuma al eco de las olas que redundan en la orilla. Javier así pelado como está y con el repertorio de los Redonditos bien afilado no tarda en convertirse en *star* de la ronda. Algo que por cierto lo reconforta como nada. Ser el centro de atención. Yo le hago un poco los coros, más bien avergonzado, como reconociendo que el músico es él y no yo; él es el que canta bien, y no yo. ¡Mierda! Un loco se acerca con un bidón de nafta y ahí sí que las llamas se yerguen con forma y flama.

Esa extraña sensación de sentir el ardor en el rostro. Como una suerte de espejo, la piel que se estira, la pupila asombrada, el pulso acordándose a ese ritmo prístino de la hoguera. Y la sensación de peligro, de estar alerta. Tiro una madera al fuego y me doy cuenta de que ya no quedan más. Voy hasta las dunas, trepo, me hundo en la arena, ciego en la oscuridad; movimiento vital buscando leña. Cielo abierto plasmado de estrellas. Me siento en la caída de la duna y veo allá alzarse las llamas rodeadas por la tribu. Fuego permitido, por una vez, fuego legal.

Veo una estrella fugaz. Luego otra, más escueta. Exultante primero, luego me pregunto si no será otra cosa que una estrella. Un satélite, por ejemplo. Paso un tiempo así. El mar más oscuro que el cielo, donde pende una luna filosa, de estrellas como no las hay en la Capital, ola tras ola deslizándose en la arena. Y yo queriendo entender algo. Mi mente perdiéndose en esa inmensidad; decido volver a la hoguera, ese derroche de energía. La manada festiva, y yo aquí, observando. Sin saber muy bien por qué estoy acá. Recuerdo que me queda medio porro en el bolsillo de la campera. Meto la mano tanteando y deseando que no se me haya caído. Mientras pispeo alrededor, como acto reflejo, cuidándome de… ¿quién? «Esto es más de medio porro», me digo con una sonrisa; y, cubriéndome cabeza y encendedor con la campera, hago la llama, anhelo la brasa.

Despierto con las zapatillas puestas y sin ningún recuerdo de cómo llegué hasta acá. La cabeza me retumba, y ni siquiera intento incorporarme. Fija la vista en la tela celeste, donde se dibujan sombras entre claros de luz, casi pegada a mí, las gotas de rocío se deslizan; la brisa que apenas la agita y la respiración poderosa de Javi decúbito dorsal. Debe haber sido él el que cerró la carpa. Tiene eso el Javi de ocuparse de las cuestiones ractices.

Salgo de la carpa y me interno entre las dunas, entre árboles no muy altos, para mear. Después bajo hasta el sendero que conduce a la playa. Allí hay un caño que se alza de la arena, con una canilla y un grifo. Sale fuerte, sale fresca. Me mojo la cara, el cuello, las manos. Luego camino hasta al mar. No hay casi gente en la playa. El agua se me clava en los pies hasta los tobillos. Pego un alarido que me obliga a respirar con fuerza. Excitado, observo el cielo todo celeste, algunas gaviotas, un sol. Mierda que es un lindo día, y mierda el mar que está helado.

De vuelta hacia el *camping*, ya diviso las primeras casacas del Lobo y del Pincha. Javier está sentado al borde del camino, en la pendiente de la duna, trenzando hilos. Al acercarme, veo el paño extendido, con algunos collares y pulseras que traía hechos, y todo apuntalado con piedras para evitar el vuelo.

—¿Está fresquita, chamigo?

—Bisturíes *salaos* son.

—Ya arrancó la producción.

—Veo.

—Vos, si querés, ponete con todo lo que es nudo, bolita; nudo bolita. Se pueden hacer pulseras chicas y collares, así, con esta mostacilla, más algunas piedritas de esas de ahí, como para los chicos. Baratitas, viste: caballito de batalla.

—¿Vos comiste algo?

—Se me ocurrió que, además —sigue diciendo sin dejar de trenzar, levantando apenas la vista con un levísimo rictus que anula la pregunta—, voy a poner un cartelito que diga que hacemos trenzas también. Eso también lo podés hacer vos, si tenés ganas. Elegí; hay un montón de cosas que podés hacer.

—¿Tenés algo para escribir?

—No.

—Voy a buscar y vuelvo.

—Fijate ahí entre mis cosas si ves los puchos.

Levanto el brazo mientras me voy alejando a grandes zancadas.

—¡Ya tengo fuego! —grita Javier.

Por el sendero veo aparecer a un grupo de chicas que avanzan en pareos. Con dos de ellas sé que estuve hablando anoche en el fogón. Ahora apenas intercambiamos un mínimo saludo. Ni siquiera sé lo que pasó ayer. Me asombra, una vez más, esa incapacidad (o esa capacidad) que tiene la mente para borrar completamente los recuerdos. Sé que estuve hablando con ellas durante un buen rato. Tengo la imagen de ellas mirándome y riéndose y pasándose la palabra, pero no alcanzo a tener ni el principio de una idea de qué fue lo que se dijo. No está tan mal, después de todo. Pero más valdría esta noche mesurar un poco la dosis. Ese tipo de cosas que uno se repite por la mañana, con un zumbido de resaca como ruido blanco.

El interior de la carpa ya es un verdadero bardo. Hago un hueco y me siento. Sobre una toalla voy desparramando; botella vacía, *walkman* con *Divididos por la felicidad*, puchos (quedan cuatro), cuaderno Gloria, lapicera Bic negra, marcador indeleble, más bolsas con moztacilla e hilo por si las moscas y *Cien años de soledad.* Luego lo envuelvo todo haciendo un nudo y me quedo un toque mirando a los que van emergiendo de sus carpas, niños que corretean, una doña con ojotas llevando un termo que me mira y me saluda. Linda clase media distendiéndose de su año ciudadano, consumidor, votante y futbolero.

—¡No lo tires todo arriba del manto, hijo de puta!

—¿Dónde querés que lo ponga, pelotudo? ¡No! Ahí se llena de arena…

—¿Y los papeles?

—Qué papeles, boludo, ¿los lillos?

—Los papeles del bloc que te pedí para hacer los carteles.

—No los encontré —digo, viendo en mi recuerdo el anillado de hojas en medio del quilombo.

—El libro sí lo viste…

—Ey, tranqui amiguito…

—Tranqui, las pelotas: lo vas a buscar.

—Como usted ordene, cumpleañero.

Me voy cruzando al otro lado del sendero, con el *walkman* en la mano. En mi mente se van trazando varios esquemas que me justifican: si es por el trabajo, yo soy el que más ha trabajado en la Coope; es con esa guita con la que llegamos hasta acá, y con la que compramos todos los materiales. Pero de solo decírmelo ya me entra la vergüenza; por lo gato, y por lo burgués; y por la tirantez de pareja que se instala entre nosotros cada vez que hay una divergencia.

Además hay sol, playa; las chicas vuelven del mar con el pelo mojado. Ni da como para mambearla demasiado.

—¿Está buena el agua?

—Los primeros cinco minutos está helada, después es un lujo.

El resto de la tarde la paso haciendo como trabajo. Una de mis especialidades, por cierto. Uno de esos mecanismos de defensa que adquirí en la casa de mis viejos. Donde estar haciendo nada era considerado casi un delito. Y estar haciendo algo era la virtud suprema. Entonces el recurso más evidente fue el de los libros. Lo mismo que ahora. El universo de Macondo me atrapa, sin necesidad de incurrir en cualquier otra actividad que presuma de urgente o de imprescindible. La lectura de esas frases, de esos párrafos, resulta de una intensidad tal que ahí la vida cobra sentido. Todo lo demás, mal que les cueste a los hacendosos, carece de vitalidad, de intrínseca realidad.

Y al Javi le da bronca. Insiste con que tenemos que producir. Le digo que está bien, que acabamos de llegar, que relaje, que se vaya hasta la carpa y agarre la guitarra. Que yo me quedo acá y que, si alguien pasa, le vendo como un campeón. Javier desconfía, pero acaba por aceptar que no pasa mucha gente y que además nadie compra el primer día. Así que se va, y yo me quedo pensando un rato en cómo era divertido cuando de chicos jugar al Juego de la Vida, donde comprar y vender formaba parte de un entretenimiento. Y cómo estaría más piola que al crecer uno no tuviera que tomarse esos juegos en serio, y que de ello dependiera la supervivencia. Que toda esta ficción sea tomada como tal y nos permita abordar otras dimensiones. Leer, dibujar, cantar, pero no mercadear, ¡mierda! Ir a buscar leña si es necesario, ayudar en alguna que otra tarea: pero no volver a la ficción esquizofrénica como si fuera la última verdad; meter más bolitas en un hilo encerado, sin querer hacerlo, siempre sin querer hacerlo, hasta convencerse. Porque la posta es que no hace falta ya: tenemos casas y zapatillas y comida. Y, sin embargo, seguimos haciendo casas y zapatillas y más y más comida que va a parar la mitad a la basura, igual que las zapatillas juntándose en armarios, sin hablar de las casas vacías; la gente sigue en la calle, los pibes en patas y hambreados; y seguimos produciendo, y nos seguimos enorgulleciendo de ello, de nuestro trabajo y nuestro poder de compra… Todo muy raro y muy vano. Muy muy raro.

—Lo que pasa con vos y tu discursito pseudorevolucionario es que en los hechos lo único que hacés es despreciar al trabajador.

Hablás de los trabajadores, sí, pero, en cuanto uno se te acerca, ya lo estás mirando por encima del hombro. Obvio, de queruza; como le corresponde a todo burgués de izquierda bien pensante; esos que te construyen las casas y te hacen la comida, te manejan los bondis, y hasta te imprimen los libritos que tanto te gustan. Como nos pasó la otra tarde con los dos flacos que nos cruzamos por Corrientes, no sé si te acordás. Los que venían vendiendo medias y esponjas; yo qué hice, les compré tres pares de medias, no me cuesta nada, dos mangos; y vos, en vez de quedarte violín en bolsa, qué fue lo que le tiraste, no sé si te acordás.

—Les debo haber dicho que no, supongo.

—No. Los forreaste, como siempre. El tipo me estaba vendiendo unas medias y vos vas y le tirás, muy gracioso, muy piola el burguesito rata, «que yo compro cualquier cosa». Pero el pibe igual te puso los puntos, yo lo escuché cuando te dijo: «No es cualquier cosa». Tomá. Claro que a vos las medias te las compra tu mamá, la misma a la que tanto despreciás, y que a su vez las compra en un comercio de Capital. O sea que, en la práctica, y es bien lo que te digo, decís una cosa, pero hacés exactamente lo contrario. No le tirás ni una onda al que labura. Te autoconvencés de que tu vagancia es legítima porque no te gusta laburar y tenés la suficiente labia como para chamuyar y justificarte. Y siempre caés parado, como los gatos. Pero la posta es que no sos más que eso; el tipo gato porteño, el típico garca que no se asume.

Después me fui caminando por la playa en dirección del pequeño muelle. Avanzando por la orilla, vi una gaviota muerta con el vientre abierto. Me pregunté si alguien la había matado y cómo era posible que tuviera todas las vísceras para afuera. Recordé ese relato que no supe de dónde venía (¿de mi viejo?), en que los marineros jamás mataban a las gaviotas porque eran esos pájaros los que anunciaban la próximidad de la costa, de la llegada, una suerte de aliadas para los navegantes del mar. Eso me llevó a pensar en esos hombres, suponía que eran todos hombres o casi, que se aventuraban al mar en una época en que los barcos eran poco más que unas nueces con velas, sin motor sin teléfono sin luces sin mapas precisos, y que igual se aventuraban hacia lo que de alguna manera les resultaba fáctible. El mar, cuántos hombres se habrá tragado el mar. De cuánta estupidez, cuánta crueldad, habrá sido testigo. Y de cuánto amor también. Cuántos amantes embarcados, cuántos enamorados en las orillas, o danzando desnudos entre sus olas. Caí en cuenta de cuánto anhelaba el cuerpo de una mujer. La presencia de una mujer a mi lado. Ser testido de sus manos, sus omoplatos, sus movimientos, sus palabras, sus silencios. Imaginé una mujer en el mar, y la imagen me resultó de una sensualidad casi dolorosa. Ese cuerpo imaginario, esa piel acariciada por el agua salitrosa, me asaltó con una súbita erección. Deduje que no era nada difícil masturbarme allí mismo o más allá entre las dunas. Cierto espíritu de conservación de la energía, o de caer en el desgano del pospolvo, me persuadió a seguir caminando y a decirme que si quería ponerla no había más que encontrar una mujer, y dejarme de joder. Estoy en la costa, es verano, todas las minas están semidesnudas, y yo voy a estar meta paja entre los médanos como un boludín. Seguí caminando, y ponete las pilas. La pija haciendo carpa en el *short*. Al rato me metí en el mar. Aún la tenía dura, pero dentro del agua no me resultó de lo más agradable echar un solitario, y preferí darme la vuelta y hacer el muerto con los brazos extendidos y la cara hundida.

A la tarde se arman partidos en la cancha que está en uno de los extremos del *camping*. Es una cancha de once, detrás de los árboles, en una suerte de valle bordeada de dunas o terraplenes. El partido dura hasta que cae el sol y ya no se ve nada. Aunque la mayoría de los jugadores ya hace rato que no tenemos la fuerza como para levantar las piernas, y muchos se van yendo con la excusa de ir a prender el fuego, o directamente nos desplomamos sobre alguna mancha de pasto de esas que solo se dan en los extremos del terreno.

Ahí encontramos un grupo de cordobeses con los que acabamos junto a una neverita azul empinando botellas de coca recortadas a navaja con unos hielos dentro y una buena dosis de fernet Branca. Algo así es la felicidad, me digo, así despatarrado, la brisa de la tarde secándome el sudor. Llegaron en auto y tienen una evidente disposición al chiste y, por lo tanto, a la amistad. Todo con ese tono que nos hace reír por sí mismo, y cuando lo mencionamos, uno de ellos, al que le dicen Tuga, explica que esa musicalidad en la lengua cordobesa es debida a los comechingones, los habitantes de esas tierras anteriores a la llegada de los conquistadores. «Los comechingones —dice el Manco— son los que se morfan a los que cogen». Y como nadie entiende muy bien el chiste, el Manco se ve en la obligación de explicarlo. De ahí se desprende que ha vivido algunos años en México, lo cual se nota en su forma de hablar, la mezcla chilango-cordobés es un *show* en sí. Y, además, es capaz de hacer jueguito con la pelota sentado. Entonces el Tuga sigue con la explicación, y refiere que en aquellas épocas remotas lo que hacían los comechingones era una especie de ritual en que a los jovencitos que resultaban eyaculadores precoces los asaban para comérselos. Nosotros lo miramos extrañados y, aunque sabemos que se trata de una joda, la referencia histórica nos hace dudar. «Igual —explica— solo lo hacían con el primer polvo. Con los pendejos; más pendejos que este, —dice, señalando a Cristian, que está acumulando ramas en una parrillita—. Solo a los tiernitos». Y Cristian, que hasta ahora no había dicho nada, le replica que más tiernito y culeado sos vos, Tuga. Mientras que Rafa, el que antes había estado contando chistes de leprosos, rubias, gallegos, judíos y porteños, interviene para agregar que así fue como quedó justificada la invasión de los ojetes en armadura y cruz gamada.

Javier los mira sentado en el borde del baúl abierto del coche, donde están los parlantes sonando bajito una mezcla de merengues y cuartetos que apenas retumban, con un envase en una mano y un pucho en la otra a la luz del atardecer, y seguramente sintiéndose como en casa, y probablemente queriendo que nunca termine. Lo sé porque lo conozco y porque a mí me está pasando lo mismo, sentado en el suelo, piturreando un troncho doble seda, y sintiéndome muy bien, mientras el Manco está preguntando qué utilizaban como medida de tiempo en una época donde no existían los Rolex. «No sé cómo lo medían —le retruca el Tuga—, pero eso no importaba, porque cualquiera sabe cuándo se vino antes de tiempo». Entonces el Manco agrega que en el caso de Cristian debe ser fácil, apenas escucha la palabra *concha* ya se le chinga la leche, y que en ese caso no hace falta mirar el minutero para saber que la chingaron antes de hora, pero que en otras situaciones puede resultar más difícil apreciar el *timing*. «Pero qué pedazo de culeado», dice el Rafa. «Para vos es más fácil porque te ponés en cuatro y listo. Ahí se ve que te sale el homófobo —le dice el Tuga—, ahí es donde se nota que hiciste escuela católica y que rezabas el padre nuestro todas las noches, igual que el Manco. Por cierto, que ahora que viajó un poco, se hace el anticristo». «Qué decís —le responde este—, si mis viejos eran más zurdos que el Che Guevara y Lenin juntos». «Sí, por eso se exiliaron», dice el Rafa. «No mames, buey, si nos fuimos después del 2001». «Ah, claro», dice el Rafa y acomoda la parrilla, limpiándola con un buen cacho de grasa que se derrite sobre las llamas. «La cosa —sigue el Manco— es que los comechingones no se andaban con pendejadas como los españoles de qué hacés con tu culo o con tus huevos». «Ah —dice Cristian—, porque me vas a decir que a las mujeres las cotejaban de igual a igual también». «Ahí me pillaste porque no tengo la más puta», dice el Manco, valga la redundancia. «Yo voy poniendo los Choris», dice Rafa. «Y sí —dice el Tuga—, mandale nomás»; y vamos preparando otro Fernando antes de que se nos seque la cañería con tanta filosofía y tanta arena que hay en el aire.

La borrachera se prolonga hasta la madrugada, en la playa, alrededor de un fuego, de las canciones que va entramando Javier con la guitarra. Yo llego a un punto que de tan marihuano paso a paranoico sin siquiera notar la transición. Las voces de los otros empiezan a resonar en mi mente, y se traducen en agresiones de tipo burlezcas y que no sé cómo carajo remediar. Estoy metido como en la cabeza de un loco en una película de terror. El silencio me va sumergiendo en mi inconsciente más pérfido, resbalando por zonas siniestras de las que soy incapaz de salir. Todo, absolutamente todo, me resulta perpetrado para atacarme. Para tratarme de pobre pendejo; serio, mezquino e infeliz.

Y es solamente por la mañana que tomo conciencia del delirio en que caí una vez más. Llego a plantearme dejar de fumar. Pero, por un lado, la sensación es sumamente agradable, hasta cierto punto, en que se trastoca en otra cosa; en una suerte de psicosis. Y no puedo evitar decirme que, al fin y al cabo, esa también es una forma de experiencia que vale la pena ser vivida en carne propia y reconocerla. Además, por qué no habrían de burlarse de mí. El problema en todo caso consiste en que ni se están burlando de mí, y en lo imposible que esto resulta, ya que no tienen ni la menor idea de quién demonios soy yo. De hecho, yo tampoco lo sé. Y que en todo caso lo que se manifiesta en estos casos es mi ego herido, mi soberbia dispuesta a la defensiva, a la justificación absurda, a considerar al otro como una posible amenaza constante.

Para ir hasta el pueblo debíamos pasar junto a la caserna donde supervisaban el color de los brazaletes. O, si no, salir por el lado de las dunas, que fue lo que hicimos, caminando por la orilla un buen rato, llevando, de paso, el paño y unos collares colgando del brazo. No había mucha gente, los únicos que aceptaron que nos acercáramos fueron unos musculosos de gimnasio para preguntarnos si teníamos yerba, o pastillas o si sabíamos dónde conseguirlas. Nosotros, con la persecuta con la que veníamos, ya sea por la yuta de civil como por otros posibles soplones, más el vencimiento del plazo autorizado en el *camping*, no estábamos dispuestos a entrar en ningún tipo de conversa sobre el asunto. Sabíamos que era un clásico preguntarles a cualquiera con pinta de *hippie* o artesanos si sabía dónde encontrar sustancia o marihuana. Y, además, a nosotros solo nos quedaba ese ladrillo de faso que iba menguando a diario y que no estábamos dispuestos a compartir a quien no fuera realmente amigo. Como ocurrió con los cordobeses. En fin, no estábamos para boludeces ni despilfarros.

—Buena onda los locos —dije yo.

—¿Qué locos? —preguntó Javi, mirándome entre asombrado y asqueado (esto probablemente debido a la resaca y al sol).

—Los cordobeses de ayer; asadito y fernet.

—Sí, alta onda... Pero vos, como siempre, estuviste zarpado en ortiva.

—Estaba muy loco, y bastante fané.

—Los chabones me tiraron si te habías chivado por algo. Pero yo les dije que no, que siempre eras así; un forro.

—Un *culiado* dirían ellos.

Cruzamos por un bosque de pinos diseñado milimétricamente, y salimos a la carretera que llevaba hasta el pueblo. Nos cruzamos con dos rolingas, una morocha y la otra pelirroja, que al parecer Javi ya tenía junadas, o al menos a la morocha, a la que a lo lejos calificó como el amor de su vida. Luego se saludaron, y Javier las invitó (¡!), para esa noche una fogata en la playa; «Saliendo por el sendero en dirección al muelle, dijo». «Qué muelle», dijo la morocha, que era chiquita, no solo de estatura, debería tener como máximo dieciséis años, y llevaba un flequillo tallado con mucho esmero y una calzas negras, un pañuelito violeta psicodélico y una musculosa con el ojo de Viejas Locas, lo que a su vez fue el argumento de Javier; «Vamos a tocar unas canciones del Pity, y de Los Redondos, y de La Renga, y de Sumo, va a estar bueno, hay unos cordobeses, unos amigazos que aportan el Fernandito con hielo»; «Acá mi amiga se llama Romi y es fan de Los Ratones»; «Hola, Romi»; «Hola»; «Y, bueno —dice Javier—, vamos a tocar alguna del Juanse también»; «Sí»; «Dale, nos vemos más tarde entonces»; «Dale, chau, nos vemos». Y seguimos andando, y Javier está embaladísimo, como suele ocurrirle desde siempre.

—Sí, hoy a la noche te me venís bañadita, cantamos unos rocanroles, y después nos vamos para tu carpa o para la mía, ¿viste que bombón, boludo?

—¿Cómo hacemos con la carpa?

—Y… fiesta o nada.

—Colguemos una media o algo así.

—No sé, da igual. De última está la carpa de los cordobeses, ayer me tiraron la onda de que entre una de sus carpas tienen un espacio en el medio que en caso de necesitarlo podemos ranchar ahí por una noche.

—Qué copados.

—Como sea me tengo que levantar a esa mina. Valeria, qué lindo nombre, Vale…

Pasamos junto a las primeras casas, algunas de estilo cabaña alpina, rodeadas por el bosque, alguna que otra *boutique* de jabones artesanales, bijouterí, pulóveres; hasta que pasamos junto al cyber, también hecho de madera con baranda y techo a dos aguas, Javier venía entonando *Blues de la libertad*, se detuvo y dijo:

—Hoy es el cumpleaños de tus viejos, ¿no?

—Eeeeh… Creo que sí. Sí, puede ser.

—¿Los dos cumplen el mismo día? Es medio raro eso…

—Y… son raros, sí.

—Vas a llamar a tus viejos.

—¿Por qué?

—Para no ser un forro.

—Ya veré.

—No te cuesta nada.

—Entrar al cyber me cuesta; y por lo menos cincuenta centavos. Y tener que escucharlos; que no es poco.

—Son tus viejos.

—¿Y?

—Nada. Solo un llamado. Hola, qué tal, feliz cumpleaños, y chau. Ni siquiera tenés que hablar con los dos. Hablás con el que te atienda. Incluso capaz que zafás y terminás dejando un mensaje en el contestador.

—Esa es una buena opción: llamar en algún momento en que no estén.

—Si no los llamás, sos un poco como ellos, ¿no? Esa incapacidad para escuchar que tienen; sería la misma de tu lado si no hacés lo que esperan que hagas, sabiendo que les alegrás el día con muy poco. Sería como una venganza, si no.

—Como siempre, lo que esperaron que haga no ha sido nada más que en su propio provecho. Y no quiero vengarme de nada. Simplemente no quiero escucharlos.

—Suena a rencor, qué querés que te diga.

—Ya bastante los tuve que escuchar en estos últimos veinte años.

—No exagerés.

—Dejame tranquilo, boludo. Sé que es difícil, pero intentalo.

—¿Qué cosa?

—¿Que cosa qué?

—Es difícil…

—Que te quedes callado más de cinco minutos.

—¿Ves que sos un forro?

—¿Y?

—Forro.

—Porque vos no.

Seguimos hasta llegar al mercadito donde, entre las heladeras, con gran nerviosismo, me encanuté una bandeja de bondiola y otra de jamón crudo en el elástico del *short*, mientras que Javier se metía una manteca en el calzón. Hasta hicimos la cola para pagar, como corresponde, y compramos una *baguette*. Por suerte, la alarma no sonó, si no, estábamos dispuestos (creo) a salir corriendo derecho hasta la playa y meternos en el mar, suscribiendo a la teoría de Javier que decía que la jurisdicción de la cana acababa donde comienza el océano. Vaya uno a saber. Después de todo, quién, aparte de los leguleyos, conoce realmente, no ya los vericuetos, sino los textos de dicha ley. Lo mismo hubiese sido un garrón no poder sentarse ahí a la vuelta como lo hacíamos en un pastito verde y mullido, a la sombra, y clavarse unos sanguchitos como Dios manda.

—Alto cagazo me pegué —dije, masticando con dedicación y cierto deleite.

—Sos muy cagón vos, eso es lo que pasa. Te hacés el anarquista y a la primera acción más o menos directa se te cae la caquita.

—Yo soy un intelectual, boludo. Estoy para reflexionar. No estoy para estas nimiedades de te doy un papelito y una cosita plomada a cambio de esta bandejita con fetitas. Es para morfar, mierda, tanta historia.

—Claro, nene, la realidad no se ajusta del todo a tu ideal, ¿no? Pero alguien la yugó para que vos estés ahora manducando lo más piola a la sombra.

—Seguro, pero la cuestión es cómo y por qué se trabaja.

—Para ganar guita.

—Justamente, ese es el fin en sí. Esa es la recompensa, la sola promesa. La realización personal se reduce a eso: principio y fin.

—El fin es llevarle de morfar a tus hijos, tener una casa más o menos estable.

—Lo básico, sí. En eso estamos de acuerdo; hay una necesidad. Pero es de ahí que nace el esclavaje, y no te podés escapar. Son dueños de todo, y, si no la yugás para ellos, no te quedá otra. Por eso ya no importa qué laburo hagas con tal de que ganés los pesos.

—Pasame la mantecola mientras discurseás, antes de que te la comás toda. Viste que funciona rebién la del calzón. Y así tiene como un gustito…

—Y así es como te quitan la responsabilidad individual. Ya no elegís, ni decidís una mierda. Es el desprecio total del trabajador.

—Vos lo que sos es un boludo. Tanto discursito viene de que te la pasás rascándote la oreja así. —E hizo el gesto de rascarse la oreja izquierda con la mano derecha pasándola por arriba de la cabeza—. Ni puta idea tenés de lo que es laburar, de lo que es arrancar a las cuatro de la matina para agachar el lomo. Ni puta idea de lo que es ser un oprimido.

—Ah, porque vos sí sabés.

—Más que vos, seguro. Y por lo menos no ando por ahí cacareando con que el Estado y el capitalismo, y el sistema, cuando sos un nene de papá que pasó de mami a Belgrano, para después hacer un *tour* por un laburo donde nunca hiciste nada. Hablar, eso sí lo hacías bien. Pero ahí en la Coope nadie te creyó, nadie te dio ni cabida.

—¿No estás de acuerdo vos?

—¿Con qué?, ¿con que sos un burguesito con la típica culpa que lo hace plazarse a la izquierda y se la pasa hinchando las pelotas con cosas que leíste y que nadie lee ni puede leer porque pertenecen a una elite? No, no estoy de acuerdo. Me parece hiperincoherente.

—Para cambiar algo, primero hay que comprenderlo, ¿no?

—No importa. Puede que sí. La cosa está en llenarse la boca con frases que no cambian nada. Típico de burgués, te repito. Chamuyo y nada más. Puro humo. Todo sigue igual. Mucha crítica y deconstrucción, pero los que laburan son siempre los mismos. Mientras vos te quejás, otros laburan, otros luchan, otros militan. No se meten en un *camping* a veranear como bacanes, disertando sobre las injusticias mientras esperan que les llegue la guita y un cacho de pan. Se buscan el pan…

—Bien obedientes, bravo. Y además nadie está exento de la dependencia de los otros.

—Sí, pero están los que cortan la ruta, o abren un comedor, o al menos participan en una asamblea. ¡Vos la única vez que militaste fue para tomar mate y nunca dijiste ni una palabra! Así que ahora no me vengas con boludeces, que tengo que seguir laburando. —Y, acto seguido, se levantó—. Porque vos, por lo que veo, no vas a mover ni un dedo para una mierda.

—Tranqui, amigo. Estamos charlando.

—Tranqui, mis huevos —dijo, sacando los rollos de macramé del morral—. Porque vos, cuando los venda, vas a ir con la guita a comprarte una birra, y, mientras te la estés escabeando, ¡te vas a seguir quejando!

—Es más que probable.

***

La carpa se la estuvo bancando diez puntos hasta que cayó la primera tormenta. El agua se nos vino en torrente por el médano y empezó a meterse por todos lados. Fue urgente separar todo lo que estaba dentro para que no tocara los extremos e impedir que se colara por contacto. Así y todo, tuvimos que salir para cavar una zanja alrededor.

Fumamos porro, Javier tocaba la guitarra; parecía noche cerrada, pero apenas debían ser las tres. Yo garabateaba frases, líneas inconexas entre sí, «gente que naufraga en sus certezas/ simples ropas gastadas». Las gotas se deslizaban y se juntaban en la tela. El olor a pata era insoportable. Subí el cierre y tuve que escuchar a Javier quejarse por el agua que entraba y de por qué no estaba ahí la rolinga en vez de este pelotudo.

Recién amainó a la nochecita, y encender el fuego resultó imposible. Algunos se juntaron en uno de los quinchos.

Yo me metí de nuevo en la carpa, solo, intentando encender un fósforo. La mano me temblaba y no podía lograr el movimiento adecuado. Como si la tuviera bloqueada, traumada, imposible moverla. ¿De dónde provenía?, ¿tenía algún sentido descifrar el enigma? ¿O debía aceptar esa suerte de impedimento y renunciar a fumar? Podía seguir revolviendo hasta encontrar un encendedor y asumir mi incapacidad en materia de fósforos. ¿Por qué intentar cambiar algo tan sin importancia? Y, acaso, ¿tenía sentido pretender cambiar algo, o no era más que pura vanidad?

Cuestiones que más valía no hacerle a Javier, ya que después de gastarme a sus anchas iba a pasar a preguntarme por mi viejo. Mi padre. Otra vez mi padre.

Por la mañana tuve que salir raudo hacia los baños. Allí en uno de los cubículos, donde se amontonaban todos los desechos del día anterior y de la noche, y el piso lleno de agua y papeles de todo tipo, que era un asco, en fin, pero que no alcanzó para disuadirme de sentarme en el trono. Era un riesgo que valía la pena correr. Una catarata de pedos y chorros que podrían hacer creer que estaba meando por el culo. Cosas así de simples que a uno nunca dejan de sorprenderlo. El problema comenzó hacia al final, cuando caí en cuenta de que no tenía nada con qué limpiarme. Pensé en los lavamanos, pero estaban tan altos y a la vista de cualquiera que hube de buscar otra opción. Las duchas estaban del otro lado.

Mientras me debatía, me entretuve mirando las inscripciones talladas en la madera de la puerta. Algunas con navaja, otras con lapicera y aún otras que más valía no insistir por conocer su procedencia. Evidentemente, el arte no contemplaba límites en sus medios de expresión. En todo caso, resultaba llamativo que entre tantas pijas, y glandes y huevos, y lechazos, no hubiera ni una sola concha. Acaso por una cuestión de falta de práctica. Yo mismo nunca me había interesado demasiado por las formas y los elementos de la vulva. Ni siquiera podía decir que supiera dónde se encontraba el clítoris, ni que hubiera sentido el deseo por una mujer pensando en su vagina. Acaso por una suerte de asco; toda esa carne ahí, y el olor y los flujos. Una suerte de escalofrío me sacudió. Miré hacia mi derecha, donde una montaña de papeles rebalsaba el tacho, tomé uno que dejaba el suficiente espacio como para sacarle aún provecho, y lo mismo hice con tres papeles más que conservaban similares características.

Me subí el *short* con una mezcla de asco y la satisfacción de haber superado una dificultad con éxito. Abrí la puerta y en uno de los espejos me encontré con la pelada de Javier.

—Hace más de una semana que no me baño —dijo apenas me vio—, pero al menos me lavé la pija.

—Ah...

—Vos, ¿no te lavás las manos, hijo de puta?

—¿Tenés jabón?

—Sí, claro. Tiene algunos pendejos, capaz, pero son todos míos. En una de esas hasta te excita.

Me lavé diciéndome que no estaría nada mal que yo también concediera a bañarme uno de estos días. Me miré en el espejo y la imagen me gustó: un tipo duro, medio fisura, con rastas y barba.

—Hoy me agarro a la rolinga —dijo Javier antes de salir—: así que anda preparándote para dormir bajo las estrellas.

—Listo.

Lo cual no ocurrió. La estadía en el ñoba era solo el comienzo. Algo en mi estómago no estaba nada bien. Intenté acostarme en la carpa, pero al rato tuve que salir para vomitar. El resto del día se me pasó en retortijones, escalofríos y lamentos, cual perro apaleado. La vida depende de tan poco. Sin un mínimo de salud todo se va a la mierda. Literalmente. De nada sirve oponerse a lo que debe ocurrir. Tan simple como dejarse ir. Balbuciando «Jesusito, Jesusito… Seremos como el Che», cosas así que no llevan a ningún lado. Tristes mitigaciones. Consuelos para no asumir lo efímero. Y seguí vomitando hasta que no hubo más que arcadas, a cuatro patas junto a un arból (como cualquier animal).

Al fin pude dormir. Cuando desperté, ya era casi de noche. Y así como estaba, débil y aterido, me levanté a buscar la canilla más próxima. Como un zombi, sin fuerzas, a merced de lo que me rodeaba. La sensación de vacío, aunque extraña, no era desagradable.

En uno de los fogones Javi se lucía con Gualicho «¡con lo que cuesta armar un *full*/armar algún puto *full*/y jugarlo en este paño, Dios!». La pendeja rolinga no estaba lejos, escoltada por un loquito de campera de *jean* y jardinero, casquito a lo Playmobil. Nada auspicioso para Javier, que se esmeraba en remarla para su molino. Yo estaba a media asta y mucho no podía hacer («como Diego en el 90'», pensé). Pero Javi siempre se había buscado los partidos difíciles. Unas más lindas que las otras, las más codiciadas por todos, no las más avispadas, pero sí las más inaccesibles. Me senté en la arena, discretamente, y me quedé un rato. Hasta que empecé a temblar y volví a la carpa.

A partir del día siguiente empezamos a sentir la persecuta. Un poco delirante, en un tiro, pero otro poco justificada. Uno de los guardias había encarado a Javier pidiéndole su pulserita y su cartel de estadía. Javier le respondió lo más piola que sí lo tenía, pero en la carpa, y que la pulserita se la había sacado porque le irritaba. El tipo pareció seguirle la corriente. Javier le preguntó si iba a estar por ahí, que ahora él iba hasta la carpa y pasaba en un rato y le mostraba el cartelito con la fecha, que todavía le quedaba una semana. Ahí el tipo lo sorprendió preguntándole dónde tenía la carpa, que él mismo podía pasar en un rato y Javier no tenía que molestarse en ir y venir. Javier le dijo que no era ninguna molestia, que al contrario. Pero ahí al tipo debe de haberle parecido raro, porque le preguntó si él hacía parte de los artesanos que tiraban manto a la salida del *camping*. En ese momento, Javier se quisó escabullir, como si lo viniera persiguiendo una jauría de perros galgos adiestrados para arrancarle los huevos. Le dijo que le urgía ir al baño, pero, justo cuando se estaban separando, yendo cada uno para su lado, el tipo se volteó y volvió a preguntarle que dónde estaba su carpa, y Javier le respondió que por allá, cerca de donde estaban los otros baños. El tipo lo miró con sospecha, y le preguntó: «Entonces, ¿por qué no fuiste a los baños de allá?». Javier le dijo lo primero que le vino a la mente: «Porque huelen a mierda». El otro se lo quedó mirando, y Javier siguió hacia el baño, pero, en vez de entrar, miró hacia atrás, comprobando que nadie lo seguía, y salió corriendo hasta las dunas. Saltó la alambrada, trepó hundiéndose en la arena y siguió por la playa hasta volver por donde estaba la entrada, y encontrarse conmigo sentado junto a la manta, al lado de una chica que cebaba mate.

Una piba de Rosario que se me había acercado para preguntarme el precio de las pulseras y para saber si hacía trenzas. Al principio no le di mucha bola y seguí leyendo, además ella me dijo que no tenía la guita encima, pero que iba hasta la carpa y que de toque volvía. Entonces le pregunté si le quedaba agua en el termo. Dijo que sí, y me preguntó si quería uno. La invité a que se sentara. Ella dio la vuelta a la manta y se sentó recogiéndose el pareo. Dijo su nombre. Amira. «Qué lindo nombre», pensé, pero no se lo dije. Le pregunté si era un nombre árabe. «Siriolibanés», me dijo ella. «Mi papá es armenio», agregó. Así seguimos un rato.

Empezaba a haber más gente que los otros días, el cielo se había despejado y el viento parecía (al menos donde estábamos nosotros) haberse calmado. El mate, por cierto, me resultó una delicia. Recordé que desde que había salido de Constitución, hacía ya más de una semana, no había tomado ni té, ni café, ni nada caliente. Le agradecí. Ella tomó uno y me ofreció el siguiente. En eso apareció Javier con la cara desencajada. Agitadísimo. De inmediato deduje, viéndolo venir por ese lado, que algo raro debía de estar pasando, haciéndome gestos de que teníamos que hablar.

—¿Ahora? —le pregunté.

—Sí, ahora.

Amira se levantó diciendo que iba a buscar eso y que en un rato volvía.

—¿Qué pasa, boludo?

—Me agarraron en el baño; el tipo de la seguridad.

—¿Te violaron?

—Qué decís, pelotudo. Va en serio. Me pidieron el cartoncito ese de mierda, y la pulserita, y me hizo diez mil preguntas.

—Y vos, ¿qué le dijiste?

— Nada, qué le voy a decir; que está todo legal, que ahora volvía, y me vine para acá.

—¿Te fijaste en que no te siguieran?

—Sí… ¿Quién era esa piba?

—¿Qué piba?

—La que se acaba de ir, pelotudo.

—Una clienta con la que estaba conversando hasta que llegaste vos y la espantaste.

—¿Compró algo?

—Todavía, no. Pero dijo que ahora viene.

—¿Dijo que iba a comprar?

—Sí, boludo, ¿qué te pasa?

—Pasa lo que te acabo de contar, ¿te parece poco?

—...

—Además de que no tenemos un mango y tengo una manija de fumarme un pucho que no puedo más.

—Mangueale a alguien.

—No es eso. Tengo ganas de tener mis puchos, e irme hasta la orilla y prendérmelo ahí tranquilo con las patas en el agua, y cuando se me acabe prenderme otro.

—¿Y no querés también una minita que te acaricie la cabeza ya que estamos?

—Sí, sí. No estaría mal, ahora que lo decís. Pero que no hable, o al menos que no hable mucho. Que no me venga con pelotudeces al estilo mi mamá esto, o el agua del mar aquello; ni que se las dé de inteligente estilo querer explicarme cómo funcionan los ovarios de las hormigas, y mucho menos con la lucha de clases.

—Una mina sumisa querés vos.

—No, para nada. Con una mina sensible me alcanza, pero no mucho, lo suficiente como para entender cuándo se tiene que callar... y cuándo la tiene que chupar. O dejarse chupar.

—¿Te da por ahí, a veces, a vos?

—Chupar puede ser el cuello o los pezones, pero, si me lo pide, y está limpia, yo le meto lengua por todos lados.

—¿Por todos lados?

—La cosa con las minas está en esperarlas tranqui, viste; no ir mucho al ataque, porque ahí después se te hacen las estrechas, hay que fogonearlas bajo perfil, corte jugarla de amigo, pero, una vez que arrancan, dejarlas que comanden.

—Che, me parece que ahí viene la piba.

—¿Esa de allá?

—Son un grupito me parece.

—Yo me pongo acá y de paso armo algo.

—Fijate que andaban queriendo unas trencitas. Yo les dije que sabía cómo hacerlas, obvio; pero no sé si me animo. Si sale, vos te ocupás y yo largo algún chamuyo.

—Estaría bueno que aprendas a hacerlas vos también.

—Sí, sí. Pero después, tranqui. Ahora, no.

—Es una boludez.

—Son cuatro, de Rosario, creo.

—«Cerca, Rosario siempre estuvo cerca» —canturreó Javi, y agregó— : Fijate si tienen puchos.

Esa misma noche fuimos hasta uno de los bares (quizás el único); una cabaña elevada sobre troncos en el camino que iba hasta el pueblo, con los cordobeses. Para salir no hubo mucha historia, porque estábamos muy en pedo, y porque a nadie le interesaba demasiado controlar la salida. Pero lo mismo nos habíamos organizado como para que los cordobeses mostraran sus pulseras, y nosotros nada, pero haciendo como que sí mostrábamos.

El Tuga me fue contando que era poeta y que ya había publicado alguno de sus versos en revistas de Córdoba Capital. Me dijo que estaba escribiendo una novela de ciencia-ficción donde unos extraterrestres llegaban a la Tierra y volvían estériles a todos los hombres. «¿Y a las mujeres, no?», le pregunté. «No, a las mujeres las dejan tranquilas. Porque al principio la idea es mezclarse con ellas y hacer una suerte de mestizaje. Pero esto al principio no se dice. Llegan todo buena onda, con regalos y adulaciones, como si nos admiraran. No es que aparecen y tiran un virus o algo así, no. Vienen en son de paz, y haciéndose los copados diseminan una bacteria que vuelve al esperma inocuo, es decir que le sacan la semilla. Pero al mismo tiempo llegan con toda una parafernalia de nuevas tecnologías que inducen a la gente a coger todo el tiempo. Y al principio se arman altas orgías en todo el mundo; aunque lo fuerte de la historia se pasa en Tras la Sierra, donde hay una fuerza magnética impresionante, que es por eso que ellos se gastaron en venir hasta acá. En el fondo no tienen ningún interés en vincularse con los seres humanos. Y como distracción tiran eso de que cojan todos con todos, sin discriminación, con la onda de que la humanidad está superatrasada en materia de sexualidad. Y nos enseñan un montón de cosas, porque, a todo esto, los extraterrestres o las extraterrestres, son hermafroditas».

Entramos.

En el interior había un par de tablones con bancos a los lados, y más hacia el fondo un espacio donde algunos bailaban bajo una luz muy tenue, y más allá una banda que tocaba *reggae*. La iluminación escasa y la nube de humo que se condensaba en el aire hicieron que tardara un rato en reconocer a Amira y sus amigas sentadas a una mesa junto a la barra. Reían. Sus hombros y caderas seguían el ritmo de la música, pero sin atinar a levantarse. Cuando me vio, se acercó e intentamos charlar, pero coincidimos en que los parlantes eran demasiado grandes para un espacio tan pequeño. Así que salimos con la excusa de fumar uno. Le entregué el único billete que me quedaba en el bolsillo a Javier y salí a esperarla afuera.

Fumamos un rato ahí junto a la puerta, hasta que le pregunté si quería dar una vuelta. Mi idea era ir hasta la playa, pero fui acompañando sus pasos y al final nunca doblamos. Seguimos por el camino de arena, cubierto de estrellas y bordeado de pinos, y del olor de los pinos y de la calle que hacía en lo alto como un ripio de estrellas, callados. Luego empezamos a hablar (ella a hablar y yo a intercalar preguntas cada tanto). La oía, su silueta oscura avanzando, con una capucha que le cubría la cabeza y de donde solo salía su voz. Me hablaba de un novio que se había suicidado (cuando ya no estaban juntos), y que había intentado llamarla, pero que ella ya estaba harta y no había querido atenderlo. Al final el tipo se había colgado de una puerta —¿¡de una puerta!? ¿¡del marco de la puerta!? Preferí no decir nada—. Con una calza de ella y un cinturón (el mismo que ella lleva puesto, sabré; *souvenir* de su antiguo amor). Pensé en contarle algo de mi experiencia reciente en la cárcel, pero ya íbamos llegando al *camping*, y la verdad es que, dados a impresionar, ella lo estaba logrando con creces. Además era evidente que le urgía hablar mucho más que a mí. Eso y que, cuando fumo, hablar no es una de mis prioridades.

Al llegar a la entrada, la tomé por los hombros, y ella correspondió agarrándome por la cintura, como una pareja que se dispone a guarecerse lo más pronto posible en su carpa y a la que nadie quiere demasiado molestar.

Nos sentamos en el suelo de la carpa, a cada lado del parante, sacándonos las zapatillas; yo conectando el *walkman* con los auriculares para arriba, sonando en sordina, como la púa en un tocadiscos. No me costaba nada seguir con la estrategia argüida por Javi, chamuyando de todo un poco, dejando que fuera ella la que diera el primer paso.

Al fin entramos, y me fui deslizando por sus redondeces.

Siguieron dos días de paseos por la orilla, de fasos entre las dunas, de fotos. Y la promesa de volverse a ver.

Al fin, un día de suerte. Entre la mañana y la mitad de la tarde ya habíamos vendido dos collares, tres pulseras, cuatro tobilleras, y Javier había logrado hacer tres trencitas que hicieron que la suma sobrepasara y de lejos todo lo que habíamos ganado hasta este momento. El debate sobre qué hacer con la guita duró poco y estuvo motivado por la excitación de que por primera vez íbamos a poder celebrar nuestra presencia en la costa. Envolvimos la manta con lo que quedaba y la metimos en la carpa. Nos fuimos hasta el pueblo y, ya en el mercadito, atravesamos entre las góndolas derecho hasta la carnicería. Pedimos tira de asado, vacío y unos chorizos; después agarramos vino, pan y gaseosa. Al salir, dos atados de puchos y dos alfajores. En el camino de regreso, cargados con las bolsas, reconocimos que, si juntábamos todas las monedas que nos quedaban, apenas si llegábamos a los dos pesos.

—Está bien —concluyó Javier—, esta noche es fiesta, y la fiesta es así: derroche total.

—Así son los pibes. Después capaz que nos queremos matar, pero eso ahora no importa.

—Qué después. Cuando se tiene, se tiene; y, cuando no, se espera hasta volver a tener.

—O se hace algo.

—Mirá quién habla. Te recuerdo que vos no vendiste ni una tobillera.

—Pero hice las relaciones públicas. Qué te creés, que sin mí la gente se acerca a la manta con la cara de ojete que tenés vos.

—Vas a hacer el asado.

—Claro, tarea de hombres. Vos, de todos modos, no sabés ni cómo prender un fósforo.

Esa noche, mientras disponíamos el fuego en una de las parrillas junto a uno de los quinchos, coincidimos con otros veraneantes que nos tomaron como parte de los suyos. Javier entonó canciones que le valieron aplausos, y hasta nos ofrecieron brochetas de pollo y morrones asados para que los probáramos. Tan raro todo. Cuando no teníamos nada, preferían darle esos restos a los perros. Ahora éramos parte del club al que solo ingresaban los que tenían comida; los que se la habían ganado; los que habían hecho el esfuerzo. Los mismos que hacía un rato habían enarbolado sentencias contra la mezquindad humana, y la falta de respeto y de solidaridad en la sociedad. Conscientes e informados de aquello que ocurría en el mundo. Muy simpáticos, todos. Gente del palo. Roqueros viejos, locos, que habían hecho en su vida lo que les dio la gana. Se veía en sus rostros, en el brillo de sus ojos, en los surcos que atravesaban sus mejillas, en las maneras desinhibidas con que afrontaban las situaciones. Al menos sin que el temor fuera la regla de un ejército de emociones a la defensiva. Pero todo se conciliaba con el orden establecido de que, si pagabas, tenías tu parcela y que, si no, a la calle, o a la playa. Lo cual era una opción que no dejabamos de tener en cuenta, pero sabíamos que afuera iba a ser más complicado; por la falta de agua, por ejemplo, y por la policía. No habíamos venido para isolarnos. En un momento de crisis, seguramente nos hubieran apañado. Tal vez. Pero habían pasado algunos años desde aquel 2001, y ahora la gente había vuelto a la ilusión del cobayo que corre en la rueda. Como ocurre a menudo: un periodo de policías buenos, seguido de otro de policías malos. La regla de nunca acabar. Volvía a haber trabajo y vacaciones pagadas. Hasta la próxima tormenta.

A la mañana, el sol raspa la tela, y yo, impaciente, presuroso, salgo a esconderme entre los arbustos del médano. Pájaros que trinan, un eco lejano del oleaje, una voz que se pierde en la distancia. Camino lento hasta la despensa y, contando las monedas sobre el mostrador, tengo que admitir que no me alcanza para el paquete de bizcochos agridulces. Pero, luego de insistir, la doña acepta fiarme hasta dentro de un rato cuando mi amigo se despierte y me entregue su parte. La mitad del paquete le dejo a Javier para cuando se percate de que no nos queda ni un centavo.

Me fui andando, arrastrando los pies en la arena, hasta el mar. Al fin y al cabo, ese era el milagro, y no otro. Estar vivo. Lo demás no eran más que contingencias aparentes. En esa estaba cuando una de las amigas de Amira, que había decidido quedarse unos días más, me sacó de mis ensoñaciones. Mucha gente se estaba yendo, incluso los cordobeses. Conseguí que me diera tres puchos y que, a falta de pan, tabaco.

Volví a trepar la duna y me encontré con Javier, que ya había sacado la manta y se había puesto a producir.

—¿Encontraste los bizcochos?

—Sí, gracias.

—No nos queda un mango.

—Me quedan unas monedas, y voy a comprar unos puchos.

—Qué boludos, ¿no?

—Estuvo lindo... Ahora hay que ponerse a laburar. La gente se está yendo y va a querer llevarse algo. Después llegan otros, y hay que aprovechar. Ahora la cosa se va a mover, vas a ver. La segunda quincena siempre infla mucho más.

—¿Qué querés que haga?

—Y, ya que estás, podés quedarte acá mientras voy a buscar puchos al pueblo, porque para la despensa no me alcanza y además así puedo ir ofreciendo unos collares por el camino.

—¿Ustedes están en el *camping*? —preguntó una voz a mi espalda. Ninguno lo había visto venir. Javier tenía el sol que le daba de lleno en la cara y además no tenía los lentes.

Yo dije que sí, y Javier respondió que no; con una coordinación casi perfecta.

—Están en la carpa celeste —dijo el tipo, que, con las piernas un tanto separadas, me sacaba, por lo menos, una cabeza.

Javier lo miraba desde su postura yogui, frunciendo la cara, como si no entendiera muy bien cómo venía la mano. Una de sus estrategias predilectas a la hora de enfrentar cualquier situación engorrosa: hacer como si no captara muy bien los significantes.

—¿Se van hoy? —insistió el tipo.

Yo me dije que, dadas las circunstancias, lo mejor era decirle la verdad. Pero la experiencia me venía dictando que era lo último que convenía. Cualquiera que está fuera. Se me ocurrió admitir que no teníamos ni un peso, y que lo poco que habíamos juntado ya nos lo habíamos patinado en un asadito con vino tinto y pan. Otras ideas fabulosas que se me cruzaron fueron la de batallar a fuerza de reivindicaciones libertarias o de ni siquiera contestarle. ¿Qué se creía esté paspado que podía venir así nomás a increparnos en nuestro lugar de trabajo, haciéndonos quedar como unos delincuentes delante de toda la gente?

Al fin me incliné por la negociación. Javier, al parecer, no pensaba decir nada.

—Nos quedamos un par de días más —le dije, con mi mejor cara de confianza en el futuro—. Estabamos viendo en pasar ahora por la recepción para ponernos al día con los números.

—Deben bastantes días ustedes. No sé si están al tanto.

—No tanto: yo ayer pasé y pagué —dije, sucinto, tal y como me vino.

—Ah... ¿sí? —dijo el tipo y pareció dudar—. Entonces les dieron la nueva pulserita.

—Sí, claro —le dije—. La dejamos en la carpa. Pero nosotros no podemos ponernos esa pulserita. Trabajamos con otro tipo de material, como podrás ver.

—Sí yo entiendo —dijo el tipo—. Pero a partir de ahora van a tener que ponerse la pulsera porque vamos a empezar a controlar a todos los que pasen por acá y en la otra entrada. Es una cuestión de seguridad. No es contra ustedes, ni nada: es igual para todos. Porque después, si pasa algo, o si falta alguna cosa, los responsables somos nosotros, ¿se entiende?

—Pero a nosotros ya nos conocés —le dije.

—Sí, yo sí —se atajó el tipo—. Pero hay otros colegas que no.

—No hay problema, viejo —intervino Javier.

—Bueno, espero. Nos vemos después. Que tengan suerte con las... ventas.

Y se largó hablando por un *walkie*.

—¿Me podés explicar por qué sos tan pelotudo de haberle mentido? —me preguntó Javier.

Yo ya estaba pensando en ir a ver a la amiga de Amira para que me diera su cartelito y así poder zafar hasta el día siguiente. A ella, o a los cordobeses.

—Para ganar tiempo —le dije.

Javier había abandonado el armado de una tobillera para encender el cigarrillo que yo le había dado. Pero, por más que raspaba la Piedra, el encendedor parecía no querer más.

—Enseguida se va a dar cuenta, y va a ser peor. Cuando sepa que lo repelotudeaste, se nos va a venir encima y nos va a rajar.

—¿Y qué querés que le dijera? Mire, granadero, yo sé que su cultura política no es más que un dechado de deberes aprendidos gracias a la patronal, pero le suplico que comprenda que, dadas las circunstancias, no tenemos un peso ni partido al medio, y no creo que podamos nunca pagarle... Ah y, de hecho, ahora que me lo pregunta, hace como veinte días que estamos acá y solo pagamos dos. Pero, bueno, vio, a nosotros la idea de la propiedad y de que haya que pagar por poner una carpa bajo un arból nos resulta un tanto irrisoria…

—¡Este encendedor del orto se debe de haber llenado de arena otra vez! El tipo no va a tardar ni dos minutos en darse cuenta que lo estuvimos forreando. ¡Vos y tus teorías de mierda nos la van a hacer tragar por el culo!

—Vos lo que tenés ahora es la caquita de enfrentarte con el orden burgués y sus esbirros. A ver, dame ese encendedor.

Javier, sin decir agua va, me lo lanzó como un tejo; con tanta puntería que me pegó en el hombro y fue a dar directo en la arena.

—¡Bravo! —aclamé antes de agacharme—. Buen tiro, cabezón. El tipo no se va a rescatar, ni nada. Con todo el laburo que tiene, ya se olvidó de nosotros. No te olvidés de que no sos el centro del mundo.

—Mirá, vos y tus aires de me creo mejor y más inteligente que todo el mundo…

—Yo no me creo mejor que nadie, gato. Muy al contrario.

—No, para nada. Se nota nada más con verte mirar a los otros. Y por eso no laburás. Vos leés libros, no estás para hacer como todo el mundo.

—Vamos a tener que manguear un fuego porque este ya entregó el alma.

Y, acto seguido, se lo lancé con la suficiente fuerza como para que tuviera que exquivarlo.

—Hay otros en la carpa, pero deben estar todos en el mismo estado.

—Ahora voy para allá.

—De paso, si te cruzás al flaco de recién le preguntás si tiene puchos.

Al decir esto, me di vuelta, reprimiendo las ganas de patearle la arena en la jeta (no quería bardearle el laburo). Antes de irme, le dije:

—Escucháme una cosa, maní. El anarquismo no se va a pique por sus ideas. Lo masacran los fascistas, y los cobardes y los conformistas. Que son más astutos y no les importa nada. Y, cuando digo facho, hablo sobre todo de los de izquierda

—Maní, sos vos. Y tomá: si tenés ganas y no te crea demasiadas contradicciones, andate hasta el pueblo y te traés unos Next comunes. Dale, hacete la gauchadita, y de paso paseás un rato… ¡Vago! Siempre la culpa es de los otros… Siempre la culpa es de los otros… *Mamma mia!* —exclama con el acento italiano que le viene desde los barcos.

Por lo que sé, la única vez que Javier subió a un barco fue en un crucero *all inclusive* que su viejo había ganado en un concurso de no sé qué mierda y que lo llevó desde Buenos Aires hasta Floripa. Viéndolo ahí tirado, sin desayunar y loco por un pucho, puede resultar difícil de creer.

***

Si sigo escribiendo no es tanto que me resulte interesante lo que ocurre, sino porque me cuesta entender. Lo que llevo anotado no es más que el signo de un desconcierto. La razón de no entender un carajo. Estoy junto a la manta. Una chica se instala al lado con un paño, exponiendo remeras con pinturas. Nos saludamos, tímidamente, y enseguida me entero de un par de cosas: se llama Julia, está afónica, viene de La Plata. Y está leyendo *Rayuela*.

Cuando Javier llegó, con resaca y abatido, pude decirle que había vendido dos pulseras y que al menos teníamos para comprar un poco de pan. El resto de la tarde estuve bartoleando cerca de la orilla, leyendo, escuchando Sumo y tomando notas sin demasiada esperanza. La presencia de Julia me entusiasmaba. Era linda, leía, pintaba. Me causaba ilusión (no me cuesta nada; un par de frases, unas miradas y dos o tres coincidencias, alcanza).

Cuando volví al paño, Javier llegó corriendo para decirme que había que rajar; que dos de los gorilas del *camping* lo habían apurado, y que él, en un impulso, había salido despavorido.

—¿¡Como que saliste corriendo!? —le pregunté, conociendo su manía para exagerar.

—Sí, boludo. Y me siguieron.

—¡Ahí vienen!

Dos de los machitos guardianes venían directo hacia nosotros. Sin pensárnoslo dos veces, salimos en escapada hacia la duna, abandonando manta y material, para refugiarnos en una hondonada, cuerpo a tierra. Estuvimos un rato ahí; después nos fuimos para el pueblo. El locutorio, cerrado; tuvimos que caminar hasta el otro pueblo; diez o doce kilómetros —según los diferentes carteles—.

La idea de Javier era de llamar a Chiripa, un antiguo compañero de escuela que veraneaba en Gesell con su familia y que tal vez nos podía servir de ayuda.

Lo llamó. Podíamos pasar por su casa y dejar los bolsos.

—Qué gato —dije yo.

—Está bien —dijo Javier—, es buena gente, y no tiene ni idea de en la que estamos. Por más que intenté hablar tranquilo, mi voz le debió sonar bastante rara… Además, hace una banda que no lo veo.

Decidimos volver por la playa porque no queríamos correr riesgos al pedo. A medida que nos fuimos acercando, le preguntamos a un par de artesanos si sabían qué había pasado con nuestras cosas. Nos dijeron que la piba de las remeras se había llevado todo para su carpa. Sigilosos, medio jugando a los emboscados, fuimos hasta allá. Era al otro lado de la cancha de fútbol y por suerte ahí estaba, con una lata de cerveza en la mano. Al reconocernos, nos preguntó si queríamos una. Le dijimos que no, que estábamos apurados. Pero ella insistió diciendo que era evidente que la necesitábamos. De modo que acabamos por aceptarla, y nos sentamos a relatarle lo que nos venía pasando y la resolución de irnos para Gesell.

Nos dijo que ella también se iba, y que al parecer nadie había entendido muy bien que era lo que había pasado. Nos entregó la manta y dijo que a las once salía el último bondi. Nosotros, que ni lo habíamos pensado, nos apresuramos a desarmar lo más rápido posible nuestra carpa y a meter todo en los bolsos a como diera lugar. Nos pareció buen augurio que al menos algo estuviera encajando a nuestro favor. Cuando salimos a la ruta, nos encontramos con que el bondi ya estaba ahí. Anarajando y ronroneando con las luces encendidas.

Fue como estar subiendo a una nave de otro tiempo; la palanca de cambios, las estampillas, el tablero iluminado y, más allá, la negrura del bosque. Tiramos los bolsos en unos asientos y nos sentamos. Del afuera no quedaba nada. Imposible abrir la ventanilla. Comenzábamos a hacer planes cuando un grupo de chicas, hablando y riendo, subió con sus bolsos a cuestas. Entre ellas estaba Julia. Y tardé en reconocerla porque ahora tenía el pelo lavado y los ojos delineados, y hasta llevaba rojo en los labios. Intercambiamos una mirada que se prolongó un instante más de lo que duró el saludo, pero se sentaron adelante.

Arrancamos por esa calle de arena, bandeándonos hacia los lados, retumbando en los baches.

Y volvimos a cruzarnos en la terminal de Gesell, a mirarnos un segundo más. Seguimos las indicaciones de la gente hasta encontrar la casa donde residía la familia Chiripa; él mismo nos abrió la puerta. La cabeza con rulos, la extraña dualidad expresaba que nos largáramos lo más rápido posible, y al mismo tiempo de querer sumarse a la partida. Javier le explicó que no teníamos otro plan que caminar hasta la peatonal y encontrar un lugar donde instalarnos con el paño a probar suerte.

Chiripa insistió en que no podíamos dejarle nuestros bolsos más que hasta el día siguiente. Lo cual suscitó en mí un gran deseo de mandarlo a la mierda, pero me contuve. Dejé que Javier se mostrara comprensivo con el pobre Chiripa.

En fin.

Estabamos a unas cuantas cuadras del centro y, al pasar por una rotisería, le dije que me esperara que ahí volvía. Entré, confirmé que no hubiera clientes, saludé al hombre gordo y precavido que me observaba detrás del mostrador y le pregunté si no tenía algo para comer; que le sobrara y que no pudiera vender. El hombre, que no dejó de escudriñarme con desconfianza, me preguntó cuántos éramos, y esa sola pregunta alcanzó para desconcertarme. «Dos», le dije. El tipo se metió en la cocina y al rato volvió con dos bandejas llenas, que además estaban tibias.

No nos alejamos demasiado que ya nos habíamos sentado en un umbral a devorar esos fideos con salsa y verduras saltadas, dichosos, coincidiendo en que era una de las mejores comidas que habíamos degustado en toda nuestra vida. Así llegamos a la ciudad; sin bolsos y bien comidos.

Durante un buen rato intentamos con el paño, en el cordón de la vereda. En esa peatonal número 7 trajinada por turistas recién bañados y bronceados, ávidos por pasarla bien, entre las luces de videojuego y el ruido. Logré arrebatar un paquete grande de papas fritas que colgaba en la puerta de un quiosco y salir rajando antes de que alguien me viera.

Decidimos que lo mejor era probar suerte calle arriba. Llevábamos algunos minutos ahí, cuando pasaron las chicas de La Plata. Julia se sentó a mi lado y estuvimos un rato sin decirnos nada. Viendo la gente pasar.

—¿Se vinieron para acá? —le pregunté.

—Sí. Las chicas estaban queriendo un poco más de movimiento. Y allá en el *camping* está lindo, pero es demasiado tranqui.

—¿Y tienen dónde quedarse?

—Un rato, sí. Mi prima. —Y se dio vuelta para buscarla—. Ahora no está, se debe haber ido para su casa, es acá a la vuelta. Pero yo después me voy. Tengo un micro que sale mañana temprano.

—¿Ya te volvés?

—Sí, saqué el pasaje hace un rato. Cuando nos cruzamos en la terminal.

Javier se acercó para pedirme las monedas que nos quedaban. Dijo que iba a buscar unos alfajores y que ahora volvía.

—Nosotros también nos fuimos del *camping* —le dije.

—Es mejor acá para las artesanías.

—Puede ser, hay más gente.

—Son más consumistas.

—Allá son más comunistas.

—Te gusta hablar de política a vos.

—A veces sí.

Las otras chicas anunciaron que se iban hasta lo de Pao para cambiarse y que en un rato regresaban. La imagen no podía ser más elocuente.

—Vos recuperaste la voz —le dije.

—Sí, un poco. Igual me queda la afonía. Debe ser el aire del mar.

—Me gusta tu voz.

—Gracias.

—Gracias a vos. Ahora puedo entender lo que decís.

—Es cierto que ayer estaba muy mal.

—Me gusta tu voz puede ser con ese: me gusta tu vos. En el sentido de quién sos vos.

—Sí, entiendo. Como la canción de Manu Chao, *Me gustas tú.*

—¿Querés que nos tomemos un vino? Puede hacer bien para la garganta.

—Sí, puede estar bueno. Pero acá ya va a ser imposible. Después de las diez no te vende nadie.

—Podemos ir para el lado del bulevar, allá seguro que debe haber un quiosquito piola.

—Dale, aunque mis amigas no volvieron y tu amigo tampoco.

—Javi ahí viene; además van a estar contentos cuando volvamos con una botellita.

Acto seguido le dije a Javier que nos íbamos a buscar un vino. Me hizo señas levantando el pulgar y nos fuimos alejando de la peatonal por una de las calles transversales, mucho más tranquilas y silenciosas.

—¿Qué música te gusta? —me preguntó, casi al llegar a la siguiente esquina.

—Me gustan Los Redondos, Sumo, esa onda... ¿Y a vos?

—Ahora estoy escuchando mucho Radiohead. Me gustan esos tonos bajos y al mismo tiempo un poco sacados. No sé, como las películas de Tim Burton... Medio depre capaz...

—Bizarro, en todo caso. Igual no soy de los que creen que tenemos que esforzarnos en estar alegres. Toda esa imposición de la alegría y el optimismo me rompe las pelotas. Es el mambo de los ganadores, de los indiferentes que quieren meter toda la mugre bajo la alfombra para que no se vea.

—La alegría es importante también.

—Sí, claro, por eso estamos yendo a buscar un vino.

—Sangre de Cristo.

—Sí, eso dicen los católicos: perversos incurables…

—¿Vos creés en Dios?

—Es como dice uno de los personajes en una peli que me gusta mucho: «El problema no es si yo creo en Dios; el problema es si Dios cree en mí». Y yo no creo que crea en mí.

—Yo pienso que hay muchas cosas que no entendemos, que se nos escapan: ánimas, espíritus, energías. Como el azar…

—Sí, obvio. La vida está llena de cosas hipersimples que no entendemos. La espiritualidad existe, es una pelotudez negarla. Pero de ahí a convertirla en autoridad, en respuesta absoluta a todas las preguntas, ya me resulta un poquito autoritario.

—¿Tus viejos no son creyentes?

—Sí, supercreyentes. Del dios dinero.

—Lo que va a decirte cualquiera que cree es que Dios es un misterio y que cada cual tiene algo como… una relación particular.

—Sí, está lindo eso. Pero en la práctica no hay que olvidar que todas estas religiones que conocemos fueron impuestas a golpes, y no con buenos razonamientos…

—Pero vos creés que nosotros, y toda la gente, ¿podemos vivir sin…, o soportar vivir, sin respuestas?

—¿Por qué no? Las respuestas se van armando en el camino. Son aleatorias. Van cambiando.

—¿Vos sabés dónde estamos yendo?

—¿Exactamente? No.

No tuvimos que andar mucho más. Al otro lado del bulevar, por una calle oscura, de tierra, justo detrás de un árbol, se adivinaba un cartel que indicaba que probablemente estábamos bien rumbeados. Al interior había un mostrador y estanterías con productos. Una doña apareció con una vela en la mano.

—Buenas noches —dijo.

—Hola —dijo Julia.

—¿Tienen vino? —pregunté.

—Sí, ¿cuál quieren?

—¿Cuál tienen?

—Damajuana, Michel Torino, Vasco Viejo tinto y blanco; y un rosadito espumante que ahora que estamos sin heladera no se los recomiendo para nada.

—¿Hace mucho que están sin luz? —preguntó Julia.

—Todas las noches es así —dijo la doña—: después de las nueve y media la cortan. Ya estamos acostumbrados. Cada verano prometen que no la van a cortar, pero después llegan los turistas y de este lado nos quedamos sin luz. No alcanza el suministro para abastacer a todo el mundo. Es así.

—Michel Torino está bien —dije, sabiendo que era el más barato y que no me quedaba ni un centavo.

—Y unos puchos —agregó Julia.

—¿Cuáles querés, nena?

—No sé, unos de veinte.

—Next —dije yo.

—Acá está —dijo la Doña, dejando el paquete y la botella en el mostrador.

—¿Tendría por casualidad un abridor? —le pregunté.

—A ver que me fijo —dijo y se alejó, arrastrando los pies hacia la habitación de al lado, de donde provenían unas voces.

Nosotros volvimos a quedarnos en la penumbra. Tuve ganas de agarrarle la mano, pero en vez de eso le pregunté si fumaba.

—Cuando tomo, sí —fue su respuesta. Y me gustó aún más. Aunque solo podía ver su sombra.

—Toma, querido —dijo la doña al regresar—. Fijate si podés; es el único que encontré.

Le saqué la capucha a la botella, clavé el tirabuzón en el centro del corcho, enrosqué hasta abajo, apreté la botella entre mis piernas, y de un tirón seco lo jalé para afuera.

—El sonido de la llamada —dije.

Después desenrosqué el corcho, le entregué el abridor y le agradecí.

—¿Tienen vasos? —preguntó la doña.

—No hace falta, creo…

—Yo sí quiero, gracias —dijo Julia.

—Ay, la nena…

—Qué boludo, es mejor con vaso. Gracias —dijo Julia y le entregó un billete.

«Bueno, eso está hecho», me dije. La doña tuvo que acercar el billete a la vela y lo mismo hizo para descifrar el cambio. Nos cruzamos hasta el bulevar y nos sentamos al pie de un monumento ecuestre.

Serví y brindamos.

—Salú —dijo Julia.

Alcé la botella y le di un trago directo del gollete.

—Yo tengo que estar atenta porque a las siete sale el micro.

—¿Desde la terminal?

—Sí. Y antes tengo que pasar por lo de mi prima para agarrar mis cosas.

—Estaría bueno que te quedaras un par de días más.

—¿Para qué?

—No sé. Para esto. Charlar, tomar vino. Esas cosas. Caminar.

—Está rico el vino.

—Y… es un vino medio francés.

—Mmmhh… No estoy muy segura.

—¿Se puede estar segura de algo?

—De que el vino no es francés, sí…

—Valga la certeza entonces. Aunque las cepas, como sabés, son de origen galo.

—¿De qué?

—Galo, de las Galias. Francés. Vos te hacés la chetita…, pero hasta por ahí nomás.

—Yo no me hago nada la chetita.

—Igual es cierto que antes los chetos estaban más obligados a ser medio cultos aunque sea. Pero ahora el paradigma cambió.

—Algunos serían cultos. Mis viejos son más o menos cultos y son hijos de obreros. No tanto de los libros, como de la música y la pintura. Quizás leían más cuando eran jóvenes.

—Eso me decían mis viejos las pocas veces que les pregunté por algún libro: «Ah, sí —me decían—. Lo leímos hace mucho tiempo». Y nunca se acordaban de nada. Límite dudoso, ¿no? De hecho, ahora que lo pienso, creo que siempre me dieron respuestas de ese tipo: respuestas que de alguna manera anulaban la pregunta.

—¿Qué música escuchaban tus viejos? —me preguntó Julia, limpiándose los labios con el revés de la manga.

—Nada muy bueno —le dije—, ni con muchas ganas. Pero no sé si quiero ponerme a hablar de mis viejos justo ahora.

—¿Están vivos?

—Sí, sí. Va, creo que sí… ¿Y los tuyos?

—Si, también. Y no están separados… todavía.

—No, digo, ¿qué música escuchan o escuchaban?

—Y… bastante *rock*. Spinetta es el ídolo de mi viejo. Desde chiquita escuchar al Flaco en mi casa es como una religión. Recuerdo escucharlo desde siempre, todo el tiempo. Y mi vieja, más cambiante, puede pasar de la *bossa nova* a Los Babasonicos. Ahora en este último tiempo estaba a *full* con el último de Robert Plant. No sé si lo conocés; pero está buenísimo, igual…

—Yo creo que mis viejos no escucharon nunca un disco de *rock*.

—Uy… qué garrón. Ya veo por qué no querés hablar.

—Suelo tener la sensación de que he pasado un periodo muy grande de mi vida como si estuviera en ninguna parte, o peor; algo así como que todo ese tiempo fue un tiempo perdido…

—Pero al mismo tiempo es lo que sos…

—Sí, claro. Pero viste esa sensación de cuando vas a un lugar y tenés la sensación de que no pasa nada o lo que está pasando es una reveranda estupidez y sabés que te tenés que ir, pero no lo hacés… No sé; algo así, pero dieciocho años seguidos. Muchas puertas que siempre estuvieron cerradas…

—¿Y por qué creés que estaban cerradas?

—¿La causa decís vos? Por cobardía. Por obediencia al orden establecido. Yo creo que la idea misma de triunfar en esta sociedad está muy ligada a la alcahuetería, a la mezquindad. A chuparle las botas al patrón, en definitiva.

—Mirá, yo tuve unos viejos super buena onda, artistas, muy libertarios, todo el mambo; y más de una vez estuve a punto de volverme completamente loca...

—Ah...

—Sí. Están buenos ciertos límites. Yo ahora estoy bajo medicación, por eso me tengo que volver...

—Linda mezcla con el tinto...

—Si en un rato me largo a correr gritando o me hago un ovillo y no puedo dejar de llorar...

—No jodas...

—Ya me pasó... ¿Vos a qué le tenés miedo?

—En este momento a la policía...

—Lógico, para eso están...

—¿Para meter miedo?

—Sí, obvio, ¿quién va a querer una policía que no meta miedo?

—Es cierto, si lo decís así...

—Te digo otro tipo de miedo...

—Mirá... El primer miedo es de cuando tenía cinco o seis años... y era la muerte... se me convirtió como una obsesión: me despertaba a la madrugada, y me acuerdo de sentarme en la cama y ahogarme de angustia de no entender cómo era que uno estaba acá y de repente, paf, desaparecía para siempre... nunca más: como antes de nacer. Y es de ahí que te decía lo de mis viejos: yo lo hablé con mi vieja. Me acuerdo que ella vino una noche y me encontró llorando. Me preguntó qué me pasaba y yo le expliqué. Su respuesta fue decirme que no tenía que pensar en eso, que era muy chiquito... Bueno, también me cantó una canción que decía algo así como que una madre iba a estar siempre con su hijo. La canción sí me gustó...

—Otra madre, o padre, se hubiera percatado de que capaz tenías una tendencia fuerte hacia la filosofía...

—Sí, capaz. Pero no ellos. La filosofía era una pérdida de tiempo. Escuchar no era algo que cabía en sus mentes. No sé. Yo creo ahora que nunca me tiraron un centro… me dejaban clavado en mi angustia.

—Angustia, ¿de qué?

—¡De estar perdidos para toda la eternidad! —le dije, exagerando un poco la nota—. Eso me aterraba; y me fascinaba…, al mismo tiempo.

—Capaz que no lo hacían de mala onda. Solo que no te entendían. No sabían.

—No sabían o no querían saber. Justamente, no creo que les hayan faltado oportunidades. Mi viejo, si lo agarrás ahora mismo, en caliente, probablemente te niega a los desaparecidos. Son de ese mambo, viste. Los que en los setenta se hicieron los boludos y juntaron guita. Y no porque eran pelotudos, sino porque, sobre todo, eran forros; les convino ponerse del lado de los garcas, y aprovecharon… Como muchos, de hecho… El «no te metás», no tiene nada de inocencia… Es complicidad, es querer que pase lo que pasó… Por eso todavía te lo niegan… ¿Tus viejos qué onda en esa época?

—No sé mucho, la verdad. No hablan. Y yo tampoco les he preguntado demasiado; sé que no les cabe. Pero, por comentarios, por frases que se les escapan, a veces, en conversas con mis hermanos por ejemplo, sé que anduvieron en alguna… Corte que llegaron a guardar material en casa, albergar gente durante días o semanas… No sé… Estaban cerca del ERP por lo que sé, pero era más una cuestión de amistades… No creo que formaran parte de ninguna organización, ni que militaran siquiera…

—Igual los que cayeron, la mayoría no estaban ni tan metidos.

—Sí, ya sé, caía cualquiera… Eran…, son gente muy limitada en el ejército.

—Y los que les dieron las órdenes.

—También.

—Gente de mucha guita que no quería perder sus privilegios y estaban dispuestos a todo para conservarlos.

—Es bastante típico y normal, supongo.

—¿Y Borgés? — dije, pensando que estaría bueno parar con este tema. Hacerla reír.

—¿Qué?

—Digo... Los que apoyaron siendo gente de lo más... inteligente.

—Es raro eso, sí. Pero pasó en todos lados.

—En general, la gente copada tendría que estar del bando más piola...

—No siempre. Es falso creer que porque alguien lee libros o tiene una cierta cultura va a tener una mayor capacidad de empatía... Es más bien al contrario...

—Al final, capaz que los libros no son otra cosa más que una oposición acorde a todo este sistema de mierda...

—Y... hay mucho libro de mierda también...

—Sí..., sí... Y el bando piola a veces no es tan piola...

—¿Se acabó el vino?

—Último vasito... Chin...

—Chin... Yo voy a tener que arrancar en un ratito... Tengo que pasar por lo de mi prima... Y no tengo ni idea de qué hora es...

—Tres y veintidós.

—Vos no tenés hora, ¿no?

—Acá —le dije, poniéndome un dedo en la sien.

—Sí, me imagino... Y tu amigo, ¿qué onda? Lo dejáste re tirado...

—Se las va a arreglar... Además capaz que se encontró con tus amigas...

—Mmmh... Al menos tienen alfajores —dijo Julia, y como si apoyara sus largos dedos sobre un piano imaginario empezó a cantar—: «No solo del hombre vive el pan... Cuando tenga ganas, iré a trabajar, y, cuando no tenga ganas, no me importará...».

Se levantó apoyándose en la placa del monumento, vació su vaso de un trago y comenzó a bailar con los brazos extendidos.

«Está loca —pensé—. Está loca y es hermosa». Mirándola moverse desde abajo, ebria, ebrio yo. Siguió cantando:

—«No llores, nena, que no es la muerte…».

Feliz, por un instante; las luces de los autos pasando esporádicamente a cada lado del bulevar, el barrio a oscuras donde empezaban las calles de tierra, la sombra de los árboles, y en primer plano, ahí, Julia bailando y cantando. Parecía una secuencia salida de un sueño, robada de alguna película donde la vida cobraba sentido y valor. En ese preciso momento, tuve el deseo de que esa noche, ese instante, no se acabara nunca. Por eso, cuando se detuvo, le propuse que, antes de regresar «a las multitudes», nos pegáramos otro «totín» para el camino.

Fuimos enlazados, tambaleantes, por un camino sinuoso, sosteniéndonos mutuamente uno en el brazo del otro. La almacenera nos dijo que ya iba a cerrar, que si queríamos algo más que aprovecháramos porque ella ya se iba a dormir.

—Ya tengo mis años, yo —nos explicó, haciendo un movimiento como de cadera que se resiente—; la luz ya no la van a poner hoy. No sé qué voy a hacer con la mercadería que tengo en la heladera. Siempre es lo mismo.

Bajamos la calle abrazados por los hombros.

—Como los amigos de séptimo grado —dijo Julia.

—Qué lindo el séptimo grado —exclamé yo.

—¿Te gustaba la escuela a vos?

—No, para nada. Pero al menos en séptimo grado uno tiene la ilusión de que algo al fin termina… ¿Y a vos?

—Tuve mis momentos. Pero no, mucho no me importaba.

—Es horrible la escuela en general.

—Algunas cosas están buenas. Como les amigues…

—¿Y eso?

—Qué; lenguaje inclusivo.

—Ah.

—Eso no te lo enseñan en la escuela, por ejemplo.

—¿Qué cosa?

—La inclusión. Se llenan la boca hablando de tolerancia y de respeto, pero es todo lo contrario.

—Y la posta... Es que no te enseñan mucho más que a comportarte y a obedecer... y a no mezclar porro con cerveza...

—Je, je... ¿Qué tiene que ver eso?

—¿Con la anarquía?

—Estás en pedo, vos.

—Porque vos no —le dije y acto seguido le pasé la botella.

—¿Vos te considerás anarquista? —me preguntó.

—Yo me considero contra todo lo establecido. Incluso contra lo que yo mismo establecí o consideré como correcto. Es una forma de vivir descolocándose, vio: vivir errando, errar errando..., je, je.

Julia bebió, inclinándose con todo el peso del líquido yendo hacia sus labios. Un hilito de vino se le escapó por la comisura, que la obligó a bajar la botella en un impulso repentino.

—Parecés un vampiro —le dije, pasándole un dedo por el vino.

—Una vampira, querrás decir.

—Sí, claro... ¿Cuál es la diferencia?

—¿Entre un hombre y una mujer?

—Sí.

—Para mí —dijo Julia—, ahora... nosotras somos más impulsivas, más conectadas, sensibles, emotivas; y ustedes, más racionales, lógicos, expansivos...

Me detuve y le agarré la mano. Los dedos se entrelazaron, y yo, esmerándome por enfocar sus ojos, o al menos su rostro, le dije:

—Creo que me enamoré.

Julia alzó las cejas, en un gesto como de incredulidad en la mirada.

—Mirá vos —me dijo.

Entonces un tipo se nos acercó a pedirnos fuego. Julia le alcanzó el encendedor naranja que llevaba en la otra mano. Tenía dos cactus idénticos dibujados a cada lado. Después nos preguntó por el vino, que dónde lo habíamos conseguido. Yo le indiqué, de muy mala gana, para dónde estaba el almacén, y le dije que, si se apuraba, capaz que llegaba antes de que cerrara.

—No creo que llegues —dictaminó Julia.

La encontré innecesariamente honesta. Hubiera querido despachar al tipo lo más rápido posible y no le encontraba lógica a su frase. Quizás no la tuviera. Quizás solo haya sido un acto reflejo. Como sea, le daba pie al tipo, que demostraba estar lo suficientemente solo y en búsqueda de compañía, como para que se quedara. A mí me resultaba un pelotudo, sin contemplaciones. Nos había interrumpido, y ahora parecía querer quedarse, ávido de amigos. Era colombiano, nos dijo, y con la botella en la mano, pegándole tragos largos, empezó a relatar que venía desde Medellín, que llevaba seis meses pedaleando la cicla; que había atravesado Ecuador, Perú, Bolivia, y que después tenía pensado seguir hasta La Patagonia y volver por Chile.

—Y qué hacés acá —le preguntó Julia.

—Necesitaba dinero y supe por conocidos que aquí se podía trabajar y vender sin complicaciones. Vendo collares, pulseras, anillos; todo hecho en plata. Es mi sustento para el viaje, ¿quieren ver? Tengo algo de material conmigo…

Y ya se disponía a sacar sus cosas del morral cuando lo atajé:

—Está bien, loco; igual no tenemos ni un sope. Mejor metele gamba a ver si alcanzás el almacén…

—Y tú, ¿no quieres mirar? Son unas poquiticas, nomás…

«Te voy a tener que cagar a trompadas», pensé.

—Dale, a ver… —concedió Julia, más complaciente que entusiasmada.

El tipo sabía cómo inspirar lástima. No solo sacaba sus mercancías, sino que también explicaba de dónde venía cada piedra, y con qué herramientas trabajaba. Me dije que algún provecho había que sacarle a la situación.

—Che, tanto chamuyo con la piba; al menos, regalale un anillo —le dije, exagerando mi tono de borracho.

—No puedo, parce. Si regalo algo, después lo tengo que volver a hacer.

—Está bien —dijo Julia—, no era para eso.

—Dale, loco, andá nomás.

—Qué ortiva que sos —me recriminó Julia cuando el tipo ya empezaba a alejarse, dandose la vuelta para mirarnos, como un perro al que echan a piedrazos.

—Yo, ¿ortiva? Este gato vino a importunarnos cuando estábamos declarándonos nuestro amor…

—Qué frágil que es tu amor.

—Es un amor sensible, sí. Un amor de abajo, como cantó Silvio.

—¿Te gusta Silvio Rodríguez?

—Y… Sí… tuve mi época de escucharlo mucho. Va junto a un par de íconos que tenemos en la izquierda, ¿no? Galeano, Chiapas, Silvio…

—Es un guitarrista increíble… aunque un poco depre…

—¿Qué tenés contra lo depre vos?

—¿Yo? Nada. Solo que conmigo ya tengo bastante. No necesito ayuda para eso.

—Curiosa confesión. Uno diría que el arte es arte o es mierda. Otra cita de no sé quién. Y la locura está muy ligada con ese ir hacia los límites…

—Lo que pasa es que, una vez que estás ahí, te podés pegar un flor de resbalón, y puedo decirte que ya no es tan divertido. Te ponés a hablar con los árboles, a interpretarlo todo, y acabás no pudiendo parar de cranear delirios que te ponen en un estado bastante border. De hecho tengo un amigo que hace poco lo internaron en el hospital psiquiátrico. Yo, por suerte, de las pastillas, no pasé.

—Límites que pone el poder.

—Sí, es medio raro… te admito. Pero, la posta, es que llega un momento en que nadie sabe qué hacer para que te sientas bien. Y vos menos que nadie. Es como el verso ese de Pizarnik: «Es la hora del vacío no vacío…».

—¿Y dejarte tranquila y darte un poco de cariño no funciona?

—Qué romántico que sos… Hacés el personaje de duro, pero enseguida te salta la ficha de que sos un sensible total… Y, no…, no es tan fácil.

—Bueno, igual corte que es lógico, ¿no?

—¿Qué cosa?, ¿volverse directamente esquizofrénico?

—Sí, también. ¿Vos viste la jeta de la gente que camina por la peatonal? ¡Todos muertos! Y eso que se supone que son los que la están pasando *bien*. Son supuestamente los normales. Los estables.

—Es eso. Normales. Y, por lo que veo, no te gustan mucho a vos…

—Gustar o no gustar, vos viste, depende de tan poco…

—¿Y vos? ¿Te gustás?

—A veces. Pero más me gustás vos.

—Ah. Chamuyero.

—¿Está mal ser chamuyero?

—Depende de la intención. Y, además, ¿qué es lo que está bien y lo que está mal?

—Creo que se llama ética eso: y cada cual tiene su vara.

—¿No creés en Dios vos?

—Ya hablamos de esto… creo.

—Yo creo en la energía.

—Hay buena energía entre nosotros.

—Sos medio pesado, vos. Dale, vamos.

—Pasame la botella.

***

Siete chicas, alrededor de una mesa con botellas, hablando por sobre el retumbe de una música electrónica que salía de un ordenador. Apenas si repararon en mi presencia. Julia resultó sumamente expeditiva. Intercambió un par de frases al oído de su prima, recogió una valija con ruedas de detrás de un sofá, un bolso de mano, y nos fuimos.

La brisa subiendo desde la costa daba la ilusión de que partíamos para un largo viaje. Hacía un par de horas que hablábamos y ya se daba una onda como si nos conociéramos de toda la vida. Los tonos azules del cielo, las calles desiertas, las exclamaciones desorbitadas de los que se resistían a dar la noche por perdida; anunciaba que pronto iba a amanecer. Yo podía sentir, sobre todo, la fatiga y la vaguedad espesa en la que sumerge el Michel Torino: vino de mesa al que todo el mundo le echa soda.

—Vamos hasta la peatonal a buscar un taxi —anunció Julia.

Sorprendido, le pregunté si no le daba como para patear.

—No tenemos tiempo —me dijo—, el micro sale a las siete y veinte, y ahora… Mirá, ahí hay uno…

—Yo no sé si me subo a un taxi —dije, arrastrando la valija por el asfalto.

—Hacé como quieras —dijo, fichándome de reojo como para ver qué me tramaba.

El taxi ya detenido junto a la vereda, ella intentando abrir el baúl sin conseguirlo, el chófer que se apea, dice buenos días y mete la valija entre la rueda de auxilio, el matafuego y una extraña caja llena de frascos. Y yo ahí, observándolo todo sin saber qué hacer.

—¿Van a la terminal? —preguntó el hombre antes de volver a su asiento.

—Yo sí —le respondió Julia—; vos no sé qué querés hacer.

Enseguida, abrió la puerta y se metió en el coche. Yo dejé pasar unos segundos — dos, tal vez— como para crear un poco de suspenso y después subí (no me iba a quedar ahí parado; aunque la posta, lo que quería en ese momento es que ella no se fuera). El taxi arrancó, y yo, sin dejar de mirar por sobre el asiento delantero (sin cabezal), me autoconvencía de que este viaje acababa de empezar y que era una reverenda pelotudez que ella decidiera irse justo ahora. Me parecía tan evidente que si se quedaba nos íbamos a vivir una aventura de la puta madre que no podía conciliar con que se estuviera yendo. Empezaba a tener algo de bronca, cuando su voz me arrebató:

—Me podés pasar tu teléfono, o tu *mail*, así cuando volvés capaz que podemos encontrarnos —dijo, rebuscando dentro de su bolso hasta que dio con una birome.

Y, comprobando que andaba, me la alcanzó. Junto a la cajetilla de Camel abierta que serviría para anotar. Pero yo, en vez de agarrarla, le dije:

—No tengo. —Y me volví para mirarla.

—¿No tenés teléfono ni *mail*?

—*Não tem*.

—Te paso el mío, entonces… Va, si querés, digo…

—No sé… —le dije—. Me parece que está bueno dejar que sea el azar el que nos vuelva a encontrar si así tiene que ser… Como para no forzar las cosas… Que ocurran si así tienen que ocurrir…

Su mano se detuvo cayendo sobre su regazo, en un gesto que bien podía ser de sorpresa, o desesperanza, y hasta de incredulidad, pero también de lástima —por mí, por ella— y hasta de bronca y de tristeza. Como si sopesara la validez del argumento. Mientras que yo intentaba adivinar qué cuento se estaría haciendo el taxista, que evidentemente estaba prestando oreja (¿el tipo está loco?, ¿ya cogieron y se la quiere sacar de encima?). Lo más probable es que no estuviera pensando en nada en particular o que simplemente estuviera deduciendo que yo era un pelotudo.

—Pero ni siquiera vivimos en la misma ciudad —dijo, al fin, Julia.

—¡Más azaroso todavía! —exclamé yo, en un semigrito, algo exagerado. No dispuesto a claudicar así de fácil. Y por eso tuve que voltear hacia la ventanilla de mi lado y, mirando hacia afuera, ocultar mi estúpida risa maliciosa.

Por lo demás, Julia siguió mirándome como se mira a los locos, o a los niños, o a los idiotas. Sin reconocer si de verdad yo le estaba hablando en serio, o si solamente se trataba de una broma (mala, pero pasajera), y lo mejor era seguirme la corriente. Pero como yo persistía, acaso para impresionarla, pero también —¿y por qué no?— para impresionarme, con la propia osadía de despreciar la posible ocasión de volverla a ver; ella acabó por meter cartón y lapicera dentro de su bolso, y sacó un billete para pagar.

El taxi se detuvo, y nos bajamos. El lugar, a pesar de la hora temprana, estaba bastante concurrido. Siempre tan raros esos lugares hiperpoblados, de los cuales uno ni sospechaba la existencia, y que de repente están ahí, ante nuestros ojos, y la gente también, y ese transitar existe y vive, completamente ajenos a nuestra realidad. Pero ni tanto, porque ahora estamos ahí. Y la prueba fue que anduvimos todo a lo largo de los andenes, esquivando bolsos y perros callejeros que deambulaban o dormían tirados en cualquier lado, y gente que miraba hacia lo alto, donde unas pantallas afichaban las salidas, y otros las llegadas.

Faltaba como media hora para su micro, de modo que nos sentamos en un banco y prendimos puchos, y nos pasamos la botella. En silencio, como despidiéndonos, sin saber qué decir. Julia sacó su pasaje y, mientras lo miraba, yo, pispeando de soslayo (increíble lo que podía ver aún estando así en pedo), me percaté de que el lugar indicado como destinación no era La Plata, sino Berazategui. Me sorprendí, pero me guardé muy bien de hacérselo notar. Estaba escrito ahí, en chiquito, pero estaba escrito. Destinación: Beraza. «Capital del driovi», me dije. Ahora lo único que me quedaba era sacarle tema y conversar. Y mentir, y mentir…, mi especialidad.

El cielo, de a poco, se fue cubriendo de nubes. Primero cayeron unos gotones gruesos como escupitajos que sonaron contra el alero, levantando el polvo del asfalto. Y en unos segundos se desató una tormenta con truenos y rayos, como para quedarse abrazados, pensé; en un micro o en un hotel, o donde sea. Pero abrazados.

—Alto diluvio —dije.

—No me gusta viajar con lluvia —dijo Julia.

Lo primero que me vino a la mente fue: «Quedate».

—Capaz que llueve diez minutos y después para. —Y agregué, lo más cauto que pude—: Viste como es acá con el mar…

—Puede ser peligroso, si no… —dijo ella, que de repente parecía asustada.

Y era cierto que parecía haber vuelto la noche, una cortina densa de agua impedía ver más allá de unos metros.

Tengo que decir algo. Quedarse callado en este momento no es precisamente una buena opción. Pero obligarse a hablar nunca sale bien. Obligarse a lo que sea suele ser una cagada. Parecía un chiste, y me reí.

—¿Qué?

—Nada. Que me gusta estar acá con vos. Y me reía porque me parece el cliché del romanticismo: la chica que se va, el chico que se queda, la lluvia cayendo a cántaros. Parece una película.

—Yo voy a empezar cine ahora en marzo. No sé si ya te lo dije.

—Qué buena onda.

—Capaz que un día podemos hacer una película juntos.

—Buena idea. Yo puedo hacer el *storyboard* —dije, riéndome de mi pésima pronunciación.

—¿Escribís vos?

—Cuando estoy borracho o fumado, sí; garabateo un toque.

—Escribir es gritar en silencio…

— Y vos, ¿ya filmaste algo?

Y, al preguntarlo, vi al micro que se estacionaba, en el fondo, en los andenes once/doce, con un cartel en la parte delantera que decía claramente B…zategui. Noté que los altoparlantes hacía un rato que, o habían dejado de funcionar, o por el estruendo de la lluvia no se dejaban oír. «Como sea, a partir de ahora tenés que hacer la mejor conversación de tu vida y que ella no mire ni una sola vez para ahí».

—Un par de cortometrajes, sí; y algún que otro videoclip. Cosas que hice con amigos, o amigos de amigos. Algunas quedaron buenas, después te puedo pasar algo para que lo veas… Ah, pero es cierto que vos no tenés *mail*… ni teléfono…

—Me encontrás cuando quieras en la esquina de Bustamante y Humahuaca, sobre todo a partir de la tarde. Y, si no estoy yo, está alguno de los pibes. Preguntás por el Bostero. Si no, los sábados desde el mediodía en la plaza Almagro, por donde está la murga —dije, acompañando con el gesto como si tocara el platillo mientras con la diestra le daba al bombo.

—No te hacía murguero a vos.

—Ah, ¿no? ¿Y qué me hacías?

—No sé, otra onda. Menos… barrial, digamos… No das mucho el perfil del pibe murguero.

—Bueno, en general, uno no es una sola cosa. De ahí la sorpresa. Vos, por ejemplo; sos Julia, y no sos Julia…, ¿no?

—Sí, puede ser… Pero, si me decís, no sé, capoeira, o algo más alternativo, te veo más…

—Y, vos, qué onda, ¿bailás o tocás?

—Las dos, depende del momento. Toco el piano…

—Se te ve en los dedos… —dije.

No pude evitar la imagen de esos dedos bajando por los pelos, jugando con el clito y abriéndose paso entre los labios. Y, en cuanto lo pensé, una voz me lo reprochó: «¿Por qué pensarla así, de esa manera?». Y aún, otra voz (o la misma), respondió: «¿Y por qué no?».

La gente ya estaba subiendo al micro, y yo veía el movimiento a través del vidrio y, disimuladamente, alcé la vista hasta el reloj, comprobando que faltaban cuatro minutitos para las y veinte. Y Julia, ¡por suerte!, siguió hablando:

—Además, hago una especie de danza contemporánea; una cosa medio bizarra, mezcla de expresión corporal, con técnicas…

No sé muy bien cómo explicarlo… Pero que está más bien relacionado con toda una corriente nueva que no tiene muchos límites… No sé, antés si no hacías tal y tal movimiento, o si no te adaptabas a una serie de técnicas, no podías ni soñar en bailar; pero ahora eso mutó y es todo otro mambo… No sé, está buenísimo; bastante experimental. Un grupo de La Plata que se armó… Allá hay una banda de alternativas para todo lo que es espectáculos, teatro, arte, esas cosas… ¿Vos conocés?

—Tuve que ir una vez, sí… al juzgado.

—Ah… ¿Y qué onda?, ¿qué hiciste?

— Nada… Qué voy a hacer, lo de siempre; me agarraron con unos porros cerca de Chascomús. Fue todo medio cualquiera porque yo estaba haciendo dedo y los ratis vinieron a revisarme así de prepo…

—Un clásico de la bonaerense, ¿no?… Algunos no se enteraron de que ya terminó la dictadura…

Solo un movimiento más de la aguja y chau bondi. ¿Ella no estaba al tanto de todo; dispuesta a jugar el juego; y yo creyéndome el as de la disimulación? No se lo podía preguntar, así que seguí, sin perder el hilo:

—Son los mismos; y otra vez fui para buscar unos libros de filosofía para un amigo —fue para una amiga, en realidad—, y terminé comiéndome un choripán cerca de la Catedral… Pero no mucho más.

—Es una ciudad estudiantil, está bueno por eso. Y el trazado de las calles, y la arquitectura… A mí me gusta. Pero yo igual te preguntaba si conocías algo de danza contemporánea…

—¿Tus viejos son de ahí? —pregunté, y enseguida me arrepentí. «Con preguntas así de pelotudas seguro que se va».

—Mi vieja es de Santa Fe, pero mi viejo sí; va, de al lado, de Berisso…

—Hay banda de gente conocida que es de La Plata.

Ahí está, arrancó. El micro estaba dando marcha atrás. Aun llovía, pero menos que hacía un rato.

—¿A quién conocés vos?

Ahora estaba empezando a pasar delante de nosotros. Lento, concreto, alejándose hacia la rampa de salida junto con toda el agua que se había acumulado y que bajaba hacia el desagüe, hacia la calle…

—Y… a los más conocidos —dije—: el Indio, Estela… los Barros Schelotto…, ¿cuál otros?

—El Indio no es de La Plata. Skay, sí, creo… y la Negra, también…

—Ah, mirá qué buen dato… —Y me puse a cantar de puro contento—: «Santo fumador, de allá de La Plata; salí del letargo, me fui a desfilar…».

—Se nota que te gusta el Indio —dijo, socarrona—. Ponés esa voz que ponen todos los ricoteros cuando cantan sus canciones.

—¡Me estás bardeando ahí!

—¡No, para nada! —dijo, haciendo ademanes con ambas manos y riéndose—. Solo que me llama mucho la atención todas las bandas que existen y que son una imitación de Los Redondos.

—Y… evidentemente influenciaron a mucha gente.

—Sin duda… Che, ¿qué onda con este bondi? Ya tendría que estar acá…

—Sí, es medio raro… —admití.

Julia parecía recién percatarse de que algo extraño estaba ocurriendo. Para mí, que la duda estuvo presente desde que lo vi estacionarse (en dos o tres ocasiones ella había volteado para aquel lado), se daba una suerte de sospechosa ambigüedad; era imposible que ella no se hubiera dado cuenta, y al mismo tiempo, ¿podía ser tan colgada?

Volvió a desplegar el pasaje, y luego de observarlo durante unos segundos, levantó la vista y recorrió con la mirada a izquierda y derecha de los andenes…

—¿Y cómo es eso de la danza que hacés? — le pregunté de repente muy curioso.

Ella dudó, algo inquieta, y luego dijo:

—La idea es más o menos expresarse con el cuerpo..., dejar salir..., y de ahí ir armando algo, laburando ciertos movimientos... Hay una profe que te va marcando ciertas pautas como ahí estás mostrando esto, exageralo; o al contrario, ahí estás sobreactuando... o careteando, para decirlo en criollo. Parece fácil, pero es más bien complicado. Sobre todo con un lenguaje que ha sido tan codificado como el del cuerpo... y más si sos mujer, y más si hay hombres mirando...

—La mirada del otro —dije— siempre influencia.

—Hay una cosa que es... Yo no sé si a vos te pasa. Quiero decir, no sé si a todo el mundo le pasa. Aunque creo que sí. Y es que, cuando uno se expresa, ya sea hablando, o bailando, está siempre esa tendencia de querer impresionar al otro, una especie de seducción, no en el sentido erótico, como diciendo acá estoy yo, estoy haciendo esto, espero que te guste... No sé si se entiende.

—Sí. Hay como una especie de soberbia ahí..., ¿no?

— No. O, al menos, no solamente... Sí, claro que estamos atravesados por el ego. Pero no es solo eso. Es una cuestión de pertenencia también. De querer que te quieran también. De ser aceptada. Yo, cuando era más pendeja, por ejemplo, me gustaba una chica de mi escuela. Y en realidad me llevó años admitírmelo, porque en el momento no me atrevía ni a decirmelo a mí misma, ¿ves lo que quiero decir? Pero no era por mí. Por que a mí de verdad me gustaba. Era otra cosa lo que pasaba. Porque, antes de decirmelo a mí, era como que tenía que atrevesar el juicio de mis viejos, y el de toda la sociedad, en realidad. En la escuela, si tenés un novio, está todo bien, vas de la mano a la salida, te besás en el recreo, se lo presentás a tu vieja. Pero, si la que te gusta es una chica, no es lo mismo. Desde el vamos porque no tenés ni idea. Desde muy pendeja te van metiendo una onda en la cabeza donde tenés que ponerte de novia con un chabón, y es bastante explícito eso. Y ni hablar que la palabra *torta*, o *lesbiana*, o *tortillera* son insultos; bastante denigrantes... Y una se cría en ese mambo...

Mi capacidad de asombro estaba alcanzando sus límites. Desde la noche anterior huyendo del *camping* hasta este amanecer de tormenta que parecía haberse disparado de la nada; como si la vida estuviera poniéndose al día por todas las turbias que te cargaba.

—Es como que te escatiman herramientas, ¿no?

—Es banda de cosas así, vos ya sabés…, pero tampoco es para dárselas de víctima. Por eso la cuestión de la danza, volviendo a lo que te decía. La expresión como medio para entender lo que somos. Dejarla que fluya. Cosas que muchas veces no podemos ver si no logramos canalizarlas de algún modo. Somos testigos de nuestras acciones. A mí me impresiona, por ejemplo, cuando salgo a caminar. Es algo que me pasa mucho, y es que llega un momento en que me olvido de que estoy caminando, y ya no es que soy consciente de lo que estoy pensando, hay como un momento que se da una comunión entre lo que sos y lo que ocurre en ese instante. No sé si puedo explicarlo. Ni siquiera sé si se entiende…

—Sí, claro que se entiende —dije—. Altas ganas que me dan de caminar juntos; chamuyando o en silencio… ¿querés? —Y le ofrecí la botella—. Queda un fondito.

—No, gracias, estoy bien —dijo—. Voy a ver qué onda con el micro, porque son las… —y alzó la vista hacia el reloj que colgaba del techo— menos veinte, casi… Acá está pasando algo muy raro…

—Capaz que está medio demorado por la tormenta —dije; y me imaginé al micro en el medio de la ruta. No sabiendo muy bien si todo esto hacía parte de una representación, o si de verdad Julia era la chica más colgada del planeta.

—Yo voy a preguntar en la empresa —dijo—, ¿vos te quedás un toque con los bolsos?

—Andá, nomás —le dije—. Yo te espero acá. —Pero no sé ni si me escuchó porque ya se estaba alejando.

De un trago me acabé la botella. La vi irse hacia el interior de la terminal, y por supuesto le oteé el culito bien apretadito en el *jean*, y después me di la vuelta y extendí los brazos, hasta dejarlos apoyados todo a lo largo del respaldo, y atisbé como entre las nubes se iba asomando un pedacito de cielo celeste, cuando un muchacho se me acercó para preguntarme dónde había comprado la botella de vino. En principio, la pregunta me intrigó. Era un pibe de mi edad, y por más fisura que uno sea, las ocho de la mañana son las ocho de la mañana. Le dije que allá lejos y hacía tiempo, y me corrí para dejarle espacio en el banco haciéndole el gesto de que se sentara.

Tenía un sanguche en la mano, y a mí me empezaba a agarrar la lija. Además, me entusiasmaba la idea de que, cuando Julia volviera con las novedades, me encontrara en ese mismo banco hablando con uno de los lúmpenes de la estación. Yo, el social, el buena gente. La imagen hablaba por sí misma.

Le ofrecí un pucho (que saqué del bolsillo lateral del bolso de Julia), y le mangueé un pedazo de sándwich.

—¡La puta madre! —exclamé al tercer mordisco—. Tiene jamón, queso, lechuga, pepino, mayonesa y tomate. Qué bueno que está, che.

—Que aproveche, amigo —dijo el tipo, levantándose.

Por el rabillo del ojo vi a Julia avanzando por uno de los pasillos laterales, como si diera un rodeo, sin venir directamente hacia mí; perdida, miraba hacia lo alto, siguió de largo y desapareció.

—Yo voy yendo, che —dijo el tipo—. Antes de que se largue de nuevo. Nos *vemo* al rato… —Se calzó un bolsito al hombro, alzó la mano y se alejó.

Julia llegó y se sentó; guardó el pasaje en el bolsillo de su campera; desató un pañuelo negro y granate que llevaba atado a la correa de su mochila y se lo enroscó al cuello; cruzó las piernas y luego los brazos; hasta quedar con la vista fija en un punto inexacto de ese espacio de nubes negras, buses, agua, carteles publicitarios y palomas. Pero sin que lo viera realmente.

Y dijo:

—No hay más vino, ¿no?

Y yo, sorprendido con la pregunta, le dije:

— No. —Y pensé que daría toda mi vida por tener a mano una botella de vino; y no uno cualquiera, sino uno bueno, de esos que te dejan gusto a madera y a fruta, y que te llenan el paladar—. Se lo tomó el muchacho que estaba recién acá y que tenía sed…

—Se fue el bondi —dijo, sin mirarme.

—¿Cómo que se fue? —dije yo.

—Me dijo la mina que atiende que salió a horario.

—¿De dónde?

—De acá —dijo, encogiendo los hombros y mostrando los andenes con un movimiento del mentón—, y que por eso no me dan nada…

—Alto cuelgue.

Un micro hacía la maniobra para estacionarse justo frente a nosotros. Destinación: Madariaga.

—Tengo que llamar a mi viejo para que no me vaya a buscar.

—Habría que ver si hay un lugar donde guardar la valija.

—¿Qué vamos a hacer? —preguntó. Aunque más que a mí la pregunta parecía estar destinada al mundo, y a ella misma.

—No sé —dije yo, incluyéndome en su «vamos»—. Pero no nos quedemos acá. Día nublado, la perspectiva de lluvia, puede ser una invitación para buscar un lugar donde desayunar y un cuartito barato donde descansar.

—No es mala idea.

—Lo bueno y lo malo, dos caras de una misma moneda —dije yo.

—Dale, Inodoro Pereyra; vamos…

—Me llamaste inodoro.

—Quiere decir sin olor.

—Una ducha no me vendría nada mal, ahora que lo decís.

—No creo que se encuentre tanto lujo en plena temporada sin que te arranquen la cabeza. Y a mí casi no me queda guita. Y además tengo que pensar en comprar otro pasaje.

—A mí tampoco, pero vamos a ver qué onda. Demos una vuelta y vemos.

Las calles estaban inundadas. El agua bajaba por las pendientes a raudales, e iba a arremolinarse en las esquinas, o en los desagües, ya saturados de basura. Doblamos por una calle de tierra, y tuvimos que ir pegados a las paredes de las casas. Un pedazo de vereda por donde ir arrastrando la valija (que estaba hecha más para el suelo de un aeropuerto que para estos trechos desconchados); y Julia abriendo la marcha delante, con su bolso al hombro.

—¡Igual que en Capital! — exclamé—. Chaparrón que cae, chaparrón que inunda. ¿Estará realmente mal hecha la ciudad o es que llueve demasiado de golpe? —pregunté con el viento pegándonos de frente.

—Seguramente las dos cosas.

La sola perspectiva de abrirnos paso entre la inundación, buscando un cuarto de hotel para los dos, me obligaba a disimular una sonrisa de felicidad repentina. Estaba excitado. Y, aunque ella no parecía tan convencida como yo, tampoco parecía haberle incordiado demasiado la pérdida del bondi.

En el primer lugar donde sonamos, nos atendió una doña en bata y camisón, indicándonos (estaba escrito junto a la puerta) que se trataba de una pensión familiar. Julia se apresuró a responderle que estaba bien, que eso ya lo habíamos leído (a mí, de hecho, me había gustado la inscripción; me imaginé un cuarto limpio, con cortinas y una cama grande). Pero, cuando nos anunció el precio, Julia le preguntó si eso era por día o por semana. A lo que la doña se apresuró a replicar que se podía ingresar a partir de las diez, y que el *check-out* era a la misma hora del día siguiente. Julia entonces le preguntó si no tenía otra habitación más barata o si no conocía otro lugar que fuera menos costoso. «Imposible —decretó la doña—. Plena temporada, y eso si todavía encuentran un cuarto que no esté ocupado. A mi me quedó uno libre porque un matrimonio tuvo que partir de urgencia esta mañana anulando la reserva».

Se me ocurrió preguntar: «Ese cuarto, ¿ya está pagado?». La doña me miró primero con afrenta, pero luego se rio, o algo que en ella se asemejaba bastante a una risa, como si yo le estuviera gastando una broma, y dijo: «Nunca voy a entender a la gente que viene a turistear sin plata». Nos deseó buena suerte (o al menos eso fue lo que dijo, aunque por el tono que empleó bien podría decirse que nos auguraba lo contrario), después cerró la puerta y pudimos oír el ruido de la llave girando en la cerradura.

—No tener un lugar a donde ir es realmente un garrón —concluyó Julia, tan decepcionada como yo, o más, por esta negativa de sábanas, paredes y techo.

—Seguramente es porque estamos demasiado cerca de la playa —le dije—. Si nos alejamos un poco, capaz que encontramos algo.

De modo que emprendimos la marcha en dirección opuesta a la playa, y, efectivamente, al cabo de un rato, la arquitectura de las casas comenzó a mutar. El espacio entre las construcciones era cada vez más extenso. Los techos a dos aguas y los grandes ventanales fueron dejando paso a paredes blancas, o de cemento crudo, construcciones cuadradas o rectangulares, de tipo municipal; la mayoría sin pintar, y las rejas apenas separadas de las ventanas.

Julia solo habló para decir que tenía sed, y después que estaría bueno encontrar agua caliente para el termo, y también que tenía ganas de mear. Yo opté por una actitud un tanto más recia, atenta, como intentando mimetizarme con el ambiente que nos rodeaba y que se hacía cada vez más extraño; sobre todo después de haber pasado el bendito bulevar.

De repente, un descampado y, al otro lado de la zanja, vimos que se alzaba un galpón. Al acercarnos, pudimos comprobar que la puerta estaba abierta. Acaso se podía preguntar por un lugar donde dormir. Pero, a medida que alzaba las piernas entre los yuyos, con la valija en una mano, me dije que primero habría que preguntar por agua caliente para el mate. Lo raro fue que, al mirar hacia dentro, no vimos a nadie; solo una acumulación variopinta de trastos, y maderas, y andamios, muebles viejos y hasta un pequeño remolque; pero ni un perro que nos saliera a ladrar.

Al darme la vuelta, extrañado por esta ausencia imprevista, divisé un poco más allá, antes de que empezara el campo propiamente dicho, una casa en construcción. Recordé que los días de lluvia era bastante probable que los obreros no vinieran a trabajar.

—Vamos a ver si hay alguien ahí —dije.

***

Julia primero me tiró un «¿Estás seguro?» y después un «¿Y… si hay alguien?», más cansada que inquieta, extrañada acaso por cómo se estaban dando las cosas, pero avanzando entre esos pastos altos, llevara donde llevara, dando trancos entre las matas de ortigas; y yo, con la valija alzada, pispeando a los costados por si veía a alguien; algo indiferente —«¡sin alarma!»—; porque, al fin y al cabo, me dije, lo único que estábamos buscando era un lugar donde descansar.

Al llegar frente a la casa, empezó a gotear otra vez. Adentro el piso era de tierra con algunos escombros esparcidos aquí y allá. Di una vuelta rápida y me volví para anunciar con los brazos abiertos:

—¡Bienvenida a nuestra casa!

No había puerta ni ventanas, olía a cal y, por lo que se veía, no había rastro de presencia humana o animal, que viene a ser lo mismo, aunque el peligro no es igual. Dos habitaciones pequeñas y cuadradas hacia la parte de atrás, completamente inutilizables. Salí y di una vuelta por afuera, reparando en que, del lado contrario a la entrada, se alzaba una higuera; sus ramas cayendo hasta el suelo dejaban un espacio al abrigo de miradas.

Julia me llamó diciendo que había encontrado varias planchas de cartón.

—Y están secas —dijo en cuanto me vio entrar.

Liberamos el suelo de escombros y los acomodamos ahí mismo, junto al hueco de la puerta. Le dije que afuera, dando la vueltita, podía encontrar una suerte de *toilet* supernatural. Dudó un toque, pero salió; y yo terminé de esparcir los pedazos de cascotes que quedaban, y cuando Julia volvió ya estaba instalado sobre los cartones, dejándole lugar, en lo que visiblemente era nuestro salón.

Por el hueco de la ventana se veía un cielo blanco, apenas salpicado de gris. Durante un momento, ninguno dijo nada. Hacía frío. A lo lejos un perro ladró. Parecía como si de golpe nos cayera encima todo el cansancio, y la resaca, y la humedad, y el hambre. Inmóviles y expectantes, dándonos el tiempo de saber si ese espacio nos correspondía o no, aunque más no sea por un rato.

Hasta que Julia rompió el espasmo y comenzó a sacar cosas de su bolso: un cuaderno espiralado, un cepillo para el pelo, una cartuchera, un estuche alargado como de lapiz labial o crema, un teléfono, un monedero, un libro de poemas de Sylvia Plath, un cepillo de dientes; todo sobre el cartón. Hasta que de uno de los cierres del monedero extrajo una bolsita, que de toque confirmó mi sospecha, robándome una sonrisa y dijo:

—Creo que es el momento.

Extrajo dos cogollos del interior y los depositó sobre la tapa de su cuaderno (hojas gruesas de dibujo), mientras yo pensaba: es la mujer de mi vida. Mi humor cambió de forma súbita.

—Me había olvidado de que las tenía —dijo, empezando a picar—. Fue un trueque que hice con una mina del *camping*. Esa que tocaba el piano en uno de los galpones, no sé si la ubicás.

—La que tenía una hija.

—Esa; le cambié una remera para ella y otra para la nena por este faso más unos pesos.

—Pasame un toque, que te ayudo.

—Tomá. Fijate el olor que tiene. Me dijo que viene directo de Misiones, que se lo pasó el padre de la nena cuando la trajo. Aguantá que por acá debo tener un picachu…

—No importa, dejá; es como el pan, mejor cortarlo con las manos…

—Ja, como el pan. Creo que tengo un poco en la mochila. Ahora me fijo. Y unas frutas también.

—¿Viste como acerca el porro?

—¿En qué sentido?

—A mí me pasó banda de veces de acabar teniendo una conversa con alguien que no conocía o con quien no tenía muchas cosas en común, pasando un momento piola, solo por esa afinidad. Es como una comunión la fumanchada.

—Es cierto que tiene su mística. En un principio se supone que estuvo más ligada a rituales y esas cosas. Pero supongo que con muchas drogas es así…

—¿Vos por qué creés que está penalizada la marihuana?

—Porque así como está es un negoción. Capitalismo puro y duro: mercancía y dinero circulando sin control.

—Creo que es Bourroghs el que dijo que la droga era el mejor negocio del mundo; tanto así que no necesita publicidad.

—Lo perverso, y lo que demuestra que es cualquiera, es cuando te pueden meter presa por tener una planta en el patio de tu casa.

—Y… ahí es donde comienza el super mal *trip*.

—¿Tenés hojas vos?

—Sí, creo que sí: Ombú.

—Aguante las Ombú.

—Son mejores que la biblia, ¿no?

El viento empezó a soplar y me arrimé lo suficiente a ella como para cubrir el faso con las manos y descubrir que algo en ella —su piel o su pelo— desprendía un olor como a fruta.

—Tenés olor a melón —le dije.

—Y vos tenés olor a vino… Me gusta… Me di cuenta de que te vuelve más atrevido…

—Ah, ¿sí?

—Y… al principio me daba la impresión de que estabas más tímido.

—Y, sí. Así es el vino. Pero igual siempre voy a preferir el fasito.

—¿Podés elegir?

—Es una boludez, ya sé. Si tuviera que elegir, quiero decir. Creo que puedo vivir sin escabiar, pero sin la maconia no sé…

—¿Y por qué tomás tanto entonces?

—Porque es más fácil de conseguir, supongo; y porque me gusta, y por lo que decís vos de que me vuelve más atrevido, como que te arrebata del cuelgue, y muchas veces para estar en el mundo es preferible; te vuelve más funcional, menos fantasma. Como que el faso te pone más introspectivo.

—Más tranqui… ¿Lo querés armar vos?

—Sí, de una…

— Se largó otra vez.

—…

—Me voy a sacar las zapatillas si no te molesta…

—¿Lo querés prender vos?

—Dale. Espero que el encendedor no se haya mojado.

Acercó la llama a la punta del faso y lo encendió. El chapoteo de la lluvia resonaba en el techo y el aire se volvió a llenar de olor a tierra mojada. Mezclado con cemento y cal.

—Qué bien que huele eso —dije.

—Es muy piola, vas a ver —dijo Julia con el faso entre los labios.

—¿Qué onda ese libro? —le pregunté.

—¿Cuál, ese?

—Sí.

—Es de Sylvia Plath… ¿La conocés un poco?

—No, para nada.

—Está muy bueno. Va, es medio bajón para ahora. ¿Vos sabés leer en inglés?

—¡¿Está en inglés?!

—Es una versión bilingüe. Pero desde que llegué ni lo agarré. Me enganché con *Rayuela*, pero igual yo leo muy despacio —dijo y me dio el faso.

Pensé en decirle que lo había leído, que era uno de mis libros preferidos, pero capaz que ya se lo había dicho, y además era probablemente el libro preferido de mucha gente. Y me quedé fumando, y mirando por la ventana; la cortina de agua cayendo. Julia, el humo, el repiqueteo en el techo; ¿qué más decir?

De toque caí en cuenta de que me estaba poniendo de la cabeza. Y dos secas después me agarró la imperiosa e impostergable necesidad de ir bajo la higuera.

«¡No! —me dije—, es un papelón; y más que está lloviendo; y menos puedo pedirle papel». Bueno, eso era lo de menos. La cosa es que empecé a hablarme solo y a temblar y a cagarme, ahí, todo junto.

—Está buenísimo este churro —dije y se lo devolví.

—¿Cuál es tu primer recuerdo? —me retrucó Julia, y yo casi largo un ¡¿qué?!, pero me contuve, y lo primero que me vino a la mente fue: tengo que ir a cagar. Y lo segundo fue no entender de qué carajo me estaba hablando, y me pregunté si ya se había dado cuenta de que estaba temblando, y de mi gran necesidad.

Pero, aun así, haciendo de tripa corazón, intenté responder de la manera la más lógica:

—Creo… Una cosa muy pelotuda: una noche, en el patio de la casa de mis viejos, mi viejo mandándome a dormir sin mi vieja: «Uy, el bobito que no puede ir a dormir sin la mamita». ¿Y vos?

—También de noche; qué loco, ¿no? Estando en la casa de mis tíos, yo debía tener tres o cuatro años, y bajaba las escaleras para abrir la puerta porque me quería ir para mi casa. Es una imagen la que tengo, y la sensación… ¿A dónde vas?

—Pipí y vuelvo —dije. Y pensé: «*Pipí*, quién dice pipí, sino un boludo».

—Dale, te espero —dijo Julia mientras salía.

«Sí, más bien que me esperás. Ah, ¿es irónico ese "te espero" porque sabe que voy a tardar un buen rato? Me tengo que calmar»; aire fresco, respirar, hasta el árbol; me bajo los lienzos y en dos inspiraciones aparece toda la creación humeando bajo mis piernas. «¿Con qué me limpio?», me pregunto y alzo la vista. La respuesta se agita en forma de hojas anchas y rugosas.

—Igual uno no elige sus recuerdos —dije al entrar, constatando que quedaba la mitad del churro; además de dos naranjas y media *baguette* sobre el cartón. Me senté.

—Hay algo inconsciente, sí; que remonta a la superficie…

—Sí, y por qué ese recuerdo y no otro…

—Es bastante misterioso supongo…

—Sí… Está muy bueno este porro, che.

—Viste, tres sequitas y te deja como una lechuga; pipí-cucú.

«Como una lechuga conflictuada», me dije. Y… quién sabe qué mierda sienten esos vegetales. Y lo de pipí-cucú, ¿a qué viene?

—¿Vos sabés de dónde viene eso de pipí-cucú?

—De que algo está muy bueno, supongo.

—Sí, esa es la acepción que tomó con el tiempo. Pero en un principio, ¿qué significa?

—¿La etimología de la palabra querés decir?

—Sí… No… —No estaba seguro de lo que quería decir *etimología*, y ni en pedo se lo preguntaba—. Digo, ¿quién fue el primero que lo dijo?

—Ah, no. Ni idea… ¿Vos sí?

—Carlitos Monzón, el boxeador. Cuando ganó el campeonato del mundo, en París. La anécdota cuenta que, al ir en el taxi que lo llevaba desde el hotel, iba practicando lo que tenía que decir al momento en que le dieran el premio; *merçi beaucoup*. Y así fueron todo el trayecto; *merçi beaucoup, merçi beaucoup*; y Monzón iba repitiendo, todo el viaje así. Ponele que duró una media hora, hasta que llegan; y es la alfombra roja, los fotógrafos, los aplausos, y en fin el momento en que el presidente de la asociación de box, ponele, capaz que era el presidente de Francia u otra persona, no sé, alguien así de importante. La cosa es que este tipo hace un discurso y nombra los méritos, elogia al gran boxeador argentino Carlos Monzón, bla, bla, bla, bla; hasta que le entrega la corona o el trofeo o lo que sea que le dieron, y otra vez los aplausos, y ahí Monzón sube al podio, se acerca al micrófono y lo único que tiene que decir y que estuvo practicando todo el día es *merçi beaucoup*, y el pelotudo va y dice: «Pipí-cucú». —Y ahí ya no aguanté más y empecé a reírme a carcajadas de mi propio chiste, que no era un chiste sino una anécdota que había escuchado en un programa deportivo de la tarde—. ¡El pelotudo! ¡Pipí-cucú! Ja, ja, ja… ¡Qué pelotudo, limitado de mierda!

Y así estuve un rato riéndome y sin poder parar de reírme, mientras Julia liquidaba la tuca y se reía más por mis carcajadas que de la anécdota en sí, hasta que dijo:

—¿Viste lo que es este faso? Se te acaban todos los problemas en un toque.

—Como dijo el Capu: «Dele un porro a sus hijos, y no se preocuparán por el capitalismo».

—Je, je. Qué grande el Capu. Y, la posta, es que estamos muy bien acá. No hay vecinos, es casi el campo. Falta la ducha nada más.

—Y… no se puede todo. Igual afuera está lloviendo, si querés. —Y la sola idea de verla desnuda, o en bombacha y corpiño bajo la lluvia, me hizo estremecer, temblar un toque más y sentir una punzante presión entre las piernas.

—No estaría tan mal —me dijo—. Yo tengo jabón y toalla, si querés…

—Creo que sería mucha bandera para los vecinos.

—Ah… Te achicas…

—No es eso, boluda. Es por un mínimo de precaución.

—Ya sé, bo-lu-do, te estoy jodiendo: ni en pedo salgo en bolas a cagarme de frío…

Nos dejamos caer todo a lo largo de los cartones, cubriéndonos con una manta y una toalla que ella sacó de su valija; más un buzo y unas remeras que sirvieron de almohada. Viéndola de cerca me dije que era hermosa. Aún más hermosa que de lejos. Y nos quedamos un rato así, mirándonos de cerca, jugando al cíclope; y le pedí su *Rayuela* y le leí el capítulo ese de «toco tu boca, con un dedo toco tu boca», y así nos fuimos hundiendo en el sueño, los párpados que caían de su propia fatiga.

Soñé que estaba con un grupo de gente, todos jóvenes, en una pieza donde se daba una especie de dinámica en la que nos turnábamos para bailar. Cuando me tocó a mí, pasé adelante y me puse a bailar con un trapo de fregar el piso, y fue en ese momento que tuve conciencia de que la propuesta de la actividad consistía en invitar a otra persona a bailar con uno; pero, como yo no me atrevía, bailaba, y hasta cantaba, pero lo hacía solo. Cuando acabé, las críticas no se hicieron esperar; algunas de las chicas me dijeron que había sido cobarde, que no me ponía en riesgo; «mejor así —me lanzaba otra—, así no podés fallar». Entonces me di cuenta, tarde —para variar—, de que podría haber invitado a una de las chicas a que pasáramos el trapo juntos, tomando el palo los dos…

Me llevó un momento entender dónde estaba. Julia, a mi lado, ya tenía los ojos abiertos. Nos quedamos así, sin saber cuánto habíamos dormido. Pensé que dormir en el suelo te daba la posibilidad de descansar solo lo necesario, sin la excesiva modorra que otorga el confort. Bueno, también era una manera de decirse; estoy bien, *vamo* arriba los corazones, o algo así. Y razones no me faltaban; Julia sobre esos cartones, en esa casa.

—¿Soñaste? —le pregunté.

—Sí —dijo—; con un color.

—¿Con un color? —le pregunté.

—Sí, una especie de rojo. No sabría muy bien cómo describirlo. Me pasa seguido que sueño con colores y es recién cuando empiezo a mezclar que lo voy encontrando. Reencontrando en realidad… en eso que se llama «la realidad»; ¿y vos?

—Una cosa muy extraña: mucha gente que no conocía; estábamos en una habitación y había que hacer representaciones; y yo, por supuesto, no me animaba, y quedaba como un boludo. No sé por qué; quería, pero no me atrevía, me daba vergüenza, no sé. Un clásico.

—Je, je… Bueno, para eso están los sueños también…

—¿Para qué? ¿Para sentirse un boludo?

—No, chabón; pero bancá un toque que necesito hacer pipí… Ahora vuelvo… —Y levantándose agregó—: No está tan mal el piso… Y espero que no haya nadie…

—Bueno, ya sabes dónde es. Cualquier cosa, golpeás.

—Sí, claro.

—¿Tenés papel?

—Sí, gracias, papi.

—Si no, en el piso tenés un montón.

—Je, je, muy gracioso.

—No es un chiste; aunque lo mejor ¡son las hojas! —dije, pero no sé si me escuchó porque ya le había dado la vuelta a la puerta (al hueco donde podía estar la puerta), y me dije que mejor así; que arrancar desde por la mañana con comentarios de índole escatológica no era el mejor augurio ni de complicidad ni de camaradería ni de nada que se le pareciera.

Y me senté, y vi que el cielo se había despejado; dejando algunas nubes que flotaban rezagadas a la espera de que se las tragara el mar. Julia volvió diciendo que fuéramos a buscar algo para desayunar, porque tenía hambre, y así además encontrar agua caliente, porque se moría de ganas de tomar un mate. Me preguntó, mientras yo empezaba a hacer ademán de recoger las cosas del suelo, si yo era de comer a la mañana o más tarde. Le dije que yo era de morfar cuando hubiera comida y que, cuando no, naranja; y acto seguido me puse a pelar la naranja que quedaba. Mientras tanto Julia fue metiendo sus cosas en la valija, y yo me acomodé el pantalón, y salí para ver el día; total, ya nos íbamos, ya no importaba seguir disimulando; aunque también quería pispear para ver qué onda por si quería regresar más tarde; y la vi a ella, inclinándose para guardar su ropa, y entre el pantalón y su campera se asomó un pedazo de su baja espalda salpicada de pelos que iban a perderse tras el borde de una bombacha negra; y me acerqué y le ofrecí cuatro gajos de naranja que ella agradeció con una mirada.

Así emprendimos la marcha, Julia con su bolso al hombro, y yo con la valija. El sol desfigurándonos en plena jeta, revelando que estábamos más fisureados ahora que hacía un rato a la sombra. Pasamos junto al árbol y seguimos hasta el terraplén que trepaba a la calle, dándonos vuelta para ver la casa, como si dejáramos atrás un lugar que había sido nuestro.

Anduvimos hasta el bulevar, sin encontrar ni almacén ni panadería ni súper, pero una vez allí vimos venir un bondi y Julia lo paró y preguntamos si iba para el centro. Nos subimos y para nuestra sorpresa iba lleno, con gente parada y todo. Julia me dijo un par de cosas, pero yo me quedé agarrado del caño que cruzaba el techo, maldiciendo el día, haciéndome el serio, con demasiados deseos de algo que me sacara de esta atrofia; capaz un mate o un bizcocho, una birra o ese faso rico que ella guardaba en su billetera; no lo sé, pero cansado y confundido y más hundido que gusano en tierra negra.

Nos apeamos en algún lugar del centro —digamos donde se fue bajando todo el mundo—, y anduvimos un rato en silencio hasta un súper, donde apenas entrar nos separamos, y yo me fui directo a la góndola de las galletas y me abrí un paquete de Chocolinas, engulléndolas como una bestia, intentando disimular y reprochándomelo (¿qué delito estaba cometiendo al comer cuando tenía hambre?); y lo mismo hice yendo hasta el fondo donde encontré los cartones de leche y me zampé medio litro de un trago.

A pesar del odio que me habían provocado todos esos empleados que se ponían la gorra para defender al patrón como si fueran de ellos las galletas, o si hubieran ordeñado la vaca; se puede decir que, una vez que salí de ahí, ya me sentía con fuerzas como para enfrentar el nuevo día; y que la gente, y sus gritos, sus histerias, no me partieran el craneo a la mitad con un hacha como le había pasado al renegado de Trotski y a tantos otros a los que no les acompañó la suerte hasta el final.

Yo había desayunado, el aire salino tonificando mis pulmones, y Julia viniendo hacia mí con una bolsita blanca, alcanzaba para seguir rumbo a la peatonal, y al pasar frente a una rotisería le dije que me esperara un toque más adelante que yo ahí volvía. En un *flash*, había enregistrado un mostrador sobre el que relucían unas empanadas gigantes, unas especies de calzones mejor dicho, y en la fugacidad de la visión no había divisado a nadie detrás de ese mostrador. Caminé de vuelta hasta la puerta del local, y relojeando la vereda y la calle, y después hacia el interior como quien se interesa por comprar, y, al no ver a nadie, entré. Una radio emitiendo música ochentosa desde lo alto de un estante, ruidos desde lo que debía ser la cocina; pero allí mismo nadie me miraba, salvo los calzones relucientes pintados probablemnete con huevo esa misma mañana y su repulge. Lo agarré y salí a la vereda, mirando para todos lados; el calzón bajo el brazo, me fui hasta donde Julia.

Mirándome con sorpresa dijo: «¿Y eso?».

En el primer lugar que encontramos, unas escaleras que iban de la vereda a la calle, nos sentamos y nos pusimos a comerla: empanada de piernas abiertas, como le dicen, porque de adentro chorrea toda esa salsa con aceite; y nada más probarla Julia admitió que estaba buenísima. Era de atún. Y hasta un par de personas que pasaban se detuvieron para preguntarnos dónde la habíamos comprado, y Julia se reía.

En eso estábamos cuando apareció Javier. Sorprendido también por semejante manjar, le convidamos lo que nos quedaba, y él nos refirió muy tranquilo lo que había sido su noche, detrás de unos arbustos, en una plazoleta no muy lejos de ahí, cubierto con cartones. Coincidimos en que los cartones podían llegar a ser un muy buen paliativo frente al frío, y le comentamos brevemente lo que había sido nuestra noche en una casa toda para nosotros.

Julia se puso a cebar mate (en el súper había una de esas máquinas que por una moneda te llenan el termo); y yo bromeé sobre la suerte de contar con una mujer que, además de linda e inteligente, supiera cebar buenos mates. A lo que Julia replicó, mirando a Javi, que tu amigo es bastante ducho para todo lo que sea comentarios de tipo machista. Javi se rio, y admitió que el mate no solo estaba de puta madre, sino que era lo que había estado deseando desde que se despertara. Yo, entre esas dos miradas que cruzaron, no pude evitar ese soplo de celos y de vergüenza que me provocaba, cada vez, el temor de que la mujer que estaba conmigo terminara eligiendo irse con Javier. Después le dijo gracias, le devolvió el mate y nos preguntó que qué pensábamos hacer. Yo le dije que pensábamos ir para el lado de la feria de los artesanos, donde de camino había una librería, y capaz que también a la playa, ya que estábamos y el cielo insistiera en despejarse. A lo cual Julia puso cierto reparo aduciendo que ella debía hacer unos llamados, y además conseguir otro pasaje para volver a La Plata.

Javier, para nuestra sorpresa, dijo que entonces ya nos encontraríamos más tarde. Y yo, que al principio creí que lo hacía de onda para dejarnos tranquilos, entendí que también era cierto lo que siguió diciendo; que necesitábamos guita y que él había escuchado que ahí cerca se daba una piola, y que era cuidar coches a la salida de los restaurantes, y que hacia allá se iba y que nos veíamos al rato. Le dije que yo podía pasar por lo de Chiripa a recuperar los bolsos. Y él me respondió que estaría bueno y se fue; agitando la mano primero, y perdiéndose entre el gentío después.

Julia y yo nos quedamos un rato más; fumando, y mateando, y viendo a la gente pasar. Pensé en decirle que se quedara. Pero la idea de insistirle resultaba absurda. La decisión, a esta altura, corría solo por su cuenta. «Los de afuera son de palo», me dije, remedando a los murguistas.

Y, además de decir que tenía que irse, que no podía quedarse, que tenía que volver, que tenía cosas que hacer; dos cuadras más allá, entró en una agencia de viajes. Yo me quedé afuera, con la mínima esperanza de que cambiara de opinión. Pero, al verla salir con el pasaje en la mano, de esa oficina con aire acondicionado y puerta vidriada, supe que todo se había ido al recarajo.

Caminamos hasta la playa —porque había que hacer tiempo hasta la hora en que partiera el bondi—, sin decir palabra, odiándola por no quedarse a que la rockearamos juntos y preferir volver a su casita, a sus cuadritos, a sus estudios universitarios, y me prometiera no sé qué futuros encuentros que en ese momento significaban menos que cualquier utopía que uno pudiera inventarse para tragar mejor el presente.

«Difícil que lleguemos a ponernos de acuerdo», cantó en algún momento.

Y, una vez en la playa, me tendí en la arena y no tardé en quedarme dormido. En un sueño profundo y sofocante. Hasta que Julia me sacudió, todo transpirado y lleno de arena, para decirme que ya era la hora de irse a la terminal.

Al principio dudé, y jugué con la idea de que se fuera sola; yo me quedaba ahí, más por rencor que otra cosa, o por orgullo y hasta por pereza. Pero acabé por levantarme diciendo que al menos hasta lo de Chiripa podía acompañarla, que estaba de camino.

Allí en la casa hube de sonar un par de veces el timbre hasta que apareció una mujer rechoncha con el pelo teñido de rojo que se presentó como la mamá de Damián, quien supuestamente estaba en la playa en ese momento. Me entregó los bolsos, haciendo un denodado esfuerzo por resultar simpática, remarcando lo agradecido que podía estar por la hospitalidad y el cuidado seguro que habían gozado nuestros bolsos, pero que estaba más claro que el agua que eso jamás se volvería a repetir. Se despidió con un buena suerte. Saludos a Chiri…, y me corregí, a Damián.

Caminar con los bolsos hasta la terminal, para después volver, además de penoso, era absurdo. Sumado al hecho de sentirme traicionado (cosa que no me costaba en lo más mínimo), hicieron que ahí mismo, en esa esquina, intercambiáramos nuestros mails y nuestros números, con la idea de volver a encontrarnos en cuanto la situación se presentara. El abrazo, y el beso, fueron breves. Y hasta fríos. Mejor así; las despedidas calurosas acaban por dar pena. Mi pesado orgullo otra vez, contra el que no podía hacer nada. Julia me miró, con una mezcla de incomprensión y de lástima, y se fue.

En fin, me alejé cantando una de los Redó; «No nos dimos nada más, solo un buen gesto. Ella fue por esa vez, mi héroe vivo, va… fue mi único héroe, en este lío…". *Esa estrella era mi lujo*, se llamaba. Un rocanrolito triste. El calor (tenía toda la ropa puesta), el peso de los bolsos, y de la carpa, se hacía insoportable.

Al llegar a la calle donde estaban los restaurantes, divisé un local de artesanías. Entré y pregunté si podía dejar los bolsos aunque sea por un rato; la mujer que atendía me dijo que sí, pero con la condición de que pasara a recogerlos antes de las nueve de la noche, porque a esa hora cerraban, y a la mañana llegaba la dueña y no le iba a gustar nada encontrarse en su local con esos bártulos en el suelo. Le respondí que sí, que así lo haría. Que muchísimas gracias. Y me alejé llevando solo una remera blanca y un *short*.

***

Bueno, ¿qué le hace una mancha más al tigre? Cada circunstancia es válida, puede ser una o la otra; con Julia o solo, todo acaba por ser una posibilidad. Así ando, sabiéndome un pobre tipo, ensayando consuelos de manual de autoayuda, con las bolas transpiradas y el vaivén de los turistas.

Vi aparecer a Javier, avanzando con paso seguro, por el medio la calle, cual kapanga de la cuadra, achicando los ojos, y me pregunté por qué no usaba los lentes; acaso porque no hay cuidacoches cuatrojos —como no hay punkis sin perro—. ¿Qué traía en la mano?, ¿un trapo naranja?

Sí, una franela, que, según me dijo, la había pegado en el chino de ahí a la vuelta, con las monedas que había logrado juntar en menos de una hora, y que ahora, con el trapito, el negocio estaba en alza. Parecía entusiasmado, y entendí que se podía hacer algo de guita y que podía ser divertido. La calle tenía más de cien metros y era mano y contramano. Javier cortó la franela en dos, nos repartimos la cuadra y volvimos a ser socios.

A partir de ahí, se sucedieron momentos de pausa con otros de trabajo continuo. Hubo quienes dejaban monedas, otros nada; y hasta hubo quienes bajaban la ventanilla para deslizar un billete en nuestras manos. Una mujer se detuvo para entregarnos una caja con lo que le había sobrado de las vacaciones, diciéndonos que prefería dárselo a alguien antes que tirarlo a la basura; una mermelada de damasco por la mitad, medio paquete de galletas, un pan lactal casi completo, un frasco de berenjenas en escabeche, un sachet de mayonesa, queso en fetas, jamón.

Se puede decir que merendamos bien, sentados en la vereda.

En algún momento, una bandita de pendejos, de doce, trece años, nos encararon corte mala onda. Dejándonos en claro que ahí era su parada a partir de las ocho y media, nueve; la hora donde, al parecer, el billete salía más jugoso: que ni se nos iba a ocurrir hacernos los pescados, que no eran ellos, sino sus hermanos mayores los que iban a venir a darnos la explicación. Ahí, pasó a explicarnos otro que, cuanto más de madrugada, después de las doce, es cuando salen más en pedo y ya se las dan de re buena gente y no les importa nada. Ojo, ratas tenaces hay siempre también, que no te dan ni diez centavos; pero en general la noche es generosa; así que no se hagan los gatos y, en cuanto nosotros aparecemos, ustedes se rajan. Además, agregó el gordito a modo de despedida, está bien que la parada esté siempre copada, y, si nos entendendemos bien piola, todo será mejor para todos.

Ya hacia el final de la tarde dos chicas en un Clio se vieron en aprietos para hacer entrar su autito en el único espacio que quedaba disponible. A lo largo de la calle los autos estacionados a ambos lados, donde les habíamos indicado, qué proeza (y lo digo, porque en verdad era un motivo de orgullo); y ahora ese lugarcito, donde era evidente que entraba, pero ninguna de las dos se animaba y le preguntaron a Javier si él podía hacerlo. Él, que nunca se había sentado a un volante, excepto al del Daytona en los videojuegos, y que además no veía dos en un burro, me pegó un grito, y yo, al ver a las chicas, y al autito, me dije: «Claro, hermano, que puedo hacerlo; deja nomás, flaquita». Y acto seguido me subí a la butaca del conductor, acomodé el asiento a mi medida, y hasta el espejito retrovisor, y saludé a la chica que se quedó en el asiento del acompañante y que debía andar por los veinticinco como mucho, y que apestaba a perfume de lilas o alguna de esas flores que siempre me hacen estornudar, y bajé la ventanilla como si me preparara para irme de viaje (diciéndome que lo mismo hubiera hecho si me hubieran pedido de pilotear una aeronave; y por eso seguramente la única vez que me había subido a un avión había tenido un pánico terrible al imaginarme que el piloto, o el constructor, o el que había supervisado que todo estuviera okey, pudiera ser como yo); y lo primero que pasó fue que apreté el embriague, y moví la palanca hacia el lugar de la R (entró al tercer intento), y después cuando aceleré: rummmm… rummmm…, pero nada. Y ahí las miradas ya cambiaron. Yo, por supuesto, no entendí qué carajo pasaba hasta que no hube acelerado unas cuantas veces más y la mina que estaba afuera comenzara a hacerles preguntas a Javier, y la que estaba al lado acabara por sugerirme —la muy boluda— que acaso se debía a que el freno de mano estaba puesto.

«Empecemos de nuevo», dije. Pero lo que pasó a continuación fue peor. O mejor, según como se lo mire. Primero; los dos autos entre los que tenía que entrar eran una cuatro por cuatro última generación y atrás un Peugeot azul eléctrico también nuevito. La menor rozadita se iba a notar. En fin, jugado por jugado; que sea a lo grande. Apoyé mi mano derecha en el respaldo del asiento del acompañante, la zurda firme en el volante, me volteé y aceleré para atrás. El coche salió disparado a tal punto que estuve a un milímetro de incrustarlo en el Peugeot, y aunque frené justo, la chica que estaba a mi lado (Ludmila, se llamaba, qué lindo nombre) pegó un gritito, y se aferró a su cartera y hasta le clavó las uñas. La chica que estaba afuera empezó a mostrar inequívocos signos de inquietud. Y por lo que podía ver le estaba reclamando algo a Javier. Moví la palanca hasta la primera y volví a acelerar a fondo, pegando un volantazo todo para la derecha y haciendo chirriar los frenos a un pelito de la camioneta de adelante. Luego no solo la dueña comenzaba a hacer gestos de que basta, de que bajara de inmediato, de que no tenía ni idea, sino que, señálandose las sienes, le decía a Javier que yo era un inconsciente. Otra gente había empezado a detenerse y a reclamarle a Javier y a gritarme cosas, todo lo cual no hacía más que divertirme aún más (tanta gente al pedo preocupadísima por unas carrocerías); y para terminar pegué otro volantazo y otra marcha atrás y dejé al auto estacionado que mejor imposible y sin un solo rasguño; cosa que a mi parecer hacía inocuos cualquier tipo de reclamos.

Me bajé del coche bombardeado de comentarios. Les respondí que la pasaran bien y que no jodieran tanto; así que volvieron a agarrársela con Javier, quien recibió los tiros con mansedumbre y, una vez que se hubieron marchado, se las agarró conmigo. Por ser tan infantil, y por obligarlo a poner la cara, una vez más, por mis pelotudeces.

—Siempre lo mismo —dijo.

—Pará —le dije, aún riéndome.

—Sí, pelotudo, muy divertido; pero solo para vos.

—Cerrá el orto —lo conminé.

Caía la noche cuando volvieron a aparecer los pibes. El gordito, de pómulos rosados, rapado a los lados, fungiendo con aires de líder, nos preguntó cómo había estado todo, y, tras dos o tres frases de rigor, si habíamos comido. Javier le dijo que sí, y yo, al unísono, que no; el gordito, algo confundido, volvió a reformular la pregunta: «¿Tienen hambre?». Javier le dijo que no se preocupara; a lo que el Gordito mandó a dos de sus secuaces con un chasquido y una indicación.

Nos repitió que tenía buenos contactos en la zona, abrió una cajetilla de Marlboro, sacó tres medios puchos y nos preguntó cuánto habíamos juntado. Yo pensé: «Este quiere una comisión». Pero Javier le tiró una cifra, y el Gordito comentó que estaba bien, sobre todo que acá la gente no nos conocía... Porque ustedes, ya hicieron esto antes, ¿no?

Sííí, un montón.

Los otros volvieron con unas milanesas, unos pedazos de pollo, papas, cebollitas y hasta pan. Ahí nos dejaron, sentados en la vereda. «Pásenla piola», dijo uno. Se iban a laburar. Ahí Javier exclamó: «¡Los bolsos! ¿Qué hora es?». El gordito miró el reloj en su muñeca y dijo que eran las nueve y diez. Pasadas.

Me levanté y salí puteando; rumbo al local de artesanías. Puteando y deseando. Pero, cuando llegué, me encontré con la persiana baja y las luces apagadas. Me quedé un momento ahí; mirando hacia adentro, con la esperanza de ver aparecer a alguien... Y reculando, sin dejar de mirar el local, me encontré de bruces con el guardia de seguridad, que precisamente se había acercado para saber qué era lo que yo hacía merodeando por ahí. Lo miré, y lo primero que me pregunté fue cómo podía un tipo cualquiera dirigirse a otro cualquiera de esa manera. «Nada», le respondí. Dudé en relatarle la situación, pero su mirada me disuadió. Y me alejé diciéndome que esta noche podíamos pasarla muy mal.

Estuve dando vueltas un rato, asombrado por esa gente que se esmera por resultar bella. Disfraz de lo positivo a ultranza. Un está-todo-bien que no es más que obedecer y entrar en la norma; cual la bella etérea y el bello héroe; monstruos apestosos, deformados por el orgullo y la necedad. Idiotas aparentando y nada más. Hasta que recordé que, si no me apuraba, podía quedarme sin comer, y volví. Javier ya fumaba.

—¿Para qué querés volver a Buenos Aires? —le pregunté, entrándole al pollo con las manos, que estaba frío y que estaba buenazo.

—Cómo para qué, boludo. Para seguir con la vida. No vamos a estar acá pasando miseria para siempre —me dijo.

—Claro, allá tenés la familia.

—No es eso. O al menos no es solo eso.

Yo sabía a lo que iba: la casa, seguir estudiando, los pibes, el barrio. Nuestro espacio, volver a un lugar… Pero yo, ¿a dónde volvía?… «Podés venir a lo de mis viejos por un tiempo, si querés», me había dicho en otra oportunidad, cuando ya veíamos que la cosa estaba pasando de castaño oscuro. Pero a mí todo empezaba resultarme, ¿cómo decirlo?, como si hubiera algo en lo que ya no pudiera creer, y, por lo tanto, todo se perfilara igual. Aunque no tuviera ni idea lo que era. Salvo que pasar la noche fuera, con frío, y sin Julia, caminando entre la mediocridad… Había algo que no estaba bien. Pero allá tampoco iba a ser mejor.

—¡Y se supone que este es el momento de libertad! —dije.

Javier, que miraba con ansias hacia uno de los locales de videojuegos, la cazó al vuelo:

—Claro; todos a la misma hora al restaurante; como antes al laburo, y aún antes a la escuela…

—Quince días para gastar todo lo que yugaron durante el año…

—Ahora sí; ¡a consumir sin parar!

—Que para eso trabajaron…

—Por eso esto es como es, se sostiene en una perversión. Nadie puede pasarla bien aturdiéndose, y acá lo que se busca es aturdirse…

—Entretenerse, divertirse…

—Olvidar, confundirse…

—¿A dónde estamos yendo?

—A ningún lado —dijo Javier.

—¿Nos sentamos?

—Qué cagada que no tenemos las artesanías —se lamentó al sentarse en el cordón—; sino capaz que nos hacíamos unos mangos…

—Por diez minutos…

—Fue el gordito con lo de la milanga, si no, capaz que hubiéramos llegado…

—¿Qué onda esos pibes? Son muy chicos para callejear a esta hora…

—¿Te parece?… En cuanto a lo que es calle, nos llevan como diez años de ventaja…

—Por eso te lo digo…, ¿qué onda?

—Me los crucé esta mañana. Venían relocos, pero corte en baja. Y yo les pregunté en qué andaban, y ahí me soltaron lo de cuidar coches, y me mostraron la lleca donde estaba todo legal…

—Pero, entonces, ¿por qué nos encararon corte malandrín esta tarde?

—Yo qué sé… Capaz que porque estabas vos… o como te digo, esta mañana estaban chiflando por Júpiter y después ni se rescataron… no me reconocieron… no sé…

—Capaz que le hacen eso a todo el mundo….

—Y… tienen que copar la parada, si no, se los comen los tiburones…

—Parece un lugar bastante tranquilo…

—Hasta que deje de serlo…

Nos quedamos un rato así, viendo pasar mucha sandalia nueva, mucho mocasín sin media, mucha uña pintada. Mucho celular, y mensajitos y llamadas.

—Habría que poner una bomba en esta peatonal —dijo Javier como llegando a una conclusión.

—Eh, te salió el Severinno…

—Mirá lo que es esta gente, zombis que caminan…

—Todos no…

—No, claro… ¿Pero no creés que sería un acto de justicia?

—¿Qué, poner una bomba?

—Que paguen de una vez…, que dejen de hacer como si este fuera el mejor de los mundos posibles…, que asuman que son unos lameculos…

—Podrían ser tus viejos…

—¡Con más razón!

—¿Qué querés que hagan, boludo?

—¡Que se despierten! Que digan, ¡basta!, por ejemplo. ¿Qué es toda esta basura? No pueden ser tan imbéciles…

—A mí se me hace rara esa calificación, desde ya por la to…

—¡Vos, boludo! El más forro de todos, nadie tiene más desprecio por los otros que vos…

—Pará, pará… Dejame terminar… No estoy diciendo que no me cabe lo de la bomba, atención… Pero cada cual toma su decisión. Y dirigirla contra una persona, quien sea, es bastante jodido…

—Porque contra una vaca, no…

—Contra las cosas, objetos, lugares, es un símbolo… Es contra la opresión… Pero la gente… la gente cambia, piensa…

—No sé si piensan. Pensar es un toque difícil. Es más fácil no hacerlo y dejarse llevar… Sobre todo por el miedo…

—Conformarse, sí…

—Pero sin darse cuenta, y eso es lo peor. Sin admitir que son lo peor. Siempre intentando ponerse del lado bueno, justificarse… y muchas veces son peores que los fachos…

—Hoy por hoy ni los fachos se admiten fachos…

—Bue… No sé, mirá… Escuchá…, lo que yo te digo va por el que se disfraza de que está todo bien, o que al menos sabe cómo hay que hacer para terminar de una vez y salvarse… y hacen proselitismo con todas las soluciones mientras pagan religiosamente sus cuotas al banco, y tienen sus cuentas corrientes, y su propiedad…

—O sueñan con ella…

—¡Sí! Los que te hacen comer de verdad la idea de que hay un capitalismo bueno, que la conciliación es posible, entre la finanza, la gran empresa y los que estamos tirados…

—Esa es la tarea de los progres…

—Ese que a la larga se vuelve lo que es; un autoritario y un elitista al que no le cabe la gente de la calle, el quilombo…

—Ni de izquierda ni de derecha…

—Pero incluso los de izquierda. Lo que quieren es comprarse un auto nuevo…

—Yo por eso te decía que para mí el anarquismo no es de izquierda ni de derecha… Y vos te calentaste…, pero yo a lo que iba es a que primero esa postura de izquierda y derecha es con respecto al rey… y el anarquismo para mí, y eso lo entendí hace unos días, está en la cabeza… En cada uno… En no comerse ninguna…, ni casita propia, ni idea propia, ni nada preconcebido, ni nada institucionalizado; ni el amor, ni las leyes, ni un carajo…

—Hoy estaba pensando…

—No jodas…

—Boludo…, que mismo el artista tiene ese prurito de meritocracia… Como si uno, cualquiera, tuviera que ganar más solo porque su talento, o lo que sea…

—Y… es un poco la lógica del sistema…

—Sí, pero lo raro es que mismo el artista, alguien que de verdad tenga talento, se coma esa idea… Corte yo soy mejor, o yo me he ganado el reconocimiento y por eso está bien que gane más que el otro…

—Pero al artista lo que más le importa, y más que a cualquier otro, es poder hacer lo que le sale del ojete sin que nadie le rompa los huevos…

—Pero como si el mero hecho de tener talento, y la posibilidad de expresarse, o trabajar en lo que uno ama no fuera suficiente… Eso es una locura, una necedad… No digo que mejores condiciones materiales no ayuden a hacer mejor lo que uno quiere…

—Y… no, gracias.

—Yo escucho banda de tipos, y de minas, que lo que quieren es alcanzar la gloria… Y yo más que ninguno… Y ahí ya no estás pensando en la canción, sino en la guita…

—Sí, pero… ¿qué te puedo decir? No me podés decir que porque te hacés millonario hacés peores canciones y que ser pobre es la clave del espíritu creativo, y menos que menos solidario y todo el resto…

—Capaz…, pero lo que yo te digo es esa cuestión de cuando la obsesión se vuelve subirte al podio de… Hay algo muy trucho ahí.

—Igual te quiero ver con un millón de dólares.

—Lo más propable es que te cague la vida. Y ahí está lo macabro del juego. Si ganás o si perdés, es en el fondo lo mismo; estás jodido…

—La competencia es jodida…

—Ni tanto… porque si fuera solo un juego, y no hubiera la presión por inclinar la balanza hacia un lado y si caés del otro sos un *looser*; cosa que le pasa a la mayoría… digo, si solo fuera un juego del estilo: «Ay, qué bien ganaste» o «Uy, perdiste, la próxima irá mejor»; pero no… te joden… ¡Por eso hay que poner una bomba!

—Ja, ja. ¿Qué pasó con Gandhi ahí, che?

—Ni idea. La verdad es que no conozco muy bien la historia de Gandhi. En realidad, no sé la historia de nada… Pero lo de Gandhi a esta altura ya me parece sospechoso. Primero, en la India se cagan de hambre, los pendejos laburan de sol a sol, son más capitalistas que la concha de la lora… Y, por otro, me suena que tanto bombo con el Mahatma va medio de la mano con toda esa pirueta del zen, y del yoga, y de relajate que la libertad está en tu corazón… Dejá que te la metan, pero no se pongan nerviosos que es peor…

—Sería lo mismo con ese que tenés tatuado ahí en el brazo; es Hollywood el que te hace la película…

—Y… ahí sabés vos más que yo…, pero al Che, con todo el respeto que se merece, le gustaba mucho ser jefe…

—Y producir… como a vos…

—Y no le cabían ni los negros ni los homosexuales, como a vos…

—Un aristócrata porteño… ¿Qué querés?

—¡Viva el Che, carajo! —gritó Javier.

—¡Viva la anarquía! —grité yo.

—Che, me parece que hay mucha rati de civil por acá.

—Todos tenenos un rati dentro, ¿no?

—Sobre todo si sos porteño y clase media…

—Además de las cámaras…

—Es por su seguridad.

—Cada vez que te la ponen, es por tu seguridad. Cuando nos encajen ese famoso chip en la cabeza, va a ser con un buen pretexto al estilo, para estar bien protegidos…

—Los gringos ya lo están haciendo eso. Por lo menos en algunos estados. ¡Y voluntariamente!

—Siempre tan avanzados ellos…

—Para no perderse…

—Claro, je, je, para no perderse… Me voy a dar una vuelta, a ver si encuentro algo para morfar…

Me levanté no sin cierta dificultad. La fresca había empezado a sentirse, y estar sentado no ayudaba. Dispuesto a sacudirme la modorra, y a que algo pasara, me abrí paso entre los paseantes y pensé cuán diferente podía ser este ambiente comparado con el de una manifestación… y ni hablar si lo comparaba con un piquete… Aunque enseguida me cruzé de vereda y tuve que admitir que caretas e interesados hay en todos lados… Que la cosa capaz que estaba en no querer sacar provecho propio, hacer las cosas y ya… Pero la multitud era algo que definitivamente podía exasperarme... Una cuestión de códigos, tal vez... o de dictadura de códigos... No sé, algo más bien confuso y extraño. De avasallamiento... Forzarse al optimismo era lo propio de las dictaduras.

Entonces recordé al Pelado cuando me decía que a él le encantaban las multitudes, cagarse a codazos para subir al tren en Constitución... El Pelado, me dije con nostalgia; en qué andará ese loco ahora... Y me lo imaginé con las patas en una palangana fumando porro en su patio de Ciudadela sin ninguna necesidad de recorrer cientos de kilómetros para estar a la fresca y a sus anchas...

Me fui arrimando a la terraza de un restaurante; en algunas mesas todavía había gente que cenaba, y me planté frente a una pareja de unos cuarenta años. La mujer ya había cruzado los cubiertos y en una bandeja de acero aún quedaban un pedazo de carne y unas papas...

—¿Me puedo llevar eso? —pregunté en tono furibundo, señalando la comida. Algo de plañidero en el tono, de hambriento; pero mezclado con exigencia.

La mujer se echó para atrás y el hombre me calibró; receloso, presto al contraataque. Asintió con desdén (por no decir con odio). Y solo entonces, cuando yo estiraba la mano para tomar la bandejita, la mujer habló como si estuviera muy relajada:

—Sí, sí..., llevatelo... —dijo con una voz increíblemente aguda.

Más me sorprendió que en la mesa de al lado tres viejas me dieran todo lo que les quedaba (pedazos de pan, *omelette*, grisines, mantequillla, ensalada de zanahoria, medio chorizo), y que ellas mismas lo fueran depositando sobre mi bandeja, y que además me desearan buen provecho, buenas noches, y me saludaran como si yo fuera el nieto que ahora se iba de juerga con los amigos, dejando a las abuelas tranquilas tomando su licor de huevo o su lemonchelo.

En eso divisé que, en la mesa de al lado, cuatro jóvenes de mi edad, hablando en voz muy alta; ajenos a todo lo que ocurría, mucho gimnasio y crema posdepilación, soltando risas estridentes; con cuatro celulares luciendo sobre la mesa junto a cada uno de ellos… En fin, regaladísimos; pero miré alrededor y reconocí que —vieja técnica guerrillera— mejor es retirarse a tiempo. Y volví con mi bandejita cargada cual ofrenda.

Javier, sentado aún en el cordón de la vereda, con los brazos envolviéndole las piernas, mirando con gesto grave, evidentemente cagándose de frío, en cuanto me vio se sonrió como un chico. Con esos ojos que ponen los gurises cuando se sorprenden, y que no tiene nada que ver con los ojos de los adultos a los que la vida ya los aplastó (aunque se empeñen en disimular) y la pupila no les brilla ni por asombro…

—¡Qué hijo de puta! —exclamó—. ¿De dónde rescataste todo eso?

—En bandeja —dije, y me senté a su lado.

Y le conté todo tal como había sido. Aunque capaz que exagerando un poco.

—Che, tanito —le dije.

—Sí, Bostero.

—¿Te acordás cuando te decíamos Tanito?

—En el Almagro, sí, cuando íbamos a ser estrellas del fútbol europeo…

—¡Qué boludos!

—Éramos pibes… Además Juan tenía un poder de convicción muy fuerte…

—¡Era el portero del club!

—Pero nos decía que nos iba a llevar a jugar a la Sampdoria, que nos iba a comprar botines, que en Italia tenía un montón de contactos…

—Qué capo, sí… Pero yo lo que te quería decir es otra cosa. Estuve pensando, y me doy cuenta de que hablar de política no sirve para nada.

—Nada sirve para nada en ese caso.

—Es que tomar una postura no es más que eso, posicionarse. Podría ser otra…

—¿Nos hacemos unos videojuegos? —preguntó Javier, mirando hacia el lugar de donde salían las luces y los ruiditos.

—No tenemos un peso, boludo, y vos querés meternos en esa mierda…

—Un poco de joda, chabón… ¿Qué vamos a hacer si no? ¿Quedarnos acá sentados cagándonos de frío como unos pelotudos?

—Podemos ir a la playa, buscar ginebra, minitas; cualquier cosa menos pendeja.

—En la playa nos vamos a congelar, peor que acá. Escabiar, la verdad… las minitas tienen que ser muy lúmpenes para darnos bola a nosotros en este estado, ¿te viste las manos boludo? ¿Sabés el olor que tenés?

—Gracias por levantarme el ánimo, che. Pero vos tenés pedazos de comida entre los dientes; entre absolutamente todos los dientes…

—Por eso te lo digo, Negro. Los dos estamos para atrás corte aspecto, mejor vamos a jugar un toque a los videojuegos y nos olvidamos de todo…

—Podríamos secuestrar a alguien. Hace un rato había unos boludos acá cerca con unos celulares…

—Basta de delirar, boludo. Mañana vemos, no es mala idea… Pero ahora estoy cansado…

—Es más realista que lo de la bomba… y se puede sacar más guita.

—¿Vos te acordás el año pasado que nos pasábamos horas en los fichines?

—¿Posta?

—Fue el verano pasado, sí. Vos habías venido con Ariana y yo estaba ranchando acá cerca con Marina. Y vos y yo salíamos a buscar birra, y nos metíamos a los fichines, y volvíamos como tres horas después, sin un mango, y hasta sin las birras…

—¿Cuándo decís que fue eso?

—¿No te acordás? Hace un año. Exactamente. Es cierto que en el medio pasaron varias cosas.

—Marina casi se muere.

—Y el tongo empezó acá. Primero fueron los dolores de cabeza, que no se podía levantar de la cama…

—Viste todo lo que es *casi*. Casi se muere, casi… perdón. Vos por eso te ibas a los fichines.

—Y… sí, para relajar. Si no, me quería matar. Tenía que estar ahí con ella todo el día, y no paraba de quejarse… y yo no podía hacer nada más que cuidarla e ir a la farmacia. No podía fumanchar, ni escabiar, ni coger… Y era la época en la que todavía no me había agarrado lo del casino, si no, me hubiera ido a… Idea…

—No, ni en pedo.

—Hay uno acá cerca. De hecho, hay dos. Podríamos ir a probar suerte. En el de acá cerca la apuesta mínima es de veinticinco centavos.

—¿Ya entraste?

—El primer día entré, cuando vos te fuiste con la flaquita. Nunca compré alfajores. Me metí en el casino y probé en la rula… Me dije: «Acá nos salvamos».

—¿Y… qué pasó?

—Le jugué tres veces seguidas al veintiséis. Como siempre. Pero me falló. Tenía muy poca guita como para aguantar. Se necesita mucha suerte para ganar en tres tiraditas de mierda. Además, de las tres veces, dos, la bolita se iba quedando cerca del veintiséis, chicoteó en el borde un segundo, y se cayó para el de al lado. Mucha mala leche…

—¿Cuál de al lado? —pregunté.

—El cero, papá. Increíble. El que no sale nunca, y ahí salió dos veces seguidas. Algo inédito en el juego de la rula, estoy seguro. No lo podía creer; meado por los elefantes. Pero te digo que ahora, con lo que tenemos, la historia puede ser distinta…

—Sí, claro…

—¡Boludo! Te digo que la ruleta es una cuestión de probabilidades, se trata de estrategia, como en el ajedrez. Yo desde ayer que, y no te jodo, no dejé de pensar ni un segundo… De hecho, es por eso que me puse con lo de los coches; es un medio para llegar a la rula y llenarnos de guita… Tengo un par de tácticas que no pueden fallar.

—¿Como cuáles?

— Es secreto, no te lo puedo decir. Si lo contás, no se cumple el deseo. Ya sabés cómo es.

—¡Andá a la concha de tu hermana!

—Te intriga, eh…

—Sí, un montón.

—Empieza a hacer frío me parece…

—Tenemos que buscar un lugar donde ranchar.

—Y cartones… Pero primero nos hacemos unos jueguitos. Dale, vamos…

***

Se ve diferente la peatonal cuando no tenés dónde dormir; sin ducha caliente, sin techo y sin plata. La sensación es de que no te corresponde estar ahí. La certeza que podés (porque claro que podés) prescindir de comer, o de un lugar, simplemente porque no tenés dinero. O su contrario, je, je: podés comer y dormir de lujo solo si tenés guita...

Esa es la verdad de la milanesa, simple como el día y la noche; y está bien, porque hay un montón de cosas que podés hacer sin dinero. Como sentarse en un umbral a contar cada centavo. Nada mal. Pero la idea de volver me sigue pareciendo absurda. Volver a dónde; ¿a cualquier parte?, ¿a Buenos Aires a ser un muerto vivo más?

Ahí están los exitosos en la vidriera: deportistas, gerentes del espectáculo, mánager. En tapas de revistas o en palacios. Los que mueven los hilos con solo estar sentados. Del otro lado, la mayoría, los que despiertan lástima en la sección de sucesos o en la crónica piadosa. Y ahí el juez determinando si te esforzaste lo suficiente o no. Porque la culpa es de los que no quieren trabajar. La culpa es siempre de los pobres. La culpa es de los jóvenes. La culpa es del que tiene la culpa de haber nacido.

En cualquier momento, pueden dar la orden y matar. Pueden cerrar hospitales, escuelas, pueblos enteros, levantar las vías y sus estaciones, los derechos adquiridos; y no pasa nada. Son políticos, empresarios, banqueros, inversores, financistas. Especulan con el odio, mientras van a la sauna, y toman la mejor merca, y hacen yoga, y el mejor *whisky*, y respiran zen. Son presidentes progresistas, agentes de la bolsa. No vale la pena mencionar a las iglesias todas y su farándula de religiones, ni a sus perversos dioses violadores.

Cada vez más control. Más y más control. Pantallas dictando leyes, sociedad imponiendo normas, cámaras por todas partes. El progreso según el siglo veintiuno y nosotros dos semidesnudos buscando cartones. Dudando entre ir a la casa en construcción o a la plazoleta donde Javi durmió anoche. En todas esas casas seguro que sobran frazadas. Con tanto mercadeo, cartones tampoco faltan, no es difícil agenciarse unos cuantos, para cubrirse del frío abajo y del de arriba, descartando los sucios, y llevarnos los buenos hasta la plazoleta que está ahí nomás.

Nuestras piernas no quieren más.

Mañana iremos a alguno de esos *campings* que se improvisan en las afueras de la ciudad, donde por unas monedas podés armar la carpa en el patio de una casa. Ilusiones y proyectos para mañana. Encontrarse en la calle; la amenaza que disuade a todo aquel que se le ocurra dudar o desobedecer. Razón suprema del sometimiento: el miedo. Miedo a ser excluido, a la miseria. Y no es que tenés la opción de irte. Porque todo el planeta tiene dueño, y son los mismos, con las mismas leyes, y, si te atrapan, ¡hop!

Por eso uno aprende a callarse, a no protestar. Por eso, a fuerza de cerrar los ojos, uno se vuelve ciego y ya no ve nada. No discierne siquiera lo que está bien de lo que está mal. Solo suscribe a la normalidad, a la mera ecuación de la supervivencia. Sin hablar de las excepciones, que, además de confirmar la regla, son esos tiranos con tirantes solapados tras sus risas, sus ingeniosísimas ideas colosales y globales. Si te rebelás, lo más probable es que te caguen a palos. Si desobedecés, te excluyen. «Hay opciones», proclaman.

La noche está estrellada y los cartones me cubren del viento. El aire del mar puede ser muy jodido en ciertas ocasiones. Hay una cagada de perro cerca, pero no importa. Sí, mejor moverse un poco más hacia allá. La exclusión es en sí una opción. La deserción lo mismo. Formas de emancipación. Uno puede andar, listo. Pero, teniendo toda esa gente en el poder chupándonos la sangre a diario, la cosa se complica. Y se complica al pedo. Esos que se quedan con lo que es de otros, sean comunistas o liberales, o mafiosos o empresariales, lo que hacen es quedarse con lo que es de todos.

Tengo que parar; si me quiero dormir, tengo que parar. Es empalagosa la lucidez también…

Hay un momento de la noche en que el frío te hace temblar. Además de los ruidos que te sobresaltan a cada instante, poniéndote alerta. Pero las últimas horas antes del amanecer son las peores. Perdido el pelaje, estás a merced de las súplicas para que esto acabe de una buena vez.

Me levanto y voy hasta donde está Javier. Parece dormir, pero basta que le acerque una mano al hombro para que diga vamos. Mear contra un arbusto, cada uno por su lado; emitiendo vapores desde la orina densa, y desde la boca espesa, pegajosa. Una costra que se forma alrededor de los dientes, y de la verga, y entre las uñas y en la cabeza.

Andamos un buen rato, lo más rápido que pueden nuestras piernas. Es loco como en una situación así uno anhela el cobijo, la compañía. Una mujer que baldea la vereda ya es un signo de vida. La certeza de que se ha sobrevivido a la noche, y es un nuevo día el que empieza. Que uno aún existe. Reducido a pocos impulsos en medio del silencio: comer, calor; no mucho más. El primer rayo lo recibimos en una esquina desde donde se oye el rumor del mar. Pero es un sol frío. Indiferente a nuestras remeras, y nuestros brazos y nuestras piernas.

Estoy aterido y Javier tiene la mirada húmeda y perdida. Una palabra me asalta: *mamá*. Pero me niego a aceptar ese recurso del cansancio que me asalta a traición. No quiero pertenecer. Si esa madre que me parió me viera, no a mí, claro, sino a cualquier otro en mi situación, miraría para otro lado, con asco seguramente, y sin ningún esfuerzo, olvidaría.

Caminamos largo rato, hasta la plaza de los artesanos, donde todo está cerrado. Empleados municipales de uniformes fluorescentes se apañan para recoger los desperdicios de la noche. Javier se acerca y manguea un cigarrillo. El tipo le indica cómo llegar hasta un despacho de pan. Sin hablar, vamos pitando parejo, quemando brasa hasta que el humo se pone agrio. Ese humo que, mezclado con el frescor de la mañana, resulta delicioso. Estoy cerca de apreciar esta suerte nuestra, este vagabundaje.

Llegamos hasta una casa antigua, de las más antiguas que se ven por acá, una casa con galpón. El ruido de las máquinas y el aroma de los hornos nos guían. Es un espacio lúgubre, húmedo y bien cálido. Una doña ajetreada y con delantal nos mira —con recelo—, ceba un mate y se lo va tomando despacio. Después nos convida uno. Javier le pega tres chupadas ávidas y se lo devuelve. La doña se restriega las manos en el delantal, le echa una cucharada de azúcar y vuelve a cebar de una pava enorme el mejor mate que he probado en toda mi vida.

Recién entonces nos pregunta qué queremos. De atrás de la pared aparece un hombre con el rostro arrugado envuelto en una cofia blanca.

—Comer —le digo, y voy sacando del bolsillo un manojo de monedas.

La doña nos dice que esperemos, y desaparece tras la pared donde hay un reloj de péndulo inmóvil, grasoso y con telarañas. No nos hace falta decir nada para entender que estamos bien; que hasta podríamos quedarnos a pasar la mañana ahí. Tomando mate, y hasta creo que, si fuera necesario, a trabajar. Hay un ventanal que da a la calle lateral, manchado, como todo ahí dentro.

La doña reaparece con una bolsa llena de facturas. Al principio yo pienso que va a seguir de largo, y cuando se detiene me digo que solo va a sacar unas pocas. Pero nos entrega la bolsa y nos desea un buen desayuno. Javier tiene que insistir para que ella acepte las monedas; un gesto indicándole que si quiere las deje por ahí. Y se da la vuelta, y sigue con sus cosas.

Afuera es una calle surcada de huellas. Enfrente, saltando la zanja, hay un cantero con flores violetas donde da el sol, junto a una especie de pino. Cruzamos y nos sentamos ahí, en esa isla soleada, de agujas pegoteadas de savia. Un perro peludo sale a ladrarnos y Javier abre la bolsa y le arroja un pedazo de medialuna. El perro viene a echarse a nuestro lado.

El local ya está abierto. Y la misma mujer que me recibió el día anterior está junto al mostrador acomodando unos duendes de arcilla. De toque me reconoce y nos dice que esperemos; que ahora nos trae nuestras cosas. Quisiera pedirle permiso para pasar al baño, pero es por ese tipo de detalles que Javier lleva tiempo tratándome de ventajero. Yo lo trato de cagón o de castrado o de milico encubierto. Adjetivos fáciles, porque capaz que está en lo cierto y que hay un par de defectos que conviene revisar.

La mujer nos entrega los bolsos, y apenas menciona que no hayamos venido anoche. De alguna manera parecía simpatizar con nuestro infortunio. Le pregunté, señalando hacia el resto de la feria, si no sabía dónde podía encontrar un baño. Me dijo que sí, y me entregó una llave. Luego decidió acompañarnos.

Por el camino, Javier le fue contando un poco en el barrilete en el que andábamos. Ella le dijo que mucho no nos podía ayudar, que la temporada además venía bastante floja. Pero que, en todo caso, si nos cansábamos de cuidar coches, siempre estaba la posibilidad de los restaurantes, que ahí, dijo, siempre buscaban gente.

Recién cuando salíamos del local con nuestras cosas, Javier me preguntó por la guitarra:

—¿Y la guitarra?

Durante un segundo pensé, que me hablaba de la guita. Después traté de recordar el itinerario desde lo de Chiripa, para ver si en algún momento la podía haber dejado.

—¿Llegó a lo de Chiripa? —pregunté.

—Sí, claro.

—Entonces debe estar ahí.

Lindo día. Un cartel publicitario que reza: «Todos somos únicos, encontrá tu lado especial». Ahí están, sin demasiados deseos de que nada cambie. Los que se cuidan, los que compran, los que venden; con sus píldoras legales en el bolso junto al bronceador y al celular. Sobrevivientes que saben, porque lo ven cada día; que podrían estar mucho peor. Convencidos de que se lo han ganado, de que se lo merecen, de que lo pagan con el fruto de su trabajo.

La hermosa clase media que se muestra indignada cuando le tocan el bolsillo. Cuando se ve defraudada por el poder en el que tanto confiaba. Esos breves instantes en la que osa la confrontación. Entre dos cafecitos; antes de pasar por la dietética, de hacer sus compras en el supermercado; buscando y hasta encontrando alternativas para consumir diferente (¡porque el poder lo tiene el consumidor!); forzándose en sonreír para demostrar que la vida no los ha derribado. Regalando esa espléndida sonrisa bien cuidada, como aclamando su derecho a la alegría, imponiéndose a reír a toda costa, y a pesar de todo.

Ahí se los ve, de a miles, arrastrando sus sillas plegables, sus juegos de tejo, sus sombrillas.

—Y vamos a meterle pata, che, antes que los Chiripa se vayan para la playa —me dice Javier, sacándome del mambo, como si me estuviera oyendo.

—Sí, ya casi estamos… ¿Hasta cuando se quedan ellos?

—Hasta el quince, supongo; como todo el mundo.

Después, ya con la guitarra, nos fuimos a buscar un lugar donde ranchar. No vimos a Chiripa, otra vez nos recibió la mamá, adorable; «Ay, yo le dije a Damián que esa guitarra no podía ser nuestra». Y con los bolsos, y al mediodía, fuimos subiendo por calles de tierra, alejándonos del mar, al punto que parecía que subíamos una colina, siguiendo los signos que nos indicaran hacia dónde las casas estaban más hechas mierda, donde se pudiera plantar la carpa a precio lumpen.

El agua caía como por un riacho fino, por el medio de la calle. Una tranquera comida por la humedad y un cartel nos anunciaron que habíamos llegado. La tranquera estaba apoyada sobre la tierra, medio ladeada, apenas dejando el espacio junto a un coche viejo, viejísimo, con la chapa salpicada y las ventanillas rotas. Así que entramos, y unos perros salieron a ladrar, pegándonos el hocico al culo.

Tiramos los bolsos ahí nomás, en uno de los pocos espacios que quedaban libres. A pleno sol. Nadie parecía reparar demasiado en nuestra llegada. Un par de *hippies*, roqueros viejos se desplazaban como si estuvieran soñando o permanecían quietos como si acabaran de despertarse de una dura resaca. Hasta que un loco con cresta y borcegos se nos arrimó para darnos las indicaciones del lugar. Tuvimos que desplazarnos unos metros porque los de la carpa de al lado nos dijeron que por ahí era un lugar de pasaje y que no nos podíamos instalar (en lo alto de la carpa estaba escrito grande con marcador: OFICINA). Lo cual resultó mucho mejor, porque acabamos apartados, junto al alambrado lindero con el campo (con los baños a cielo abierto).

A Javier, el ambiente le pareció deplorable. Para colmo, el tiempo que clavamos la carpa, tuvimos a unos boludos al lado hablando de la reencarnación y de la substancia de no sé qué poronga. Cuando ya casi habíamos terminado de instalarla, hubo uno que nos tiró: «¿Necesitan ayuda?».

Era para cagarlos a piñas; pero por el momento decidimos tirarnos un rato, no pagar hasta que nos lo pidieran y, como el sol se hacía insoportable, metimos todo dentro de la carpa, menos una mochila y la guitarra, y nos fuimos silbando bajito rumbo a la ciudad. Con la perspectiva de laburar.

Al rato de estar agitando la franela, indicando los lugares disponibles, haciendo la mímica de las maniobras pertinentes, saludando con amabilidad, deseando buenos almuerzos; señor, señora; simpáticos con los niños y hasta con los perros; dedujimos que, si uno de los dos se trasladaba hacia la otra calle, a la vuelta, se podía optimizar el negocio y volverlo más rentable.

Yo me propuse de inmediato como candidato a trasladarme. Era más tranquilo y pasaban menos autos. Al fondo hacía como una curva y se veía un pedazo de mar. Además había más árboles. «Pinos», pensé al principio. Tenían las mismas agujas verdes, la misma corteza, y hasta el mismo olor; pero no la misma forma. Andá a saber. Lo que sí, me cubrían de ser calcinado por el sol el tiempo de espera entre un coche y otro. Y, como había menos autos, me puse a sacarles la ficha a los que caían.

Sí, por acá…, por acá. Auto negro, pareja joven; actitud relax. Se les notaba el deporte, los gestos que se pretendían regios y eran toscos. Groseros, diría. Culones los dos: recién admitidos a la liga del progreso. Ya podían jugar a ser adultos, y pagar impuestos y las cuotas del auto, y comprar ropas y zapatillas importadas (de Taiwán o de Bangladés); y comían en restaurantes, con muchos proyectos en común: la casa propia, una vida activa, sin demasiados sobresaltos y saludable. Mucama una vez por semana. Gustaban de los animales aunque no tenían, y esperaban mayor estabilidad para embarazarse. Mientras tanto, invertían. De política no opinaban; aunque podían indignarse porque una familia de paraguayos cruzara la frontera para asistir a un hospital del lado argentino (hospital público al que —de hecho— ellos nunca habían asistido), o porque alguien cortara una ruta, y probablemente eran de los que decían que el mayor problema era la *inseguridad* (aunque no gustaban de los polis).

Así podía entretenerme en esta recién estrenada soledad. Porque hacía un rato que no pasaba tiempo solo, pensando en boludeces y los dilemas que a uno le vienen cuando está solo y a la sombra (porque al sol no se carbura bien).

Los espacios se iban llenando a ritmo lento. Con nuevos personajes, divertidos algunos, otros deliberadamente desagradables. De hecho, todos habían pasado antes por Javier, que los había derivado para acá. El negocio prosperaba.

Hay un momento en que todos los espacios están cubiertos, y no hay más que esperar. Resistiéndole al sopor de la siesta, a la modorra que te puede despistar de los posibles clientes, y darles la impresión de que descuidas tu trabajo, y así justificar que no te paguen. Cosas así de estúpidas que hacen que uno deba seguir con los ojos abiertos. Deseando un porro, aunque mejor es sin, ya se sabe, para evitar el cuelgue y también la paranoia. Pero, en fin, qué bien que vendría un porrito. Esta sombra lo aclamaba.

Entonces aparecieron unos pibes, corte bandita, y se me vinieron al humo. Yo los juné sin levantarme, más cerca de invitarlos a dormir que a entablar cualquier tipo de reyerta. Debían tener mi edad, quizás más. Estaban bastante curtidos por la vida, así que era difícil saber.

—¿Vos sos el que banca los fierros en esta cuadra? —me preguntó el que venía adelante, gorrita, tatuaje, pantalón de la selección argentina.

Yo dudé por lo que me estaba preguntando, si bien hubo una parte de mí que no necesitó explicación y respondí que sí.

—¿Y qué pasa si ahora vengo y te los rayo todos? —inquirió el mismo tipo, al tiempo que para graficar mejor el ejemplo desenvainaba una navaja.

Yo lo miré, y después miré a los otros. Me pregunté qué tipo de reacción estarían esperando de mi parte, y si yo debía tomar la amenaza como algo personal. Pero evidentemente, no. Y alzando los hombros dije:

—Qué sé yo; a lo peor va a sonar alguna alarma…

—¿Y vos qué hacés? —inquirió.

De alguna manera, seguía sin entender la pregunta, y para ganar tiempo pregunté:

—¿Yo?

- Sí, vos —dijo, y me apuntó con la navaja.

—Supongo que lo mismo que estoy haciendo en este momento —dije, porque la verdad es que no tenía ninguna intención de levantarme y, por otro lado, mientras no se las agarraran conmigo, yo no iba a mover ni un dedo; sin saber si el mensaje era lo suficientemente claro, agregué—: No son míos los coches, hacé lo que quieras.

El tipo ahí pareció dudar.

— Ah. No hacés nada… ¿Y quién te dijo que podías estar acá?

Ahí fui yo el que dudé si responder la verdad no sería estar alcahueteando.

—Y… los pibitos de la otra cuadra —dije, señalando hacia la calle donde había quedado Javier.

—Ah, sí…, es mi hermano con un par de guachos del barrio. Esos laburan para mí, pero a la noche. Porque yo en este momento estoy en otra. Vos, si querés un lugar acá, primero tenés que hablarlo conmigo, ¿entendés, Rasta? Acá no podés instalarte así nomás, no estás en tu barrio, ¿cazás, Rasta?

A mí no hay nada que me rompa más las pelotas que las personas cuando dicen las cosas más evidentes y al final te preguntan si las entendiste. Pero en este caso el tipo empezaba a caerme bien. Había algo en su tono que me resultaba respetuoso, o al menos directo, sin embagues.

—Así que no hacés nada, vos —dijo, como si retomara el hilo de la conversación anterior—. Sos un piola vos, Rasta. Pero sabé una cosa, todo pillo; sin motín, esta cuadra es nuestra a partir de las siete.

—Bueno —dije—, dale. ¿Tienen autorización?

—Esta es mi autorización —dijo el tipo, blandiendo la navaja.

—Está bien eso —le dije—, es una forma muy persuasiva.

—Bueno, Rasta, nos vemos al toque; no te canses mucho…

Y hubo uno que se rio.

Yo también me reí.

Al rato vi aparecer a Javier que, de inmediato, pasó a relatarme su secuencia con los pibes, evidentemente los mismos que habían hablado conmigo, y que al parecer (pero Javi siempre exageraba) lo habían conminado a que liberara la parada cuanto antes. Javier, por su parte, no solo decidió abandonar la calle (nuestra calle), sino que me dijo que debíamos cambiar de lugar y hasta capaz que de rubro.

—¡Justo ahora que empezábamos a progresar! —exclamé yo.

Después pasó a explicarme lo que según él (por lo que había escuchado) estaba pasando.

La parada había estado copada hasta hacía poco por esta banda de pibes, y sus hermanos. Y que, a toda evidencia, era una de las zonas más codiciadas de Villa Gesell. Pero que un día cayó la yuta corte redada y los despejó a todos. Cosas que cada tanto pasaban, y, según los pibes, estaban fogoneadas por los periodistas desde la tele, la radio, y hasta en el periódico local, donde se denunciaba a los grupos de malvivientes que incordiaban la paz y la tranquilidad de los veraneantes y que se veían amenazadas por sujetos que utilizaban procedimientos de tipo mafiosos a fin de… Y que justamente por eso la cuadra había quedado vacante durante unos días, y que precisamente esa había sido la coyuntura que nos había permitido instalarnos como Pedro por su casa.

Bueno, me dije, otro laburo que no dura demasiado. Otro laburo que se va al carajo. La constante de mi vida, al parecer. Cuando no son los patrones porque hago cualquiera, son las bandas juveniles recelosas de guardar su cuadra —me iba diciendo mientras caminábamos de vuelta, contando las monedas—. Hasta que vimos un cartel en la puerta de un restaurante que pedía bachero. Según Javier, ese cartel siempre estaba ahí, incluso en años anteriores, y además el nombre inscrito en lo alto algo me decía: La Marea. Sí, este era el lugar del que nos había hablado la chica de las artesanías.

Sin pensármelo demasiado, me mandé para adentro, creyendo que salía en dos minutos; un salón vacío, sillas puestas sobre las mesas, en semipenumbra; hasta que divisé tras la caja registradora a un chino o japonés o coreano o taiwanés (¿Taiwán es China?), o lo que sea; un tipo con los anteojos a la mitad de la nariz, tecleando en una calculadora con un solo dedo, que apenas levantó la vista. Le dije, señalando hacia la calle, que venía por lo del cartel; el tipo, sin pronunciar ni una sola palabra, me indicó (con el mismo dedo anular de la mano derecha con el que tecleaba) que siguiera hasta más allá, donde se divisaba una puerta y, por lo que deduje, debía ser la cocina.

***

Me quedé ahí parado, esperando que agregara algo (el horario, el salario, *algo*), pero daba toda la impresión de que el tipo ya me había olvidado, y siguió imperturbable apoyando su anular sobre las teclas. Acabé por moverme. Curioso lo rápido que había sido encontrar un nuevo empleo. Pero, en cuanto entré en la cocina, me agarró una tristeza enorme al ver toda esa gente afanándose para cumplir, al punto que me hubiera quedado ahí el resto de la tarde observándolos, y tal vez en algún momento me hubiese animado a decirles que no tenía sentido eso que hacían, que estaban perdiendo el tiempo, y a punto estuve de darme vuelta y volver a la calle cuando un tipo con cara aindiada y musculosa blanca me entregó un delantal no muy limpio y me dijo que empezara con las ollas que estaban ahí, con esos productos y esas lejías y esas esponjas. Toda la explicación sobre mi trabajo en menos de veinte segundos, y se fue.

En un par de minutos, había pasado de estar en la calle a lavar ollas en un restaurante chino —donde, por cierto, el único chino era el que hacía las cuentas en la caja—, sin que nadie me haya preguntado ni mi nombre, ni de dónde vengo, ni qué había sido antes en mi vida. Mejor así. Evidentemente, el departamento de Recursos Humanos no estaba pasando por un buen momento, pero en cambio la efectividad funcionaba a todo trapo. «Debe ser el sistema chino», me dije, metiéndole detergente a lo bestia. Y no miento si digo que desde ese instante, hasta ocho horas después, no paré casi ni un segundo.

Eso sí, aburrir no me aburrí; en algunos momentos hasta llegué a olvidarme de lo que estaba haciendo. En otros, no tan errantes, me daban ganas de pegarme un tiro, o de echarme a llorar o de romper todo. O de rajarme y ya, pero seguían llegando platos, y vasos a través de un hueco; con las sobras, y yo iba pellizcando lo que quedaba, y una vez sola me asomé por la vaivén para ver cómo iba el partido (era un Boca-River que se jugaba en Mar del Plata). En un momento me proyecté haciendo este laburo para el resto de mi vida o al menos un par de años o de meses, un tiempo (nunca fui muy ambicioso); solo necesitaba que me dejaran tranquilo y que me pagaran bien. Lo cual, al ver los rostros de mis colegas... Minas y tipos rudos, sarandeados por la vida, probablemente con hijos, con muchos hijos, que no habían encontrado nada mejor que meterse a esclavos de chinos, capaces de yugar a destajo, eso o meterse a delincuente, como el pibe que venía cada tanto a darme una mano cuando se amontonaban muchos platos; y que, a no ser por sus ojos, torbos, escépticos, alertas, a punto no ya de suplicar, pero de obedecer o arrebatar, pero niños, ojos niños que salían de lugares donde laburar todo el día podía llegar a ser mejor que la amenaza de hacerse masacrar o de revolver la basura para morfar; eso y los comensales, de los que solo me llegaba un murmullo constante, más bien un alarido constante; turistas clasemedieros venidos a menos que se llenaban las barrigas en un tenedor libre por el precio más económico de toda la costa.

A esta altura yo ya era solo un robot ejecutando, cuando empecé a percatarme que los otros rumbeaban hacia la sala para atacar las bandejas en las que aún quedaba comida. El indio rapado me había venido a decir que siguiera hasta que quedara todo limpio, así mañana... «Eso que suele llamarse el derecho de piso», pensé. De modo que, cuando al fin terminé, lo que quedaba del bufé no era lo más suculento del mundo. Y a nadie pareció importarle lo más mínimo. Como decía mi viejo, si no te gusta, ahí tenés la puerta (claro, la ecuación de siempre; primero se apropian de todo, después te emplean, y en cuanto te quejás te dicen que sos libre de hacer lo que quieras). Eso de quedarme con las sobras de las sobras, más el ambiente patibulario que se daba entre todos estos sin dientes, me hicieron odiar a la humanidad entera. Comí todo, frío, con gusto a vinagre, separé una bandeja de cartón con un poco de ese rejunte para Javi, y me fui a hablarle al chino que seguía tras la caja registradora para preguntarle si iban a pagarme (en realidad, ya sabía la respuesta —me la había soplado un santiagueño que lavaba al lado mío y que fue otro de los últimos en salir porque había estado fregando los baños) y el chino me dijo: «*Vielne*...». Lo gracioso era que con lo que pagaban por un día solo alcanzaba para una cena para una persona en ese mismo restaurante..., y eso que era el más barato de toda de la ciudad...

En fin. Con qué odio no salí de ahí. Sin saludar a nadie y sin que nadie me saludara.

Una vez en la calle, al fresco de la madrugada, en uno de esos ceniceros de arena, encontré un pucho quemado solo a tres cuartos, que me supo a gloria... y caminé, pitando; y, al cruzar la peatonal, vi la gente que venía con helados; un grupo de chicas con shorcitos diminutos, dejándome el aroma de sus perfumes, que pronto se mezclaron con el humo de un caño de escape; y las luces de los locales, la vidriera de un banco, dos borrachos chetos que se me acercaban zigzagueando y que a último momento parecieron cambiar de opinión y siguieron su rumbo con sendas petacas... Para toda esa gente yo había lavado los platos, llevándome solo una bandejita de comida agria... Qué belleza la vida, eh...

Cuando llegué a lo alto de la calle, vi que había otro auto estacionado detrás del auto viejo, más unas motos. Sonaba una música estridente, como de la radio, que retumbaba en los bajos. Unos muchachos se afanaban bajo el capó del auto nuevo mientras que otros parecían debatir sobre las mejores medidas a tomar y hasta dar indicaciones, mientras se pasaban dos o tres botellas de coca con fernet.

—Eh, Rasta, qué onda —me saludó uno que tenía la camiseta de Atlanta.

—Hecho mierda —le dije, sin saber si ya nos habíamos visto antes—; y ustedes, qué onda...

—Acá *andamo*, chamigo. Acercáte, si andás con sed...

—Ahí vengo —les dije, y pasé por el hueco que quedaba entre la tranquera y el Taunús.

Parecía estar todo bastante tranquilo de este lado, a pesar del barullo que llegaba de la entrada, con algunas luces que asomaban de las carpas, y un fueguito allá en la penumbra.

Me abrí paso hasta la nuestra y, cuando levanté el cierre, me dio la impresión de que Javier dormía —la respiración pesada, el tufo a pata— y le acomodé la bandeja con la comida junto a la cabeza para cuando se despertara. Me puse a buscar si le quedaban puchos por algún lado cuando en eso se removió y abrió un ojo.

—¿Cómo fue eso, che?

—El horror…, ahí te dejé algo para morfar…

—Ah, piola… —dijo, y se incorporó.

—Qué onda, vos, ¿ya comiste?

—No, qué voy a comer —dijo, mirando lo que yo le había traído—…, ¿te pagaron?

— No, *vielne* pagan.

—Y, hoy…, ¿qué día es?

—Martes… Va…, ahora, miércoles.

—Ah…

—Qué onda, ¿no comés?

—Negro, no nos queda un mango…

—Bueno…, tenemos lo que juntamos hasta hoy… No está ta…

—Negro, me patiné todo en el casino. Me tuve fe… ¿Qué querés?.. Me la mandé, sí. Me la remandé, si querés. No te calentés… —dijo y soltó una risita nerviosa.

Lo primero que pensé fue que era un hijo de puta. Me vino la de «yo laburando como un condenado y vos…», pero me contuve. No dije nada. Seguramente porque estaba cansado.

—Yo me vuelvo a Buenos Aires, Negro —siguió diciendo—. Como sea. No me importa. Le digo a mi vieja que me saque un pasaje, o a mi hermana, y que después se lo pago. No sé vos, pero yo no me puedo quedar ni un día más acá…

Parecía sinceramente desesperado. Pero a mí me sonó débil y muy trucho. Me dije que la vida era una mierda; y rápido, desviándome del fatalismo, me autoconsolé; no es una mierda, es una farsa.

—Comé —le dije.

Y me apresté a salir.

—Pará boludo, no te vas a chivar tampoco.

—Necesito un trago —le dije y me levanté.

Caminé hacia donde estaban los pibes, pero antes hice un rodeo por el campito de atrás y recién entonces me percaté de que en todo el tiempo que estuve parado solo había ido una sola vez a mear; lo cual puede parecer normal a cualquier laburante, pero que para mi pequeña vejiga es algo así como una proeza. Evidentemente, la comida ya me estaba afectando. Pensé en advertirle a Javier; pero me dije, *ma* sí, que se cague. Me limpié con pasto porque no había hojas, y me vestí.

—¿Qué hacés, Rasta, de dónde venís con esa trucha? —me preguntó uno de los que seguían agrupados alrededor del coche, campera de cuero y una francesa en la diestra, alumbrados con un farol que pendía de lo alto del capot.

Pensé que se refería a de dónde venía ahora, pero de toque me dije que capaz me preguntaba por lo de antes. El farol ahí percheado los nimbaba con una luminosidad bastante extraña, y yo, entrando en escena, les hice el recuento de lo que había sido el día, del laburo en La Marea, que no me habían pagado, que ahora no tenía un mango, que me quería suicidar; sintiéndome en adecuación con ellos, estando peor incluso, o más jugado, y así, no sé si fue compasión lo que suscité, pero enseguida tuve dos envases de coca recortados con fernet que me llegaron por ambos flancos de la ronda. Elegí el que tenía hielo, oh.

—Así son los chinos —dictaminó el de Atlanta en un tono que se podía tomar como una forma de consolación—; alta mafia, los chinos; vienen acá, y de toque se ponen la gorra...

—Sí, posta; altos explotadores los chinos —suscribió otro; un gordo que podía pasar por un samurái, o un samoano—. Yo trabajé para unos chinos en Azul y te digo que son peores que los rusos y los gallegos juntos, manga de ratones, sucios…

—Y nosotros acá tirados… —dijo otro que aún no había hablado.

—Dejalos a los chinos que laburen, yo prefiero seguir mi camino…

—¿Qué camino seguís vos, Alpiste?

—El camino de la alegría, capo, ¿cuál otro?

Algunos se rieron y yo pasé el trago.

—Está de puta madre —dije.

—Viste, loco, acá entre argentinos nos entendemos —dijo otro, acaso en un intento por resumir esta súbita égloga nacionalista.

—Acá hacemos pata ancha —exclamó otro.

—Amargo y fuertón —dije yo, suponiendo que hablábamos del fernet.

—Ja, como la vida… —dijo el de la remera de Atlanta.

—Pará, Pucho, que acá el taita es peruca.

—¿Posta?

—¿Y… no viste la jeta que tiene?

—Yo pensé que era jujeño, o de Salta; algo así.

—¡Es lo mismo! Je, je, je…

«Sí, je, je, jé», pensé; manga de boludos. Pero lo mismo me caían bien. Y como ya íbamos entrando en confianza les pregunté:

—Che, ¿y esas botellas qué onda? —era una caja llena de botellas negras con tapa roja que estaban en una caja junto a la tranquera y en las que acababa de reparar.

—¿Esas de ahí? —preguntó al que le decían Alpiste—. Son de líquido para frenos. Tenemos un montón. Hay un loco acá que la semana pasada cayó con dos cajas llenas…

—¿Puedo? —pregunté, acercándome para agarrar una.

—Sí…, tranqui —dijo el Samurái sin darle mayor importancia.

—Llevate un par si querés —dijo el peruano.

—Fijate si las podés colocar en algún lado —dijo el que tenía puesta la remera de Atlanta—, pero acordate de la comisión, je, je. Ya sabés, acá somos del fernet.

Lo primero en lo que me fijé fue en que no estuvieran vencidas. Pero no encontré ninguna fecha que lo indicara (de noche y con las manchas no era tarea fácil), y además me dije que era idiota estar fijándose en eso, que seguramente no tenía ninguna importancia para el caso.

—¿Vos sabés algo de fierros, Rasta? —me preguntó Alpiste.

—Un poco, sí —mentí.

—Acá traemos, de vez en cuando, coches para tunear o toquetear un par de cosas, je, je; si andás por acá, en una de esas te podés prender…

—Sí, dale, de una —le dije, manoteándome tres botellas.

—¿Para qué querés los líquidos para frenos, Rasta? —preguntó el Samurái.

—Mirá que no se jalan, eh —dijo el Alpiste.

—Los va a vender en los semáforos —aventuró el de Atlanta.

—Si las vendés, acordate de la comisión Rasta —dijo el peruano.

—¿Vas a ofrecer una revisión completa en las esquinas, Rasta? —dijo otro, pero no supe quién.

—Sí, sí, el fernet —me fui diciendo—, algo así. —Y agitando el brazo me despedí.

Cosas que no se te ocurren hasta que llega el momento en que lo que venía siendo se desbarata y es como si todo hubiese estado esperando para encajar, justo ahí; como cuando estás yendo para un lado y es para ahí, vas para ahí y, de golpe, ¡zas!, te rescata una idea que te trastoca el trance y lo cambia todo para siempre. Algo así me pasó con esos líquidos para frenos. De repente, una posibilidad que había sido remota se convirtió, en un instante, en algo realmente posible.

Encontrar botellas vacías no fue difícil. Los trapos los encontré junto a la pileta donde se lavaba la ropa (tenían que estar secos, y encontré unos cuantos). Enseguida me cebé. Me dije que tenía que atacar algo que estuviera a la base de todo esto. Podía ser algo del Estado o privado. Pero me decidí por un banco; el viejo sueño de que una mañana todas las cuentas volvieran a cero. Y, además, ¿quién más o menos inteligente podría reclamarme que no era un acto de justicia?, ¿a cuánta gente no le cagaron la vida los bancos con sus créditos y sus especulaciones?

Ya sé que estará el que va a decirme: «Pero con eso no hacés nada, eso es solo la fachada». Que es un acto que está condenado al fracaso. Y yo le respondo: «¿Acaso alguien tiene otro que no lo esté?». Lo mismo que se le reclama al chorrito de por qué, en vez de chorearle la cartera a una jubilada, no se ataca a la gran finanza internacional. Y la respuesta es tan simple que da pena.

Metí las botellas en la mochila (el cóctel completo, recordé, habría sido con clavos al interior, pero ahora no los necesitaría) y no me quedó espacio para meter ni el pulóver, ni la campera, ni el pantalón y tuve que ponerme todo encima, porque ni en pedo volvía a cagarme de frío (de hecho, es todo lo que tengo puesto ahora y es justo); pero sí mis cuadernos (los envolví en una bolsa), mis lapiceras; dudé si el *walkman* o el libro, y me dije que por el momento era mejor no llevar peso de más: lo cual excluyó el cepillo de dientes y también el documento; si me agarraban no pensaba ni decir mi nombre. Ni nombre ni palabra, me dije y corrí el cierre y ajusté la cuerda. A partir de ahora era lo que siempre había querido ser: un anarquista, alguien que no tiene nombre, ni religión, ni verdad. Y al que no le importa que reviente todo.

Dudé si saludar a alguien. Pero me dije que yo ya no estaba en este mundo, el mundo de los otros. A partir de ahora estaba solo. De alguna manera, los desdeñaba y, al mismo tiempo, todo lo que podía decirles lo iban a saber mañana a más tardar.

Fui bajando las calles, sin saber qué hora era, pero por el silencio de los pájaros supuse que aún me quedaba un buen pedazo de la noche antes de que amaneciera.

No intento convencer a nadie, ni sacar ningún rédito personal, que eso quede claro; que los imbéciles sigan coleccionando sus prejuicios al por mayor, y que los llamen valores; que sigan alborotándose en sus contradicciones creyendo tener alguna verdad. No olvidemos que la verdad es solo una metáfora, y esto es acción directa.

Cuando estuve frente al banco, frente a esos anuncios que prometen créditos generosos, con rostros de parejas relativamente jóvenes, sonrientes, con perros y niños, y la casa detrás; la imagen del optimismo y la confianza en el futuro; vacié el líquido para frenos en una de las botellas de vidrio; embebí el trapo y la tapé cuidándome bien de que no tocara lo que estaba dentro. Me puse de pie, y tuve un instante de duda: la imagen de la botella rebotando contra el vidrio y explotando en la vereda casi me hace reír. Miré alrededor y vi un cascote —un pedazo de baldosa— bastante lindo y lo lancé contra el vidrio, que en un segundo pasó de vidriera impoluta a montículo de cristales esparcidos.

Sonó la alarma y en un tiro me sorprendió (había pensado en las cámaras, pero no en la alarma); «música para el *show*», pensé; ahora solo faltaba que todo el mundo empezara a salir de sus casas y a quemarlo todo. Je, je, turistas revolucionarios y en pantuflas; me rescaté de que si usaba el encendedor común, el que tenía en el bolsillo, corría serios riesgos de prenderme fuego como un bonzo. Y estaba a punto de desesperar cuando recordé el hermoso y oblongo encendedor que me había dejado Amira; fui hasta la mochila, y ahí estaba, milagro; las cosas seguían encajando cual guiño del destino. Cuando le pegué mecha, sentí que estaba haciendo algo que de verdad tenía sentido. La arrojé y en un segundo las llamas se propagaron por las paredes y la alfombra, abrazándolo todo con lengüetazos de fuego.

Me quedé ahí, feliz, recibiendo el fulgor, admirando el fruto de mi obra, y después agarré la mochila y corrí durante una cuadra y media, diciéndome que en cuanto oyera o viera una sirena debía rumbear hacia la costa. Pero llegué hasta el otro banco como si toda la ciudad durmiera y la magia se reprodujo; tomé otra botella, la cargué con el brebaje, embebí el trapo, lo hundí, arrojé la piedra y luego arrojé la bomba… ¡Bum!

Y, aunque dudé, supe que era imposible. Hay que saber cuándo retirarse. A otros de continuar. Agarré las dos botellas que me quedaban y las lancé contra el fuego. Hubo otra explosión; y creo que la sonrisa no me entraba en la jeta para tanta dicha; aunque la felicidad me vibrara en todo el cuerpo.

Después corrí hasta la playa.

Ahí seguí corriendo, creyendo que no había nadie; hasta que, a lo lejos, cerca de la orilla, divisé unos perros que parecían dormitar; más allá unos pescadores sostenían sus cañas y fumaban. Rajé con miedo, con pavor, con furia, extasiado; la arena no fue un impedimento. Nunca lo fue.

«Nadie va a atraparme», me dije; porque estoy solo, y es mi voz la que habla. Nunca más volveré a obedecer. Que reviente el mundo. Palabras que venían de mi mente, como *desobedecer* o *libertad*, y que ahora son ciertas. Corrí hasta los bosques, una raya de sol incrustándose en el mar. Corrí como si realmente me pudiera salvar, como si no me fueran a atrapar, como si hubiera una salida. Y corrí, y corrí… Hasta acá.

Esta edición se terminó
de imprimir
en España
en febrero de 2024

Made in the USA
Monee, IL
13 September 2026

62988801R00233